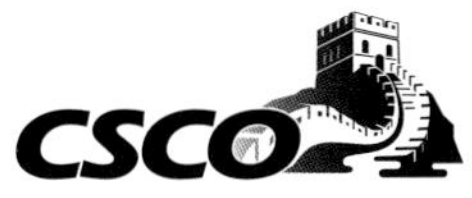

中国临床肿瘤学会（CSCO）

骨与软组织肿瘤诊疗指南 2023

GUIDELINES OF CHINESE SOCIETY OF CLINICAL ONCOLOGY (CSCO)

BONE AND SOFT TISSUE TUMORS

中国临床肿瘤学会指南工作委员会　组织编写

人民卫生出版社

·北　京·

图书在版编目（CIP）数据

中国临床肿瘤学会（CSCO）骨与软组织肿瘤诊疗指南
.2023 / 中国临床肿瘤学会指南工作委员会组织编写
.—北京：人民卫生出版社，2023.8
ISBN 978-7-117-35117-1

Ⅰ.①中… Ⅱ.①中… Ⅲ.①骨肿瘤—诊疗—指南②
软组织肿瘤—诊疗—指南 Ⅳ.①R738-62

中国国家版本馆 CIP 数据核字（2023）第 140381 号

中国临床肿瘤学会（CSCO）骨与软组织肿瘤诊疗指南 2023

Zhongguo Linchuang Zhongliu Xuehui（CSCO）Gu yu Ruanzuzhi Zhongliu Zhenliao Zhinan 2023

组织编写：中国临床肿瘤学会指南工作委员会
出版发行：人民卫生出版社（中继线 010-59780011）
地　　址：北京市朝阳区潘家园南里 19 号
邮　　编：100021
E - mail：pmph @ pmph.com
购书热线：010-59787592 010-59787584 010-65264830
印　　刷：北京华联印刷有限公司
经　　销：新华书店
开　　本：787 × 1092 1/32 印张：10
字　　数：268 千字
版　　次：2023 年 8 月第 1 版
印　　次：2023 年 8 月第 1 次印刷
标准书号：ISBN 978-7-117-35117-1
定　　价：82.00 元

中国临床肿瘤学会指南工作委员会

组　长　徐瑞华　　李　进

副组长　（以姓氏汉语拼音为序）

程　颖　　樊　嘉　　郭　军　　江泽飞　　梁　军
梁后杰　　马　军　　秦叔逵　　王　洁　　吴令英
吴一龙　　殷咏梅　　于金明　　朱　军

中国临床肿瘤学会（CSCO）

骨与软组织肿瘤诊疗指南

2023

专家组成员（以姓氏汉语拼音为序）（* 为执笔人）

蔡建强　中国医学科学院肿瘤医院腹部外科
蔡郑东　上海市第一人民医院骨科
陈　静* 华中科技大学同济医学院附属协和医院肿瘤中心
程晓光　首都医科大学附属北京积水潭医院放射科
丁　宜* 首都医科大学附属北京积水潭医院病理科
董　扬　上海市第六人民医院骨科
樊征夫　北京大学肿瘤医院骨与软组织肿瘤科
郭　卫　北京大学人民医院骨肿瘤科
郝纯毅　北京大学肿瘤医院软组织与腹膜后肿瘤中心
胡宇贤　北京朝阳中西医结合急诊抢救医院骨肿瘤科
金　晶* 中国医学科学院肿瘤医院放射治疗科
李　宁* 中国医学科学院肿瘤医院放射治疗科
李　涛　浙江省肿瘤医院骨和软组织肿瘤科

李　远* 首都医科大学附属北京积水潭医院骨肿瘤科
李建民 山东大学齐鲁医院骨肿瘤科
刘巍峰* 首都医科大学附属北京积水潭医院骨肿瘤科
卢学春 中国人民解放军总医院血液病科
陆维祺 复旦大学附属中山医院普外科
罗成华 北京大学国际医院腹膜后肿瘤外科
罗志国 复旦大学附属肿瘤医院肿瘤内科
牛晓辉* 首都医科大学附属北京积水潭医院骨肿瘤科
邵增务 华中科技大学同济医学院附属协和医院骨科
沈　赞 上海市第六人民医院肿瘤内科
沈靖南 中山大学附属第一医院骨肿瘤科
斯　璐 北京大学肿瘤医院黑色素瘤及肉瘤内科
屠重棋 四川大学华西医院骨科
王　坚* 复旦大学附属肿瘤医院病理科

王　洁　中国医学科学院肿瘤医院肿瘤内科
王　臻　中国人民解放军空军军医大学西京医院骨肿瘤骨病科
王斌梁* 复旦大学附属中山医院放疗科
王佳玉　中国医学科学院肿瘤医院肿瘤内科
吴　荻　吉林大学第一医院肿瘤中心
肖建如　中国人民解放军海军军医大学第二附属医院（上海长征医院）骨肿瘤外科
徐兵河　中国医学科学院肿瘤医院肿瘤内科
徐海荣* 首都医科大学附属北京积水潭医院骨肿瘤科
叶招明　浙江大学医学院附属第二医院骨科
于世英* 华中科技大学同济医学院附属同济医院肿瘤科
鱼　锋　首都医科大学附属北京积水潭医院骨肿瘤科
张　清　首都医科大学附属北京积水潭医院骨肿瘤科
张　星* 中山大学肿瘤防治中心黑色素瘤与肉瘤内科

张红梅 * 中国人民解放军空军军医大学西京医院肿瘤科
张晓晶 辽宁省肿瘤医院骨软组织肿瘤科
张宇辉 中国医学科学院阜外医院心力衰竭中心
周宇红 * 复旦大学附属中山医院肿瘤内科
庄荣源 * 复旦大学附属中山医院肿瘤内科

顾　　问

孙　燕 中国医学科学院肿瘤医院肿瘤内科
秦叔逵 南京天印山医院
李　进 同济大学附属东方医院肿瘤科
郭　军 北京大学肿瘤医院黑色素瘤及肉瘤内科
梁　军 北京大学国际医院肿瘤内科

前言

基于循证医学证据、兼顾诊疗产品的可及性、吸收精准医学新进展，制定中国常见肿瘤的诊断和治疗指南，是中国临床肿瘤学会（CSCO）的基本任务之一。近年来，临床诊疗指南的制定出现新的趋向，即基于诊疗资源的可及性，这尤其适合于发展中国家，以及地区差异性显著的国家和地区。中国是幅员辽阔、地区经济和学术发展不平衡的发展中国家，CSCO 指南需要兼顾地区发展差异、药物和诊疗手段的可及性及肿瘤治疗的社会价值三个方面。因此，CSCO 指南的制定，要求每一个临床问题的诊疗意见根据循证医学证据和专家共识度形成证据类别，同时结合产品的可及性和效价比形成推荐等级。证据类别高、可及性好的方案，作为Ⅰ级推荐；证据类别较高、专家共识度稍低，或可及性较差的方案，作为Ⅱ级推荐；临床实用，但证据类别不高的，作为Ⅲ级推荐。CSCO 指南主要基于国内外临床研究成果和 CSCO 专家意见，确定推荐等级，以便于大家在临床实践中参考使用。CSCO 指南工作委员会相信，基于证据、兼顾可及、结合意见的指南，更适合我国的临床实际。我们期待得到大家宝贵的反馈意见，并将在指南更新时认真考虑、积极采纳合理建议，保持 CSCO 指南的科学性、公正性和时效性。

中国临床肿瘤学会指南工作委员会

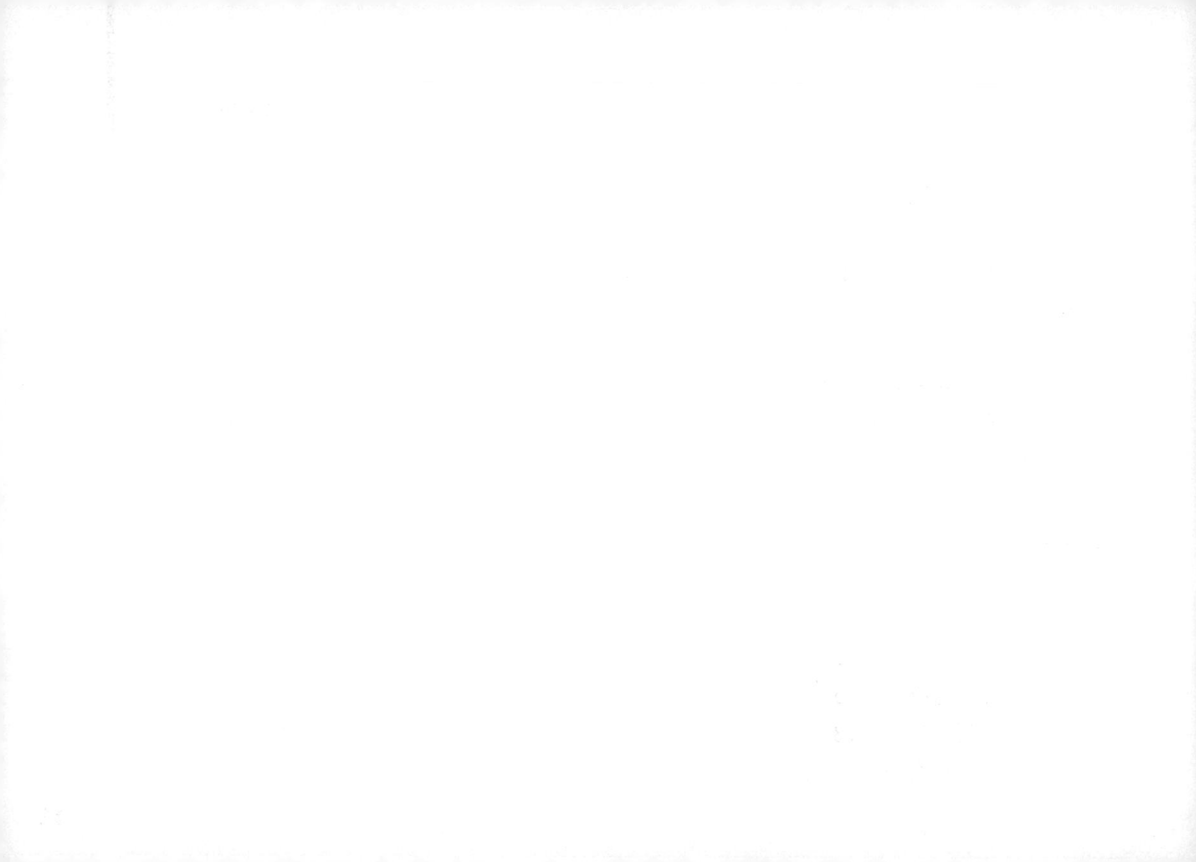

目录

CSCO 诊疗指南证据类别

证据特征			CSCO 专家共识度
类别	水平	来源	
1A	高	严谨的 meta 分析、大型随机对照研究	一致共识 （支持意见 ≥ 80%）
1B	高	严谨的 meta 分析、大型随机对照研究	基本一致共识 （支持意见 60%~ < 80%）
2A	稍低	一般质量的 meta 分析、小型随机对照研究、设计良好的大型回顾性研究、病例 - 对照研究	一致共识 （支持意见 ≥ 80%）
2B	稍低	一般质量的 meta 分析、小型随机对照研究、设计良好的大型回顾性研究、病例 - 对照研究	基本一致共识 （支持意见 60%~ < 80%）
3	低	非对照的单臂临床研究、病例报告、专家观点	无共识，且争议大 （支持意见 < 60%）

CSCO 诊疗指南推荐等级

推荐等级	标准
Ⅰ级推荐	**1A 类证据和部分 2A 类证据** CSCO 指南将 1A 类证据，以及部分专家共识度高且在中国可及性好的 2A 类证据，作为Ⅰ级推荐。具体为：适应证明确、可及性好、肿瘤治疗价值稳定，纳入《国家基本医疗保险、工伤保险和生育保险药品目录》的诊治措施
Ⅱ级推荐	**1B 类证据和部分 2A 类证据** CSCO 指南将 1B 类证据，以及部分在中国可及性欠佳，但专家共识度较高的 2A 类证据，作为Ⅱ级推荐。具体为：国内外随机对照研究，提供高级别证据，但可及性差或者效价比不高；对于临床获益明显但价格较贵的措施，考虑患者可能获益，也可作为Ⅱ级推荐
Ⅲ级推荐	**2B 类证据和 3 类证据** 对于某些临床上习惯使用，或有探索价值的诊治措施，虽然循证医学证据相对不足，但专家组意见认为可以接受的，作为Ⅲ级推荐

CSCO 骨与软组织肿瘤诊疗指南 2023

更新要点

按照 CSCO 指南工作委员会要求，继续丰富并完善肉瘤诊疗指南的内容，本次指南修订重点是增加了未分化小圆细胞肉瘤的相关内容，其次对 CSCO 肉瘤专家委员会发布的原指南进行了修订和重新整合，具体如下。

（一）不再单独出版《CSCO 经典型骨肉瘤诊疗指南》《CSCO 软组织肉瘤诊疗指南》和《CSCO 骨巨细胞瘤诊疗指南》。

（二）《CSCO 骨与软组织肿瘤诊疗指南》主体内容包括：总论，骨肿瘤（含经典型骨肉瘤和骨巨细胞瘤），软组织肿瘤（含软组织肉瘤和韧带样纤维瘤病），未分化小圆细胞肉瘤，附录。

（三）新增内容：未分化小圆细胞肉瘤。

（四）修订内容包括：经典型骨肉瘤、骨巨细胞瘤、软组织肉瘤、韧带样纤维瘤病。

一、总论

1. 概述

骨与软组织肿瘤是一组起源于骨或软组织等结缔组织的肿瘤，全身各部位及器官均可发病，以四肢、腹膜后或腹腔、躯干及头颈部最为常见。恶性骨肿瘤及软组织肉瘤总体发病率低，大约占成人恶性肿瘤的 1%，儿童恶性肿瘤的 15%。骨与软组织肿瘤的病理亚型繁多，按照 2020 年发布的第五版《WHO 软组织与骨肿瘤分类》，可将其分为四大类：软组织肿瘤、骨肿瘤、骨与软组织未分化小圆细胞肉瘤和骨与软组织遗传性肿瘤综合征。每一大类下又可细分为若干亚型。其中，骨肉瘤（约占所有骨原发恶性肿瘤 35%）、软骨肉瘤（约 30%）和尤因肉瘤（约 16%）是较常见的 3 种骨原发恶性肿瘤。软组织肿瘤可分为 12 大类和 100 多种亚型，良性与恶性的发病比例大约为 10：1，最常见的恶性软组织肿瘤亚型是脂肪肉瘤、平滑肌肉瘤及未分化多形性肉瘤等。骨与软组织肿瘤的临床特点差异巨大，良性或恶性程度低者表现惰性、生长缓慢、以局部占位性生长为主；而恶性程度高者具有较强的局部侵袭性，呈浸润性或破坏性生长，且容易局部复发和远处转移。

本版指南基于 WHO 第五版组织学分类，分为骨肿瘤、软组织肿瘤、未分化小圆细胞肉瘤三大板块。囿于篇幅，原发骨肿瘤仅包括经典性骨肉瘤及骨巨细胞瘤；软组织肿瘤除软组织肉瘤外，还纳入了临床局部侵袭性强及治疗困难的韧带样纤维瘤病；未分化小圆细胞肉瘤虽可见于骨及软组织，但因其对化疗极度敏感，系统治疗占有重要地位，国际组织均将其单独分类，以区别于其他骨及软组织肿瘤。本指南立足于我国基本国情，结合国内外最新临床研究数据，分别对以上肿瘤的诊断、分期、治疗原则等做出推荐并进行了简要阐述，希望对从事骨与软组织肿瘤临床的医务工作者起到指引作用，以提升我国肉瘤诊疗的总体规范化水平。未来随着新的研究证据不断涌现、治疗理念持续更新以及临床医生的需求日益增长，指南还将纳入更多亚型的肿瘤。

因 CSCO 指南主要以简表及简要注释对肿瘤的诊治提出纲领性指导意见，具体治疗细节还需参考相关专著，如手术相关的 *Musculoskeletal Tumor Surgery* [1] 和 *Campbell's Operative Orthopaedics* [2] 及其他 [3-4]，放射治疗（放疗）相关的《肿瘤放射治疗学》[5] 和《肿瘤放射治疗靶区勾画与射野设置》[6]，化学治疗（化疗）相关的《骨与软组织肉瘤化疗方案手册》[7] 等。

2. 诊断基本原则

由于发病率低、组织病理学分类复杂、生物学行为差异巨大、临床表现千差万别等多种原因，骨与软组织肿瘤的诊断难度和误诊概率远高于其他瘤种，因此，骨与软组织肿瘤的诊断尤其强调"临床 - 影像 - 病理"三结合的原则。

骨与软组织肿瘤患者的临床表现与发病部位及病理亚型有关，原发性骨肿瘤常表现为肢体进行性疼痛，可有夜间痛、活动受限甚至病理性骨折，软组织肉瘤一般表现为无痛性包块及相应部位的压迫症状，全身症状少见，但后期可以出现发热、恶病质及转移部位相应症状如胸腔积液、腹水、梗阻等。

影像学检查除了针对原发灶完善检查外，还需重视和分期相关的影像学检查。根据病变的具体情况，选择 X 线、局部磁共振成像（MRI）和 / 或增强 CT 扫描、超声、骨扫描等检查。有条件者可考虑应用 PET/CT 对肿瘤进行辅助分期及疗效评估，但因价格昂贵不作为首选推荐。

实验室检查包括全血细胞计数、碱性磷酸酶（ALP）以及乳酸脱氢酶（LDH）等，其中 ALP 及 LDH 升高与骨肉瘤和尤因肉瘤预后不良相关。通常不需要检测肿瘤标志物，但如需与骨转移瘤及多发性骨髓瘤鉴别时，可行肿瘤标志物和血清蛋白电泳检测。

当临床症状和影像学表现都疑似肉瘤，除了影像学具有较强特异性的腹膜后 / 腹腔内肿瘤（例如分化良好的脂肪肉瘤），并且不计划术前治疗可不做活检外，组织学活检非常必要。活检部位要严格设计，使之能获得代表性组织，并利于后期对穿刺道及肿瘤的切除。穿刺方法的选择以带芯针吸活检（core needle biopsy）最常用，特点是创伤小，取材量也较少；切开活检损伤较大，但取材充分，诊断准确性高；切除活检除适于临床症状和影像学考虑良性（小）肿瘤外，影像学表现为典型恶性肿瘤但病变位于腓骨近端、尺骨远端及桡骨近端，手术可完整切除病灶且切除后不会造成重大功能障碍，如行穿刺活检会造成相对于原病灶更大的污染，也可行切除活检。鉴于冰冻活检组织变形较大，与石蜡切片的组织形态相符度低，除部分单位用于术中外科边界的评价外，一般仅用于提示临床和病理医师是否取到有效肿瘤组织。因骨与软组织肉瘤存在一定的不均质性，活检应尽量获得较多的组织，以满足病理学组织结构诊断、免疫组织化学、分子生物学分析及生物样本库建设等需求。

肉瘤的病理诊断基础是形态学观察，辅以免疫组织化学（immunohistochemistry，IHC）标记。荧光原位杂交（fluorescence *in situ* hybridization，FISH）和基因突变检测（一代测序）可检测特定亚型肉瘤的基因变异也日渐应用广泛。由于基因融合是骨与软组织肿瘤常见的变异形式，必要时可采用（DNA+RNA）二代基因测序（next-generation sequencing，NGS）技术协助病理诊断。肉瘤组织学分类极其复杂，肉瘤的病理诊断难度极大，误诊率高，因此对于存疑的诊断建议至经治肉瘤患者多的单位进行会诊。

肉瘤的病理诊断确定后，还需要明确肿瘤的分期，以便判断预后及制订治疗计划。肉瘤通用分期有外科分期系统（surgical staging system，SSS）和美国癌症联合委员会（AJCC）的 TNM 分期系统。两种分期系统具有不同的特点，前者根据肿瘤的组织学级别、局部累及范围和有无远隔转移对肿瘤进行分期，更利于外科局部治疗；后者是通过评估肿瘤大小（T）、淋巴结是否转移（N）、是否有远处转移（M）、结合肿瘤的组织学分级（G）等因素确认肿瘤分期，更利于内科系统治疗。

3. 治疗基本原则

肉瘤的治疗是基于其组织病理学亚型、临床分期、病变部位、基因变异状态以及患者体能、治疗意愿和经济情况等多种因素综合决定的。

手术是骨与软组织肿瘤最基本的治疗手段，可获得安全边界的扩大切除术是局限期患者获得根治的主要途径。

对于预计无法达到满意手术边界或扩大切除可能造成肢体功能残障及器官损失的患者，可考虑行术前放化疗，尤其是对化疗高度敏感的未分化小圆细胞肉瘤更强调术前化疗。对于无法手术切除的局限期肉瘤患者，放疗可以作为手术的替代方案成为根治性的治疗选择。

术后是否需要放化疗，主要取决于肿瘤复发的风险和肿瘤对放化疗的敏感性。肿瘤转移风险越高、对化疗越敏感，术后化疗的意义越明确，如非多形性横纹肌肉瘤、尤因肉瘤、骨肉瘤等；同理，术后局部复发风险越高、对放疗越敏感，术后放疗的地位也越重要。术后放化疗的目的是降低复发率，提高总生存。

对于多发转移患者，系统治疗则成为主要的治疗手段，包括化疗、靶向治疗、免疫治疗等，需要根据肿瘤病理亚型及患者全身情况选择合适的治疗方案。手术、放疗、介入治疗等局部治疗手段则在缓解疼痛、减轻压迫症状时予以考虑。对于寡转移患者，除了系统治疗外，根治性的局部治疗手段对改善患者生存至关重要。

鉴于肉瘤目前常规药物治疗的有限性，基因指导下的药物治疗也逐步成为临床常规治疗失败后的选择，可为部分进展期患者寻找到可能获益的靶向药物。临床试验作为患者最快接触到国内外前沿新药的途径，也为肉瘤患者的治疗提供了更多可能。

肉瘤的化疗不良反应在所有实体瘤中最为严重，需特别注意化疗不良反应的管理，常用的化疗药物如蒽环类药物、大剂量甲氨蝶呤、大剂量异环磷酰胺等药物具有较大毒性，若处理不当可能造成严重后果，具体处理细则详见本指南附录部分相关章节。

此外，还需特别强调肉瘤初程治疗的重要性。非计划切除或者不规范手术、不合理的药物使用，不仅使患者承受不必要的心理和经济负担，甚至可能延误患者病情，丧失最佳治疗机会，因此，建议患者初程治疗尽量选择经治肉瘤患者较多的单位进行。

4. 多学科诊疗

多学科诊疗（multi-disciplinary team，MDT）是指由多学科专家以共同讨论、互相协作的方式，为患者制订规范化、个性化诊疗方案，尤其适用于复杂疾病的诊疗。肉瘤因其发病率低及诊疗困难，特别强调多学科诊疗，一般是以来自骨与软组织肿瘤外科、肿瘤内科、放疗科、影像科、病理科的专家团队为核心，并由在诊断、治疗过程中涉及其他相关科室专家组成的多学科资深专家团队，针对某个复杂的肉瘤病例，通过会议的形式协作讨论，在综合各学科意见的基础上为患者明确诊断和制订适合患者的最佳治疗方案，继而由相关学科或多学科联合执行。多学科诊疗不仅可以充分有效地利用各相关科室的专家资源，使患者最大程度获益，还能促进并加强各专业的协作，提高整体诊疗水平。

由于肉瘤本身在诊断及治疗上的复杂性，建议肉瘤的 MDT 成员由专门从事肉瘤诊疗或有肉瘤诊疗经验的医师组成。在有条件的医疗机构中，建议成立固定的肉瘤诊疗团队或者肉瘤诊疗中心，以最大程度保证肉瘤诊疗的规范化、个体化、系统化。

5. 随访

随访可以早期发现治疗相关并发症、局部复发和远处转移，有助于及时进行干预治疗。一般肉瘤患者治疗结束后即应开始随访。手术治疗需随访伤口不愈合、感染、假体松动移位、内固定失效等；药物治疗后需监测患者药物相关不良反应，如心功能、骨髓造血功能等；放疗结束后需关注患者肢体功能、关节僵化、下肢水肿等，对于青少年患者还应特别注意是否出现肢体不等长等。对于育龄患者，应在实施治疗前后关注其生育功能等保护，并在之后的随访中保持关注（详见附录）。

治疗结束后 2~3 年是肉瘤复发的高峰时间，高危患者的复发早于低危患者，因此高级别肉瘤一般 2~3 年内需保持 3~4 月复查一次的频率，然后每半年 1 次直到 5 年，此后每年 1 次；低级别软组织肉瘤患者在前 3~5 年中每隔 4~6 个月随访，然后每年 1 次。此外，肉瘤治疗结束后多年还会有继发肿瘤的可能，在随访中也需注意。

随访的内容包括全面体格检查、超声、MRI 或 CT、骨扫描、肢体功能评分等。其中，全面体格检查、局部超声和胸部 CT 检查是每次随访均应包括的检查项目，有助于评估患者器官功能、并早期发现局部复发或远处转移。如怀疑有复发可能，需行局部增强 MRI 和或 CT 检查；有累及骨的患者，全身骨扫描在治疗结束后 5 年内每 6 个月检查 1 次，5 年以后每年检查 1 次。

参考文献

[1] ENNEKING WF. Musculoskeletal tumor surgery. New York: Churchil Livingstone, 1983.

[2] AZAR FM, CANALE ST, BEATY JH. Campbell's Operative Orthopaedics. 14th ed. Oxford: Elsevier Health Sciences, 2020.

[3] 牛晓辉 , 李远 . 骨肿瘤规范化手术 . 北京 : 北京大学医学出版社 , 2023.

[4] 牛晓辉 , 李远 . 软组织肿瘤规范化手术 . 北京 : 北京大学医学出版社 , 2023.

[5] 李晔雄 . 肿瘤放射治疗学 . 5 版 . 北京 : 中国协和医科大学出版社 , 2015.

[6] 南希 · 李 , 陆嘉德 . 肿瘤放射治疗靶区勾画与射野设置 . 章真 , 傅深 , 译 . 天津 : 天津科技翻译出版有限公司 , 2014.

[7] 牛晓辉 , 蔡建强 . 骨与软组织肉瘤化疗方案手册 . 北京 : 人民卫生出版社 , 2022.

二、骨肿瘤

（一）经典型骨肉瘤

1. 诊断与分期

1.1 自然病程

经典型骨肉瘤*是最常见的骨原发恶性肿瘤，年发病为（2~3）/100 万[1-3]，占人类恶性肿瘤的 0.2%[1-2]，占原发骨肿瘤的 11.7%[1-3]。经典型骨肉瘤好发于青少年，约 75% 的患者发病年龄在 15~25 岁，中位发病年龄为 20 岁，小于 6 岁或者大于 60 岁发病相对罕见[3-8]。本病男性多于女性，比例约为 1.4∶1，这种差异在 20 岁前尤其明显[3-8]。80%~90% 的经典型骨肉瘤发生在长管状骨，最常见的发病部位是股骨远端和胫骨近端，其次是肱骨近端，这三个部位大约占所有肢体骨肉瘤的 85%[8-11]。经典型骨肉瘤主要发生在干骺端，发生于骺（骨）端和骨干的病例相对罕见。经典型骨肉瘤的病史常为 1~3 个月，局部疼痛为早期症状，可发生在肿块出现以前，起初为间断性疼痛，渐转为持续性剧烈疼痛，尤以夜间为甚。骨端近关节处肿大，硬度不一，有压痛，局部温度高，静脉曲张，有时可触及搏动，可有病理骨折[12-15]。

经典型骨肉瘤的自然病程有以下特点[16]。

（1）生长方式：肿瘤从中心向周围生长，最不成熟的组织一般位于肿瘤边缘，肿瘤生长挤压周围组织时形成包膜，包膜并不能限制肿瘤的生长，肿瘤会沿着阻力最小的方向生长，主要是血管周围间隙。肿瘤生长可刺激周围组织产生反应性变化，在推挤性包膜和周围正常组织之间形成反应区，反应区中有 3 种反应：间质反应、血管反应和炎症反应。这些反应不仅局限于反应区中，肿瘤组织中也可能有这些反应。假包膜可以理解为包膜和周围的反应区，是一个解剖结构。假包膜内可能有卫星病灶。在正常组织中可出现跳跃病灶。

（2）宿主 - 肿瘤相互作用：肿瘤表现为高度恶性肿瘤的生长方式，局部侵袭性强，可通过特异和非特异性反应直接破坏周围包绕的组织，并有突破进入反应区的倾向。

（3）自然屏障：骨肉瘤生长过程中遇到的自然屏障主要包括皮质骨、关节软骨、肌间隔、关节囊、腱鞘、神经鞘膜和韧带等。少血运的解剖结构都有暂时的屏障作用，如关节软骨可暂时阻碍肿瘤的生长。肿瘤组织通过挤压、刺激吸收和直接破坏正常组织向周围生长，表现为比良性或低度恶性肿瘤更强的局部扩散能力。

（4）创伤和医源性的影响：外伤或不当手术导致的创伤会影响肿瘤的自然病程，不当手术主要包括不当活检和非计划手术。肿瘤本身的自然病程受影响主要表现在以下几个方面：自然屏障受破坏，肿瘤向外扩散生长；引起血肿，导致肿瘤细胞突破原有边界；直接引起肿瘤细胞或组织播散。

（5）肿瘤播散：大约 90% 的转移发生于肺，转移多发生于 2 年内。经典型骨肉瘤极少出现淋巴结转移，区域转移与远处转移具有相同的预后[17]，出现区域和 / 或远处转移都定义为晚期肿瘤（AJCC 分期Ⅳ期，SSS 分期为Ⅲ期）。

*本指南描述的骨肉瘤均为经典型骨肉瘤，后文亦将经典型骨肉瘤简称为骨肉瘤。

参考文献

[1] PICCI P. Osteosarcoma (osteogenic sarcoma). Orphanet J Rare Dis, 2007, 2: 6.

[2] CHOU AJ, GELLER DS, GORLICK R. Therapy for osteosarcoma: Where do we go from here. Paediatr Drugs, 2008, 10 (5): 315-327.

[3] BIELACK S, CARRLE D, CASALI PG. Osteosarcoma: ESMO clinical recommendations for diagnosis, treatment and follow-up. Ann Oncol, 2009, 20 (Suppl 4): 137-139.

[4] MEYERS PA, GORLICK R. Osteosarcoma. Pediatr Clin North Am, 1997, 44 (4): 973-989.

[5] 牛晓辉，蔡槱伯，张清，等．ⅡB 期肢体骨肉瘤 189 例综合治疗临床分析．中华外科杂志，2005, 43 (24): 1576-1579.

[6] TA HT, DASS CR, CHOONG PF, et al. Osteosarcoma treatment: State of the art. Cancer Metastasis Rev, 2009, 28 (1/2): 247-263.

[7] 张清，徐万鹏，郭卫，等．我国骨肉瘤治疗现状及改进建议：17 家骨肿瘤治疗中心 1998—2008 年资料分析．中国骨肿瘤骨病，2009, 8 (3): 129-132.

[8] RITTER J, BIELACK SS. Osteosarcoma. Ann Oncol, 2010, 21 (Suppl 7): vii320-vii325.

[9] GELLER DS, GORLICK R. Osteosarcoma: A review of diagnosis, management, and treatment strategies. Clin Adv Hematol Oncol, 2010, 8 (10): 705-718.

[10] MESSERSCHMITT PJ, GARCIA RM, ABDUL-KARIM FW, et al. Osteosarcoma. J Am Acad Orthop Surg, 2009, 17 (8): 515-527.

[11] SAETER G. Osteosarcoma: ESMO clinical recommendations for diagnosis, treatment and follow-up. Ann Oncol, 2007, 18 (Suppl 2): ii77-ii78.
[12] JAFFE N, TRAGGIS D, CASSADY JR, et al. Multidisciplinary treatment for macrometastatic osteogenic sarcoma. Br Med J, 1976, 2 (6043): 1039-1041.
[13] MEYERS PA, GORLICK R. Osteosarcoma. Pediatr Clin North Am, 1997, 44 (4): 973-989.
[14] CRAFT AW. Osteosarcoma: The European Osteosarcoma Intergroup (EOI) perspective. Cancer Treat Res, 2009, 152: 263-274.
[15] GUO J, REDDICK WE, GLASS JO, et al. Dynamic contrast-enhanced magnetic resonance imaging as a prognostic factor in predicting event-free and overall survival in pediatric patients with osteosarcoma. Cancer, 2012, 118 (15): 3776-3785.
[16] ENNEKING WF. Musculoskeletal tumor surgery. New York: Churchil Livingstone, 1983.
[17] 牛晓辉 , 王涛 , 李远 , 等 . 骨肉瘤区域淋巴结检查的临床意义 . 中国骨肿瘤骨病 , 2005, 4 (3): 131-132.

1.2 影像学诊断策略

分层 1	分层 2	Ⅰ级推荐	Ⅱ级推荐	Ⅲ级推荐
肿瘤部位	原发肿瘤	• X 线片 • CT（平扫 + 增强） • MRI（平扫 + 增强） • 全身骨扫描（ECT ^{99m}Tc）		• PET/CT（FDG）
	复发肿瘤	• X 线片 • CT（平扫 + 增强）/MRI（平扫 + 增强） • 超声 • 全身骨扫描（ECT ^{99m}Tc）	• PET/CT（FDG）	
	转移瘤	• CT（平扫 + 增强）/MRI（平扫 + 增强） • 全身骨扫描（ECT ^{99m}Tc）	• X 线片 • PET/CT（FDG）	
分期检查		• 胸部 CT 平扫 • 全身骨扫描（ECT ^{99m}Tc）	• 胸部 X 线片 • 区域淋巴结超声和 MRI	• PET/CT（FDG）

【注释】

1 所有疑似骨肉瘤的患者标准诊断步骤应包括体格检查、原发病灶的影像学检查（X线片、局部增强CT扫描、局部增强MRI）、全身骨扫描、胸部CT；然后进行活检（首选穿刺活检）获得组织学诊断，完成骨肉瘤分期诊断。如条件允许，可应用PET/CT对肿瘤进行分期，为化疗后疗效评估提供基线值[1-6]。

2 原发肿瘤的影像学诊断：X线检查包括病灶部位的正侧位X线片，一般可表现为骨质破坏、不规则新生骨。在长管状骨，多于干骺端发病。增强CT检查包括病灶部位骨窗、软组织窗和软组织增强窗，可显示骨破坏状况、显示肿瘤内部矿化程度、强化后可显示肿瘤的血运状况、肿瘤与血管的关系、在骨与软组织中的范围。MRI对软组织显示清楚，便于术前计划、可显示肿瘤在软组织内侵及范围、清晰显示骨髓腔内侵及范围、发现跳跃病灶、提供计划截骨长度的依据。增强CT和MRI确定的肿瘤范围的精确性已被手术切除标本所证实，因此增强CT和MRI是骨肉瘤影像学检查的必要手段。增强CT可以较好地显示皮质破坏的界限以及三维的解剖情况[4-5,7]。与CT相比，MRI在显示肿瘤的软组织侵犯方面更具优势，能精确显示肿瘤的反应区范围、与邻近肌肉、皮下脂肪、关节以及主要神经血管束的关系。另外，MRI可以很好地显示病变远近端的髓腔情况及发现有无跳跃转移灶[8-11]。骨扫描（ECT ^{99m}Tc）和PET/CT（FDG）作为功能成像检查，可反映肿瘤部位的代谢活跃程度，对于判断化疗效果也有指导意义，如骨扫描可以显示肿瘤部位的浓聚程度变化[12]，PET/CT可以显示肿瘤部位的SUV_{max}值变化[13]。骨扫描和PET/CT作为功能影像，不仅可以用于局部，如化疗前后的评估，还可用于全身筛查和评估。

3 分期的影像学诊断：肺转移是骨肉瘤最常见的转移部位，也是影响患者预后的重要因素，因此胸部 CT 是必需的影像学检查。全身骨扫描可以显示全身其他部位骨骼的病灶，有助于诊断多中心骨肉瘤或跳跃转移病灶，为化疗后评估提供基线值。有条件者可行 PET/CT 检查全身其他部位病灶情况[14]。虽然骨肉瘤的区域淋巴结转移很少见，但淋巴结也可受到骨肉瘤的侵犯，因此区域淋巴结超声和 MRI 检查是诊断区域淋巴结转移的可选策略[15-16]。

4 复发肿瘤需要对局部肿瘤进行细致的影像学检查。同时需要注意，复发患者转移的风险较前明显增高，包括不常见部位的转移，因此复发肿瘤同时需要做分期检查。PET/CT 的推荐级别提高到Ⅱ级推荐。

5 转移瘤一般需要根据具体部位和疾病情况，对其进行 CT/MRI 检查。如果转移灶位于骨骼，还应进行 X 线、骨扫描等检查。

参考文献

[1] TA HT, DASS CR, CHOONG PF, et al. Osteosarcoma treatment: State of the art. Cancer Metastasis Rev, 2009, 28 (1/2): 247-263.

[2] GELLER DS, GORLICK R, et al. Osteosarcoma: A review of diagnosis, management, and treatment strategies. Clin Adv Hematol Oncol, 2010, 8 (10): 705-718.

[3] NAGARAJAN R, WEIGEL BJ, THOMPSON RC, et al. Osteosarcoma in the first decade of life. Med Pediatr Oncol, 2003, 41 (5): 480-483.

[4] FERRARI S, BALLADELLI A, PALMERINI E, et al. Imaging in bone sarcomas: The chemotherapist's point of view. Eur J Radiol, 2013, 82 (12): 2076.

[5] ERRANI C, KRESHAK J, RUGGIERI P, et al. Imaging of bone tumors for the musculoskeletal oncologic surgeon. Eur J Radiol, 2013, 82 (12): 2083-2091.

[6] EFTEKHARI F. Imaging assessment of osteosarcoma in childhood and adolescence: Diagnosis, staging, and evaluating response to chemotherapy. Cancer Treat Res, 2009, 152: 33-62.

[7] AISEN AM, MARTEL W, BRAUNSTEIN EM, et al. MRI and CT evaluation of primary bone and soft-tissue tumors. AJR Am J Roentgenol, 1986, 146 (4): 749-756.

[8] MEYER JS, NADEL HR, MARINA N, et al. Imaging guidelines for children with Ewing sarcoma and osteosarcoma: A report from the Children's Oncology Group Bone Tumor Committee. Pediatr Blood Cancer, 2008, 51 (2): 163-170.

[9] REDDICK WE, WANG S, XIONG X, et al. Dynamic magnetic resonance imaging of regional contrast access as an additional prognostic factor in pediatric osteosarcoma. Cancer, 2001, 91 (12): 2230-2237.

[10] SUNDARAM M, MCGUIRE MH, HERBOLD DR, et al. Magnetic resonance imaging in planning limb-salvage surgery for primary malignant tumors of bone. J Bone Joint Surg Am, 1986, 68 (6): 809-819.

[11] WALLACK ST, WISNER ER, WERNER JA, et al. Accuracy of magnetic resonance imaging for estimating intramedullary osteosarcoma extent in pre-operative planning of canine limb-salvage procedures. Vet Radiol Ultrasound, 2002, 43 (5): 432-441.

[12] MANFRINI M, RIMONDI E, BRUNO A, et al. Total body bone scan in the evaluation of tumor response to preoperative chemotherapy in the treatment of osteosarcoma. Chir Organi Mov, 1990, 75 (4): 325-330.

[13] BYUN BH, KIM SH, LIM SM, et al. Prediction of response to neoadjuvant chemotherapy in osteosarcoma using dual-phase (18) F-FDG PET/CT. Eur Radiol, 2015, 25 (7): 2015-2024.

[14] HURLEY C, MCCARVILLE MB, SHULKIN BL, et al. Comparison of (18) F-FDG-PET-CT and bone scintigraphy

for evaluation of osseous metastases in newly diagnosed and recurrent osteosarcoma. Pediatr Blood Cancer, 2016, 63 (8): 1381-1386.

[15] 牛晓辉，王涛，李远，等. 骨肉瘤区域淋巴结检查的临床意义. 中国骨肿瘤骨病, 2005, 4 (3): 131-132.

[16] VEGA F, DIAZ L, CASTRO L, et al. Lympbatic metastases of osteosarcomas. Rev Med Univ Navarra, 1996, 40: 27-30.

1.3 实验室检查策略

检查	Ⅰ级推荐	Ⅱ级推荐	Ⅲ级推荐
实验室检查	• 碱性磷酸酶（ALP）（2A类） • 乳酸脱氢酶（LDH）（2A类）		• 骨特异碱性磷酸酶（BALP）（3类）

【注释】

1 骨肉瘤有特殊诊断意义的实验室检查主要包括碱性磷酸酶（ALP）和乳酸脱氢酶（LDH）。

2 碱性磷酸酶、乳酸脱氢酶与骨肉瘤诊断与预后相关[1-6]。40%~80%的骨肉瘤患者碱性磷酸酶水平有升高，伴有转移或多中心骨肉瘤患者的碱性磷酸酶和乳酸脱氢酶水平升高更显著[7-9]。需要注意的是，碱性磷酸酶和乳酸脱氢酶的升高可能缺乏特异性，不仅见于骨肿瘤。碱性磷酸酶包含不同类型的同工酶，其水平升高还可见于儿童期生理性增高和肝胆疾病等，有条件者可检查骨特异碱性磷酸酶（BALP），以提高骨肉瘤诊断的特异性[10]。乳腺脱氢酶分为不同亚型，其水平升高还可见于肝炎、溶血性贫血、肾脏疾病等多种疾病。化疗前碱性磷酸酶大幅度增高可能提示多中心骨肉瘤。

3 碱性磷酸酶和乳酸脱氢酶动态观察的意义。实验室检查应在患者接受新辅助化疗前进行，在化疗的过程中应监测碱性磷酸酶和乳酸脱氢酶水平，化疗结束后和随访期间应定期复查，碱性磷酸酶或乳酸脱氢酶水平显著升高往往提示患者预后不良或肿瘤复发。新辅助化疗后碱性磷酸酶和乳酸脱氢酶水平降低可能提示化疗有效[6，11-12]。化疗中或化疗后出现碱性磷酸酶和乳酸脱氢酶大幅度增高可能提示肿瘤复发或远处转移。

参考文献

[1] POCHANUGOOL L, SUBHADHARAPHANDOU T, DHANACHAI M, et al. Prognostic factors among 130 patients with osteosarcoma. Clin Orthop Relat Res, 1997 (345): 206-214.

[2] BACCI G, AVELLA M, MCDONALD D, et al. Serum lactate dehydrogenase (LDH) as a tumor marker in Ewing's sarcoma. Tumori, 1988, 74 (6): 649-655.

[3] BACCI G, CAPANNA R, ORLANDI M, et al. Prognostic significance of serum lactic acid dehydrogenase in Ewing's tumor of bone. Ric Clin Lab, 1985, 15 (1): 89-96.

[4] GLAUBIGER DL, MAKUCH R, SCHWARZ J, et al. Determination of prognostic factors and their influence on therapeutic results in patients with Ewing's sarcoma. Cancer, 1980, 45 (8): 2213-2219.

[5] BACCI G, DALLARI D, BATTISTINI A, et al. The prognostic value of serum alkaline phosphatase in osteosarcoma of the limbs. Chir Organi Mov, 1992, 77 (2): 171-180.

[6] BACCI G, PICCI P, FERRARI S, et al. Prognostic significance of serum alkaline phosphatase measurements in patients with osteosarcoma treated with adjuvant or neoadjuvant chemotherapy. Cancer, 1993, 71 (4): 1224-1230.

[7] REN HY, SUN LL, LI HY, et al. Prognostic significance of serum alkaline phosphatase level in osteosarcoma: A meta-analysis of published data. Biomed Res Int, 2015, 2015: 160835.

[8] KIM SH, SHIN KH, MOON SH, et al. Reassessment of alkaline phosphatase as serum tumor marker with high specificity in osteosarcoma. Cancer Med, 2017, 6 (6): 1311-1322.

[9] CHEN J, SUN MX, HUA YQ, et al. Prognostic significance of serum lactate dehydrogenase level in osteosarcoma: A meta-analysis. J Cancer Res Clin Oncol, 2014, 140 (7): 1205-1210.

[10] LIU PP, LEUNG KS, KUMTA SM, et al. Bone-specific alkaline phosphatase in plasma as tumour marker for osteosarcoma. Oncology, 1996, 53 (4): 275-280.

[11] BACCI G, LONGHI A, FERRARI S, et al. Prognostic significance of serum lactate dehydrogenase in osteosarcoma of the extremity: Experience at Rizzoli on 1421 patients treated over the last 30 years. Tumori, 2004, 90 (5): 478-484.

[12] MARAIS LC, BERTIE J, RODSETH R, et al. Pre-treatment serum lactate dehydrogenase and alkaline phosphatase as predictors of metastases in extremity osteosarcoma. J Bone Oncol, 2015, 4 (3): 80-84.

1.4 病理学诊断和分子分型策略

标本类别	分析类别	Ⅰ级推荐	Ⅱ级推荐	Ⅲ级推荐
活检标本	切片	组织学镜下观察	免疫组化	NGS
术后标本	大体	边界分析		
	切片	组织学镜下观察	免疫组化 坏死率	NGS
复发 / 转移标本	大体	边界分析		
	切片	组织学镜下观察	免疫组化	NGS

【注释】

1 经典型骨肉瘤的病理诊断需要结合患者病史、体征、影像学检查和组织学形态，必要时行免疫组化和分子检测，由有经验的骨肿瘤病理学专家确定。

2 经典型骨肉瘤是骨内高级别恶性肿瘤，肿瘤细胞直接产生瘤骨或肿瘤性骨样基质是其主要特点[1-4]。HE 染色下符合骨肉瘤组织学特征的活检标本，可直接进行诊断。

3 经典型骨肉瘤组织学形态多样，诊断要点：①浸润性生长方式，肿瘤替代固有髓腔组织，包围并浸润宿主骨小梁生长，破坏骨单位（Haversian system）。②肿瘤细胞异型性及多形性常明显，可以呈上皮样、浆细胞样、纺锤型、小细胞型、梭形细胞型等，肿瘤细胞胞质常嗜酸或透亮，但有时由于骨样基质围绕，肿瘤细胞小而看似正常，不同形态特点的细胞可混合存在。坏死及病理学核分裂象易见。③肿瘤性成骨可多可少，形态多样，可呈编织状、花边状、细网状、斑片状、佩吉特（Paget）骨病样等，“脚手架”现象及同时合并存在肿瘤性软骨并不少见。经典型骨肉瘤分为多个组织学亚型，最常见的亚型依次为成骨型（76%~80%）、成软骨型（10%~13%）和成纤维型（10%）。经典型骨肉瘤是高级别恶性肿瘤，无须进行组织学分级。如果组织学形态典型，可直接诊断（Ⅰ级推荐）。

4 骨肉瘤的大体标本应该进行边界评估，规范化取材后注意观察骨内边界和软组织边界[5-6]。对于可疑边界受累的部位应进行着重取材，在显微镜下判断边界是否安全。

5 经典型骨肉瘤具有广泛的免疫组化表达谱，缺乏特异性，诊断意义有限，多数用于鉴别诊断。可检测的项目包括 SATB2、Osteocalcin、Osteonectin、Osteopontin、RUNX2、S100、Desmin、SMA、NSE、CD99、MDM2、CDK4、Ki67 及 P53、P16 等[2]。部分骨肉瘤亦可表达 CKpan 和 EMA（Ⅱ级推荐）。

6 经典型骨肉瘤存在复杂的染色体数目和结构异常。目前没有有效的辅助手段可以明确诊断。对于诊断和治疗有困难的病例，可以尝试 NGS 检测，既可以提供更全面的肿瘤分子特征分析，找到可能有提示意义的基因异常，也有利于治疗潜在靶点的筛选（Ⅲ级推荐）。经典型骨肉瘤较常出现的基因异常包括 *TP53*、*RB1*、*VEGFA*、*CCND3*、*ATRX* 等[7]。

7 新辅助化疗后组织学评估（坏死率）是预测骨肉瘤患者预后的重要指标。将骨肿瘤标本沿长轴锯开，取最大径薄片（包括肿瘤主体和周围组织，以及邻近的皮质、骨膜、骨髓、关节软骨及软组织交界区域等），对标本图像，并复习手术前影像学资料，核对肿瘤位置及大小，对薄片进行脱钙处理后进行“网格”样地图分割，每厘米取材一块并逐一编号，取材部分应包括累及软组织的部分，肿瘤与正常组织交界处等，进行逐块评估，最后汇总数据[8-10]。根据 Huvos 评级系统（参见附录），发出报告[11-12]。

参考文献

[1] WHO Classification of Tumours Editorial Board. WHO classification of tumours: Soft tissue and bone tumours. 5th ed. Lyon: IARC Press, 2020.

[2] CZERNIAK B. Dorfman and Czerniak's bone tumors. 2nd ed. Philadelphia, USA: Elsevier, 2014.

[3] BOVÉE JVMG. Bone tumor pathology, an issue of surgical pathology clinics. Philadelphia, USA: Elsevier, 2017.

[4] College of American Pathologists. Protocol for the examination of specimens from patients with tumors of bone. Arch Pathol Lab Med, 2010, 134(4): e1-e12.

[5] KAWAGUCHI N, MATUMOTO S, MANABE J. New method of evaluating the surgical margin and safety margin for musculoskeletal sarcoma, analysed on the basis of 457 surgical cases. J Cancer Res Clin Oncol, 1995, 121 (9/10): 555-563.

[6] KAWAGUCHI N, AHMED AR, MATSUMOTO S. The concept of curative margin in surgery for bone and soft tissue sarcoma. Clin Orthop Relat Res, 2004,(419): 165-172.

[7] WU CC, LIVINGSTON JA. Genomics and the immune landscape of osteosarcoma. Adv Exp Med Biol, 2020, 1258: 21-36.
[8] 高大林, 董荣芳, 丁宜等. 单中心 64 例骨肉瘤二代测序突变基因特征分析. 中华病理学杂志, 2023, 52 (4): 370-375.
[9] BACCI G, LONGHI A, VERSARI M. Prognostic factors for osteosarcoma of the extremity treated with neoadjuvant chemotherapy: 15-year experience in 789 patients treated at a single institution. Cancer, 2006, 106 (5): 1154-1161.
[10] COFFIN CM, LOWICHIK A, ZHOU H. Treatment effects in pediatric soft tissue and bone tumors: Practical considerations for the pathologist. Am J Clin Pathol, 2005, 123 (1): 75-90.
[11] PICCI P, BACCI G, CAMMANACCI M. Histologic evaluation of necrosis in osteosarcoma induced by chemotherapy. Regional mapping of viable and nonviable tumor. Cancer, 1985, 56 (7): 1515-1521.
[12] HUVOS AG, ROSEN G, MARCOVE RC. Primary osteogenic sarcoma: Pathologic aspects in 20 patients after treatment with chemotherapy en bloc resection, and prosthetic bone replacement. Arch Pathol Lab Med, 1977, 101: 14-18.

2. 术前化疗

目前骨肉瘤治疗通常采用术前化疗 - 外科手术 - 术后化疗的综合治疗模式。采用术前化疗的治疗亦被称为新辅助化疗。术前化疗前需要详细评估患者的一般情况，评估其对治疗的耐受性，综合制订治疗方案。

分期		Ⅰ级推荐	Ⅱ级推荐	Ⅲ级推荐
ⅡA		化疗 2~3 个月，限期手术（1A 类）	不行术前化疗 *	
ⅡB	可保肢	化疗 2~3 个月，限期手术（1A 类）	化疗联合重组人血管内皮抑制素（2A 类）	
	不可保肢	化疗 2~3 个月，限期手术（1A 类）	化疗联合重组人血管内皮抑制素（2A 类） 不行术前化疗 *	
Ⅲ	可切除	化疗 2~3 个月，限期手术（1A 类）	化疗联合重组人血管内皮抑制素 *	
	不可切除	姑息性化疗（1A 类）	化疗联合重组人血管内皮抑制素 *	

* 因缺乏研究证据，仅为临床医师经验，故未注明证据级别。

【注释】

1 术前化疗于20世纪70年代开始应用于骨肉瘤的综合治疗，并有效提高了保肢率，从而开始了骨肉瘤的新辅助化疗时代[1-2]。

2 目前观点认为，新辅助化疗并不能在辅助化疗的基础上提高生存率[3]，但至少有以下优点：促使肿瘤边界清晰化，缩小肿瘤所需的外科边界，使得外科手术更易于进行[1, 4]；降低局部复发率，使得保肢手术可以更安全地进行；可能迅速改善症状，结合肿瘤坏死率评估疗效和判断预后[5-6]。骨肉瘤新辅助化疗的多数研究尽管纳入了Ⅱ期患者，但并没有将ⅡA期和ⅡB期区分开来。我国临床实践中对ⅡB期可保肢患者选择术前化疗基本达成共识，但对ⅡA期和没有保肢条件的ⅡB期患者，部分有经验的医师会推荐不行术前化疗，直接手术。原因在于，对于ⅡA期患者，如果术前化疗进展，转变为ⅡB期，反而增加手术难度，潜在增加局部复发率，而对于没有保肢条件的ⅡB期，如果术前化疗进展，肿瘤可能进一步增大，甚至出现破溃，给截肢造成困难。但也有部分有经验的医师会选择先进行化疗2~3个月再手术。目前尚无研究证实哪种方案对患者的预后更有益，存在争议。

3 骨肉瘤新辅助化疗推荐药物为大剂量甲氨蝶呤、多柔比星、顺铂、异环磷酰胺[5-8]（证据级别：1A/Ⅰ级专家推荐），给药方式可考虑序贯用药或联合用药。

4 每例患者要选用两种以上药物，并保证足够的剂量强度。动脉或静脉给药（MTX、IFO不适合动脉给药），可参考的剂量范围：甲氨蝶呤8~12g/m^2（MTX化疗需行血药浓度监测），多柔比星75~90mg/m^2，顺铂120~140mg/m^2，异环磷酰胺12~15g/m^2，以上为单药应用推荐剂量，若联合用药则需酌情减量，用药时间达2~3个月[9]。

5 骨肉瘤新辅助化疗的推荐方案：

- MAP 方案（大剂量甲氨蝶呤、多柔比星、顺铂）
- MAPI 方案（大剂量甲氨蝶呤、多柔比星、顺铂、异环磷酰胺）
- API 方案（多柔比星、顺铂、异环磷酰胺）
- AP 方案（多柔比星、顺铂）

一项荟萃分析统计了 50 项单药治疗骨肉瘤的Ⅱ期临床研究，结果显示单药有效率大于 20% 的四种药物分别是多柔比星、顺铂、异环磷酰胺和大剂量甲氨蝶呤，因此这些药物被列入骨肉瘤的一线化疗药物。该研究还显示三药联合方案（8 种不同联合方式）较两药联合方案（4 种不同联合方式）在 EFS 及 OS 上更有优势，5 年 EFS 率分别为 58% 及 48%，5 年 OS 率分别为 70% 及 62%；而四药联合（6 种不同联合方式）与三药联合方案在 EFS 及 OS 上差异无统计学意义[6]。INT-0133 研究也间接比较了 MAP 方案（顺铂、多柔比星和甲氨蝶呤）和 MAPI 方案（顺铂、多柔比星、甲氨蝶呤和异环磷酰胺）治疗非转移性可切除骨肉瘤患者的疗效，显示两组的 6 年 EFS 率（63% vs. 64%）和 OS 率（73% vs. 75%）差异无显著统计学意义[10]。鉴于 MAP 方案（大剂量甲氨蝶呤、多柔比星、顺铂）具有高级别循证医学证据且共识度高[11-14]，因此 MAP 方案为 1A/ Ⅰ级专家推荐。

高龄患者出现 MTX 代谢延迟的概率明显高于年轻患者（11% vs. 3%），由此而导致的副作用发生率和严重程度均显著升高，且国际上多项包含 MTX 化疗方案的临床研究均将入组标准定为年龄<40 岁[15-16]，因此 50~60 岁患者不常规使用大剂量 MTX（high-dose MTX，HD-MTX），60 岁及以上患者不建议使用 HD-MTX。对于不能行 MTX 化疗或者不能监测 MTX 血药浓度时

可将 API 方案或者 AP 方案作为首选。

6 年龄是否影响新辅助化疗效果目前尚存在争议，荟萃分析发现儿童肿瘤化疗坏死率高于成人。研究表明 40 岁以上骨肉瘤化疗风险大、受益率低，但也有观点认为 41~60 岁的骨肉瘤患者应用新辅助化疗仍可获益[6，17-18]。

7 20 世纪 70 年代术前化疗 + 手术 + 术后化疗应用于骨肉瘤治疗后，5 年生存率获得了显著提高，由原来的 10%~20% 提高到 60%~80%，但近 30 年进入平台期，尚未发现证据级别较高的、能显著提高生存率的药物。在有限的证据内，某些药物的使用可提高生存率[18-21]，例如米伐木肽（MTP-PE）、重组人血管内皮抑制素。由于米伐木肽未在中国上市，因而本指南中未推荐。重组人血管内皮抑制素（recombinant human endostatin）在体外能够显著抑制内皮细胞增殖、迁移和管状结构形成，在体内能够抑制肿瘤的生长。动物实验的体内的实验结果显示，重组人血管内皮抑制素单药对骨肉瘤具有抑瘤作用，与多柔比星联合用药具有协同作用，联合治疗的协同作用支持重组人血管内皮抑制素促使“肿瘤血管正常化”理论。临床研究显示，围手术期给予重组人血管内皮抑制素治疗骨肉瘤能够增加 5 年总生存率，安全性好[20-21]，有一定参考价值。另外，与普通多柔比星相比，多柔比星脂质体的安全性已获得广泛认可。在骨肉瘤治疗中，已有报道多柔比星脂质体与普通多柔比星疗效相当，但仅为回顾性研究，有待前瞻性研究进一步证实[22]。如果考虑使用多柔比星脂质体，在单次给药的前提下，顺铂为 100mg/m^2 时，多柔比星脂质体的最大耐受剂量为 50mg/m^2[23]，多疗程治疗时，需要注意患者的耐受情况。

8 骨肉瘤术前化疗效果评估（具体见术后化疗部分）包括以下几点。①症状与体征：肢体疼痛有无改善、皮温（与健侧对比）、肢体肿胀及表浅静脉怒张（与化疗前比较）、关节活动度（与化疗前比较)、患肢周径变化。②实验室检查：碱性磷酸酶、乳酸脱氢酶的变化趋势。③影像学检查：X 线、CT、MRI、ECT 变化。需要根据以上结果，进行综合评估，判断新辅助化疗效果。④肿瘤坏死率的评估（具体见术后化疗部分)。

参考文献

[1] BACCI G, LONGHI A, FAGIOLI F, et al. Adjuvant and neoadjuvant chemotherapy for osteosarcoma of the extremities: 27 year experience at Rizzoli Institute, Italy. Eur J Cancer, 2005, 41 (18): 2836-2845.

[2] BACCI G, BALLADELLI A, PALMERINI E, et al. Neoadjuvant chemotherapy for osteosarcoma of the extremities in preadolescent patients: The Rizzoli Institute experience. J Pediatr Hematol Oncol, 2008, 30 (12): 908-912.

[3] WADA T, ISU K, TAKEDA N, et al. A preliminary report of neoadjuvant chemotherapy NSH-7 study in osteosarcoma: Preoperative salvage chemotherapy based on clinical tumor response and the use of granulocyte colonystimulating factor. Oncology, 1996, 53 (3): 221-227.

[4] GOORIN AM. Presurgical chemotherapy compared with immediate surgery and adjuvant chemotherapy for nonmetastatic osteosarcoma: Pediatric Oncology Group Study POG-8651. J Clin Oncol, 2003, 21 (8): 1574-1580.

[5] BACCI G, PICCI P, FERRARI S, et al. Neoadjuvant chemotherapy for the treatment of osteosarcoma of the extremities: Excellent response of the primary tumor to preoperative treatment with methotrexate, cisplatin, adriamycin, and ifosfamide: Preliminary results. Chir Organi Mov, 1995, 80 (1): 1-10.

[6] COLLINS M, WILHELM M, CONYERS R, et al. Benefits and adverse events in younger versus older patients receiving neoadjuvant chemotherapy for osteosarcoma: Findings from a meta-analysis. J Clin Oncol, 2013, 31 (18):

2303-2312.

[7] 郭卫，杨荣利，汤小东，等．成骨肉瘤新辅助化学药物治疗的疗效分析．中华医学杂志，2004, 14: 46-50.

[8] 牛晓辉，蔡槱伯，张清，等．ⅡB 期肢体骨肉瘤 189 例综合治疗临床分析．中华外科杂志，2005, 24: 1576-1579.

[9] 牛晓辉．经典型骨肉瘤临床诊疗专家共识．临床肿瘤学杂志，2012, 17 (10): 934-945.

[10] MEYERS PA, SCHWARTZ CL, KRAILO MD, et al. Osteosarcoma: The addition of muramyl tripeptide to chemotherapy improves overall survival: A report from the Children's Oncology Group. J Clin Oncol, 2008, 26 (4): 633-638.

[11] BRAMWELL VHC. A comparison of two short intensive adjuvant chemotherapy regimens in operable osteosarcoma of limbs in children and young adults: The first study of the European Osteosarcoma Intergroup. J Clin Oncol, 1992, 10 (10): 1579-1591.

[12] SOUHAMI RL, CRAFT AW, EIJKEN JWVD, et al. Randomised trial of two regimens of chemotherapy in operable osteosarcoma: A study of the European Osteosarcoma Intergroup. Lancet, 1997, 350 (9082): 911-917.

[13] BACCI G, FERRARI S, BERTONI F, et al. Long-term outcome for patients with nonmetastatic osteosarcoma of the extremity treated at the istituto ortopedico rizzoli according to the istituto ortopedico rizzoli/osteosarcoma-2 protocol: An updated report. J Clin Oncol, 2000, 18 (24): 4016-4027.

[14] MARINA NM, SMELAND S, BIELACK SS, et al. Comparison of MAPIE versus MAP in patients with a poor response to preoperative chemotherapy for newly diagnosed high-grade osteosarcoma (EURAMOS-1): An open-label, international, randomised controlled trial. Lancet Oncol, 2016, 17 (10): 1396-1408.

[15] BIELACK SS, SMELAND S, WHELAN JS, et al. Methotrexate, doxorubicin, and cisplatin (MAP) plus maintenance pegylated interferon Alfa-2b versus MAP alone in patients with resectable high-grade osteosarcoma and good histologic response to preoperative MAP: First results of the EURAMOS-1 Good Response Randomized Controlled Trial. J Clin Oncol, 2015, 33 (20): 2279-2287.

[16] OKADA K, HASEGAWA T, NISHIDA J, et al. Osteosarcomas after the age of 50: A clinicopathologic study of 64 cases: An experience in northern Japan. Ann Surg Oncol, 2004, 11 (11): 998-1004.

[17] BACCI G, FERRARI S, MERCURI M, et al. Neoadjuvant chemotherapy for osteosarcoma of the extremities in patients aged 41-60 years: Outcome in 34 cases treated with adriamycin, cisplatinum and ifosfamide between 1984 and 1999. Acta Orthop, 2007, 78 (3): 377-384.

[18] MEYERS PA, SCHWARTZ CL, KRAILO MD, et al. Osteosarcoma: The addition of muramyl tripeptide to chemotherapy improves overall survival: A report from the Children's Oncology Group. J Clin Oncol, 2008, 26 (4): 633-638.

[19] CHOU AJ, KLEINERMAN ES, KRAILO MD, et al. Addition of muramyl tripeptide to chemotherapy for patients with newly diagnosed metastatic osteosarcoma: A report from the Children's Oncology Group. Cancer, 2009, 115 (22): 5339-5348.

[20] XU M, XU CX, BI WZ, et al. Effects of endostar combined multidrug chemotherapy in osteosarcoma. Bone, 2013, 57 (1): 111-115.

[21] XU H, HUANG Z, LI Y, et al. Perioperative rh-endostatin with chemotherapy improves the survival of conventional osteosarcoma patients: A prospective non-randomized controlled study. Cancer Biol Med, 2019, 16 (1): 166-172.

[22] 李远，黄真，单华超，等．骨肉瘤脂质体多柔比星与多柔比星新辅助化疗单中心非随机对照研究．中华肿瘤防治杂志，2019, 15: 72-76.

[23] WEN XZ, PAN QZ, XU BS, et al. Phase Ⅰ study of pegylated liposomal doxorubicin and cisplatin in patients with advanced osteosarcoma. Cancer Chemother Pharmacol. 2022, 89 (2): 209-215.

3. 外科治疗

3.1 外科治疗原则

骨肉瘤外科治疗边界的推荐策略

是否行术前化疗	术前化疗是否有效	Ⅰ级推荐	Ⅱ级推荐	Ⅲ级推荐
是	有效	广泛切除边界（2A 类）	边缘切除边界（1B 类）	
	无效	根治 / 广泛切除边界（2A 类）		
否		广泛 / 根治切除边界（2A 类）		

【注释】

1 经典型骨肉瘤的治疗是以外科治疗为主的综合治疗。外科治疗边界是手术成功的最关键因素。

2 成功的保肢手术是建立在安全的外科边界和良好的化疗反应上。随着新辅助化疗的应用，保肢手术能获得更好的功能。研究表明，良好化疗反应后的保肢与截肢术后的生存率和局部复发率没有显著差异[1-2]。化疗效果不佳或未行化疗的患者，根治或广泛外科边界的截肢仍然是肿瘤局部控制的最好方法。因外科边界不够导致的局部复发将是灾难性的后果。不可切除的肿瘤见指南的放射治疗部分。化疗是否有效以临床和影像综合评估。

3 骨肉瘤的外科手术需要有周密的术前设计，术中按计划严格实施，术后准确评估外科边界。这一系列术前设计—术中实施—术后评估系统是保证手术成功的关键[3]。

3.2 肢体ⅡA期骨肉瘤的外科治疗策略

分期	Ⅰ级推荐	Ⅱ级推荐	Ⅲ级推荐
ⅡA期	保肢手术[1-2]（2A类）	截肢手术（1B类）	

【注释】

1 肢体骨肉瘤的外科治疗方式通常分为截肢和保肢。

2 新辅助化疗的主要作用是提高保肢率。对于ⅡA期骨肉瘤，由于肿瘤位于间室内，因此保肢手术作为Ⅰ级推荐，截肢手术作为早期的外科治疗方式，仍可以有效安全去除肿瘤，而作为次选推荐。

3 如果ⅡA期骨肉瘤接受了术前化疗，但在术前化疗中出现进展，转变为ⅡB期，治疗策略应参考ⅡB期骨肉瘤的外科治疗策略。

3.3 肢体ⅡB期骨肉瘤的外科治疗策略

化疗分层[a]	参数分层	Ⅰ级推荐	Ⅱ级推荐	Ⅲ级推荐
有效	血管、神经未侵犯	保肢手术[1-2]（2A类）	截肢手术（1B类）	
	血管、神经受侵犯	截肢手术[4]（2A类）	保肢手术[b, c, d]（1B类）	
无效		截肢手术[4-5]（2A类）	保肢手术（1B类）	

a. 对于ⅡB期肢体骨肉瘤，建议术前新辅助化疗有效作为保肢手术的前提。

b. 血管如果穿行进入肿瘤，只能行血管置换；如紧邻肿瘤，可采取血管外膜剥离术。

c. 神经切除后肢体感觉和运动功能受影响。

d. 病理骨折术前化疗有效，未累及神经、血管，具有安全边界可以保肢治疗。

【注释】

1 对于化疗反应好且有截肢要求的患者，截肢手术可以作为Ⅱ级推荐。

2 截肢包括经骨截肢和关节离断术。其优点在于能最大限度地切除原发病灶，手术操作简单，无须特别技术及设备，而且费用低廉，术后并发症少，术后即可尽快施行化疗以及其他辅助治疗，控制和杀灭原发病灶以外的转移。截肢的适应证：预计手术难以达到安全的外科边界，患者要求截肢、化疗无效的肿瘤、重要血管及神经束受累、缺乏保肢后骨或软组织重建条件、预计假肢功能优于保肢[5]。旋转成型术可认为是一种改良的截肢，在早期运用中发挥了较好的效果，但是因为较低的社会认可度而难以被大多数患者接受。

3 目前，大约90%的患者可接受保肢治疗。保肢适应证：预计手术可以达到安全的外科边界，化疗有效的肿瘤、重要血管及神经束未受累、软组织覆盖完好、预计保留肢体功能优于假肢。远处转移不是保肢的禁忌证，因此对于Ⅲ期肿瘤，也可以进行保肢治疗，甚至可以行姑息性保肢治疗。但是需要重视的是，化疗反应好仍然是保肢治疗的前提；如果化疗反应不好，保肢治疗的复发风险会增高[6]。

3.4 肢体Ⅲ期骨肉瘤的外科治疗策略

化疗分层	参数分层 e	Ⅰ级推荐	Ⅱ级推荐	Ⅲ级推荐
有效		局部手术 + 转移瘤切除[7-8] f（2A类）		
无效 g	局部有效、转移灶进展	局部手术[9-10]（2A类）		转移灶切除 / 放疗[11]（2B类）
	局部及转移灶均进展			局部姑息手术 + 转移灶切除[8]（2B类）

e. 骨肉瘤淋巴结转移罕见。

f. 肺外转移灶主要包括骨、软组织、内脏，须个体化评估，多学科协作。

g. Ⅲ期骨肉瘤为晚期患者，化疗无效情况下，患者预计生存期短，为保证生活质量，以姑息手术为主。

【注释】

1 肢体Ⅲ期骨肉瘤患者在局部病灶和转移瘤化疗均有效的前提下，推荐进行局部手术和转移瘤切除。术前化疗反应不好，预示患者疗效不好，不建议行局部根治术，推荐放疗（参见放射治疗章节）。

2 保肢手术包括肿瘤切除和功能重建两个步骤，对应骨肿瘤学所涵盖的肿瘤学和骨科学。在对骨肉瘤的治疗上，首先要满足肿瘤学的要求，完整、彻底切除肿瘤（细胞学意义上的去除肿瘤），其次才是骨科学重建因切除肿瘤所造成的骨骼及肌肉系统功能缺损（骨及软组织的重建）[3]。重建方法包括生物重建和非生物重建（如金属假体）。生物重建如获成功，则持久有效，缺点是具有较高的早期并发症；非生物重建则具有较高比例的晚期并发症，如假体松动；儿童重建后的短肢和不等长虽尚未能完全解决，可以根据患儿的参数进行评估和计算[12]。

3 病理骨折不是保肢的绝对禁忌证，肢体骨肉瘤发生病理骨折，由于间室破坏及血肿污染，建议术前化疗后再行评估保肢治疗。部分研究显示病理骨折截肢率更高，复发率增加且病理骨折患者的生存率较低，但是在术前化疗有效前提下，多个研究表明病理骨折保肢治疗复发率并不增加[13-14]。

3.5 骨盆骨肉瘤的外科治疗策略

分期	化疗分层	参数分层	Ⅰ级推荐	Ⅱ级推荐	Ⅲ级推荐
无远处转移	有效	主要血管、主要神经及髋关节共3项，有0~1项侵犯	保肢手术[15-16]（2A类）		截肢手术[1]（3类）
		主要血管、主要神经及髋关节（共3项），有2~3项侵犯[h]	截肢手术（2A类）	保肢手术/局部放疗（1B类）	
	无效				局部姑息手术/局部放疗/（2B类）[i]
有远处转移	有效		局部手术+转移瘤切除[18]（2A类）		
	无效	局部有效+转移瘤进展[i]		局部手术[19]（1B类）	局部放疗[16-17]+转移灶切除/放疗
		局部及转移瘤均进展			局部姑息手术/局部放疗+转移灶切除/（3类）

h. 股神经、坐骨神经和髋关节中，如其中两者被肿瘤侵犯而无法保留，则下肢功能丧失，建议行截肢手术。

i. 骨盆肿瘤建议在化疗有效且能达到安全外科边界前提下进行手术，如化疗无效，不建议手术或仅姑息手术，局部放疗，或参加临床试验。

【注释】

1 骨盆骨肉瘤为少见病变，临床有效证据少。由于其复杂的解剖结构，毗邻重要脏器，血管及神经等结构使得难以获得和肢体骨肉瘤一样的外科边界[15]。骨盆骨肉瘤手术可能出现盆腔脏器、神经及血管损伤，皮瓣坏死等较高的并发症以及高复发率，预后差。

2 化疗作为重要的辅助手段来获得全身和局部控制，如化疗无效且不能达到广泛的外科边界，不建议手术治疗。众多研究表明骨盆骨肉瘤的局部复发率和转移率均高于肢体，预后较差[20]。

3 研究表明，肿瘤大小、边界、早期发生转移、是否累及骶骨是影响骨盆骨肉瘤预后的因素。手术治疗中外科边界是关键因素，对于外科治疗失败和难以达到足够外科边界的骨盆骨肉瘤，局部放疗和全身化疗则非常必要，可改善患者生存率[16-17]。

4 骨盆保肢除了化疗有效外，主要血管、主要神经及髋关节（3 项）有 2 项保留才能保证术后肢体功能，因此，如果有 2 项或 3 项不能保留，应建议截肢。

3.6 骶骨和脊柱骨肉瘤的外科治疗策略

分期	化疗分层j	参数分层	Ⅰ级推荐	Ⅱ级推荐	Ⅲ级推荐
无远处转移	有效		局部手术[21-23]（2A类）k		
	无效				姑息手术+放疗[24-25]（3类）
有远处转移	有效		局部手术+转移瘤切除[26]（2A类）		
	无效	局部有效+转移灶进展	局部手术（2A类）		局部放疗+转移灶切除（3类）
		局部及转移瘤均进展			局部姑息手术/局部放疗+转移灶切除/放疗或化疗（3类）

j. 40岁以上的患者化疗获益有限[30]。

k. 局部手术安全有效的外科边界仍是成功的关键。

【注释】

1 骶骨骨肉瘤为少见病变，临床有效证据少。骶骨骨肉瘤由于解剖结构深在，涉及重要的盆腔脏器和骶神经，以及血运丰富，外科治疗并发症和风险较高。对于化疗有效的骶骨骨肉瘤，研究表明安全的外科边界切除有利于减少局部复发和提高无疾病生存[10，24]。肿瘤大小、对化疗的反应、远处转移直接影响预后，由于骶神经受损，患者的生活质量下降，但是仍不推荐牺牲边界而保留功能。因此对于化疗无效的骶骨骨肉瘤，放疗可作为局部控制的重要手段。

2 脊柱骨肉瘤为少见病变，临床有效证据少，安全有效的外科边界仍是成功的关键，但基于解剖结构的局限性，外科治疗具有其局限性，辅助放疗在脊柱骨肉瘤中具有重要意义。其外科治疗选择需要根据术前化疗反应、病灶部位、是否存在脊髓及神经根压迫等因素来考虑。同样，化疗有效对于脊柱肿瘤外科治疗意义重大，随着外科技术的提高，报道显示全椎体整块切除术对局部复发控制明显优于分块切除[22-23]，总体而言，脊柱肿瘤由于本身解剖结构的限制，其局部复发率高及远处转移，尤其是如果化疗无效，其生存率很低[31]。对于不可切除或难以整块切除的病例，辅助放疗和化疗仍然是重要的治疗手段[21，27-29]。

3 骨盆、骶骨、脊柱及其他部位的骨肉瘤发病率低，其治疗结果比肢体骨肉瘤差。

参考文献

[1] BACCI G, FERRARI S, LARI S, et al. Osteosarcoma of the limb: Amputation or limb salvage in patients treated by neoadjuvant chemotherapy. J Bone Joint Surg Br, 2002, 84: 88-92.

[2] MAVROGENIS AF, ABATI CN, ROMAGNOLI C, et al. Similar survival but better function for patients after limb salvage versus amputation for distal tibia osteosarcoma. Clin Orthop Relat Res, 2012, 470 (6): 1735-1748.

[3] 牛晓辉 . 恶性骨肿瘤外科治疗的术前计划及术后评估 . 中华外科杂志 , 2007, 45 (10): 699-701.

[4] REDDY KI, WAFA H, GASTON CL, et al. Does amputation offer any survival benefit over limb salvage in osteosarcoma patients with poor chemonecrosis and close margins. Bone Joint J, 2015, 97-B (1): 115-120.

[5] BIELACK S, JÜRGENS H, JUNDT G, et al. Osteosarcoma: The COSS experience. Cancer Treat Res, 2009, 152: 289-308.

[6] FERRARI S, PALMERINI E, STAALS EL, et al. The treatment of nonmetastatic high grade osteosarcoma of the extremity: Review of the Italian Rizzoli experience: Impact on the future. Cancer Treat Res, 2009, 152: 275-287.

[7] KAGER L, ZOUBEK A, PÖTSCHGER U, et al. Primary metastatic osteosarcoma: Presentation and outcome of patients treated on neoadjuvant Cooperative Osteosarcoma Study Group protocols. J Clin Oncol, 2003, 21 (10): 2011-2018.

[8] BRICCOLI A, ROCCA M, SALONE M, et al. High grade osteosarcoma of the extremities metastatic to the lung: Long-term results in 323 patients treated combining surgery and chemotherapy, 1985-2005. Surg Oncol, 2010, 19: 193-199.

[9] DELANEY TF, PARK L, GOLDBERG SI, et al. Radiotherapy for local control of osteosarcoma. Int J Radiat Oncol Biol Phys, 2005, 61 (2): 492-498.

[10] BERTRAND T E, CRUZ A, BINITIE O, et al. Do surgical margins affect local recurrence and survival in extremity, nonmetastatic, high-grade osteosarcoma？ Clin Orthop Relat Res, 2016, 474 (3): 677-683.

[11] KEMPF-BIELACK B, BIELACK S S, JÜRGENS H, et al. Osteosarcoma relapse after combined modality therapy: An analysis of unselected patients in the Cooperative Osteosarcoma Study Group (COSS). J Clin Oncol, 2005, 23 (3): 559-568.
[12] LI Y, LIAO F, XU HR, et al. Is there a reliable method to predict the limb length discrepancy after chemotherapy and limb salvage surgery in children with osteosarcoma. Chin Med J (Engl), 2016, 129 (16): 1912-1916.
[13] BACCI G, FERRARI S, LONGHI A, et al. Nonmetastatic osteosarcoma of the extremity with pathologic fracture at presentation: Local and systemic control by amputation or limb salvage after preoperative chemotherapy. Acta Orthop Scand, 2003, 74 (4): 449-454.
[14] DENG ZP, DING Y, PURI A, et al. The surgical treatment and outcome of nonmetastatic extremity osteosarcoma with pathological fractures. Chin Med J (Engl), 2015, 128 (19): 2605-2608.
[15] GUO W, SUN X, JI T, et al. Outcome of surgical treatment of pelvic osteosarcoma. J Surg Oncol, 2012, 106 (4): 406-410.
[16] OZAKI T, FLEGE S, KEVRIC M, et al. Osteosarcoma of the pelvis: Experience of the Cooperative Osteosarcoma Study Group. J Clin Oncol, 2003, 21 (2): 334-341.
[17] PARRY MC, LAITINEN M, ALBERGO J, et al. Osteosarcoma of the pelvis. Bone Joint J, 2016, 98-B (4): 555-563.
[18] LEARY SE, WOZNIAK AW, BILLUPS CA, et al. Survival of pediatric patients after relapsed osteosarcoma: The St. Jude Children's Research Hospital experience. Cancer, 2013, 119 (14): 2645-2653.
[19] SALUNKE AA, SHAH J, WARIKOO V, et al. Surgical management of pelvic bone sarcoma with internal hemipelvectomy: Oncologic and functional outcomes. J Clin Orthop Trauma, 2017, 8 (3): 249-253.
[20] FUCHS B, HOEKZEMA N, LARSON DR, et al. Osteosarcoma of the pelvis: Outcome analysis of surgical treatment. Clin Orthop Relat Res, 2009, 467 (2): 510-518.
[21] SHANKAR GM, CLARKE MJ, AILON T, et al. The role of revision surgery and adjuvant therapy following subtotal resection of osteosarcoma of the spine: A systematic review with meta-analysis. J Neurosurg Spine, 2017, 27 (1): 97-104.

[22] FENG D, YANG X, LIU T, et al. Osteosarcoma of the spine: Surgical treatment and outcomes. World J Surg Oncol, 2013, 11 (1): 89.

[23] DEKUTOSKI MB, CLARKE MJ, ROSE P, et al. Osteosarcoma of the spine: Prognostic variables for local recurrence and overall survival, a multicenter ambispective study. J Neurosurg Spine, 2016, 25 (1): 59-68.

[24] WANG Y, GUO W, SHEN D, et al. Surgical treatment of primary osteosarcoma of the sacrum: A case series of 26 patients. Spine (Phila Pa 1976), 2017, 42: 1207-1213.

[25] MAHAJAN A, WOO SY, KORNGUTH DG, et al. Multimodality treatment of osteosarcoma: Radiation in a high-risk cohort. Pediatr Blood Cancer, 2008, 50: 976-982.

[26] MILNE T, SOLOMON M J, LEE P, et al. Sacral resection with pelvic exenteration for advanced primary and recurrent pelvic cancer: A single-institution experience of 100 sacrectomies. Dis Colon Rectum, 2014, 57 (10): 1153-1161.

[27] OZAKI T, FLEGE S, LILJENQVIST U, et al. Osteosarcoma of the spine: Experience of the Cooperative Osteosarcoma Study Group. Cancer, 2002, 94 (4): 1069-1077.

[28] HERSHEY A, BOS G D, STEVENS K. Successful treatment of spinal osteosarcoma with radiation and chemotherapy. Orthopedics, 1996, 19 (7): 617-618.

[29] BIELACK SS, KEMPF-BIELACK B, BRANSCHEID D, et al. Second and subsequent recurrences of osteosarcoma: Presentation, treatment, and outcomes of 249 consecutive cooperative osteosarcoma study group patients. J Clin Oncol, 2009, 27 (4): 557-565.

[30] JOO MW, SHIN SH, KANG YK, et al. Osteosarcoma in Asian populations over the age of 40 years: A multicenter study. Ann Surg Oncol, 2015, 22 (11): 3557-3564.

[31] SCHOENFELD AJ, HORNICEK FJ, PEDLOW FX, et al. Osteosarcoma of the spine: Experience in 26 patients treated at the Massachusetts General Hospital. Spine J, 2010, 10 (8): 708-714.

4. 术后化疗

4.1 辅助化疗前评估及检查策略

项目	Ⅰ级推荐	Ⅱ级推荐	Ⅲ级推荐
术前化疗效果评估	• 临床（症状和体征） • 影像（X线、局部平扫+增强CT、局部平扫+增强MRI、胸部CT、全身骨扫描）	• 肿瘤坏死率检测[1]	• PET/CT（FDG）
自身状况评估	• 病史采集（包括：年龄，恶性肿瘤化疗史，放疗史，内科基础病）[1] • 体格检查 • 血液学检查（血常规、肝肾功能、乳酸脱氢酶、碱性磷酸酶、凝血功能） • 重要脏器功能评价（心脏、肝、肾、肺等） • 评估术前化疗毒性（骨髓抑制、消化道症状、神经毒性、静脉炎等）		• 育龄期患者，必要时可考虑进行生育咨询

【注释】

1 术前化疗的疗效影响术后化疗方案的选择，本节主要描述术前化疗的评估。

2 骨肉瘤术前化疗效果评估[2-4]：①症状与体征；②实验室检查；③影像学；④肿瘤坏死率的评估。术前可对前三者进行评估，有时候会出现三者不一致，需要具体分析判断。肿瘤坏死率的评估只能在术后进行，目前可作为术前化疗效果评估的金标准。

3 评估肿瘤坏死率的切片，工作量巨大，费用高，目前难以在国内大多数医院推广，故作为可选策略。如条件允许，可作为基本检测项目。骨肉瘤化疗效果的评价最重要的是组织病理学对肿瘤坏死率的评估。研究人员以术后标本中肿瘤细胞的构成和坏死情况为基础，制订了多种病理评分标准，但是存在主观性过强和受取材部位的影响的问题，因此要求多点、足量取材。关于肿瘤坏死率评估的具体技术方法和标准，文献报道各个中心不尽相同，其中 Huvos 评级系统是至今应用最广泛的方法[5]（附录 4）。肿瘤坏死率是预测患者预后的重要指标，5 年无病生存率（disease free survival，DFS）和 OS 与肿瘤坏死率显著相关。化疗反应好者（肿瘤坏死率>90%）和化疗反应差者（肿瘤坏死率<90%）的 5 年 DFS 和 OS 率分别为 67.9% 与 51.3%（$P<0.000\,1$）和 78.4% 与 63.7%（$P<0.000\,1$）[6]。

参考文献

[1] COLLINS M, WILHELM M, CONYERS R, et al. Benefits and adverse events in younger versus older patients receiving neoadjuvant chemotherapy for osteosarcoma: Findings from a meta-analysis. J Clin Oncol, 2013, 31 (18): 2303-2312.

[2] BACCI G, LARI S. Adjuvant and neoadjuvant chemotherapy in osteosarcoma. Chir Organi Mov, 2001, 86 (4): 253-268.

[3] UCHIDA A, MYOUI A, ARAKI N, et al. Neoadjuvant chemotherapy for pediatric osteosarcoma patients. Cancer, 1997, 79 (2): 411-415.

[4] BACCI G, LONGHI A, FORNI C, et al. Neoadjuvant chemotherapy for radioinduced osteosarcoma of the extremity: The Rizzoli experience in 20 cases. Int J Radiat Oncol Biol Phys, 2007, 67 (2): 505-511.

[5] ROSEN G, MARCOVE RC, HUVOS AG, et al. Primary osteogenic sarcoma: Eight-year experience with adjuvant chemotherapy. J Cancer Res Clin Oncol, 1983, 106 (Suppl): 55-67.

[6] BACCI G, MERCURI M, LONGHI A, et al. Grade of chemotherapy-induced necrosis as a predictor of local and systemic control in 881 patients with non-metastatic osteosarcoma of the extremities treated with neoadjuvant chemotherapy in a single institution. Eur J Cancer, 2005, 41 (14): 2079-2085.

4.2 术后化疗

4.2.1 骨肉瘤术后化疗选择策略

分层 1	分层 2	Ⅰ 级推荐	Ⅱ 级推荐	Ⅲ 级推荐
已行术前化疗	术前化疗效果好（TNR＞90%）	维持原化疗方案（1A 类）		
	术前化疗效果不好（TNR ≤ 90%）	调整 / 维持原化疗方案（1A 类）		临床试验（2B 类）
未行术前化疗		一线化疗（1A 类）		

注：调整化疗方案指在一线化疗药物（多柔比星 / 甲氨蝶呤 / 顺铂 / 异环磷酰胺）中更换化疗药物种类或调整剂量。

【注释】

1 尽管20世纪60年代前就有学者对骨肉瘤进行试验性化疗，但直至20世纪60年代，有学者将一些细胞毒性药物联合用于骨肉瘤的术后治疗，骨肉瘤的术后化疗才真正拉开了序幕[1]。许多学者进行了前瞻性随机对照临床研究证实辅助化疗的确切疗效：辅助化疗组和单纯手术组的2年生存率分别为63%和12%（$P<0.01$）[2]。此后，众多研究数据均显示术后辅助化疗能够显著提高患者生存率[3-7]，其主要原因在于化疗能够杀灭肺微小转移灶或者延迟肺转移灶出现时间。目前文献报道无转移骨肉瘤患者的5年生存率通常为50%~80%[4-7]。

2 骨肉瘤辅助化疗推荐药物亦为大剂量甲氨蝶呤、多柔比星、顺铂、异环磷酰胺[8-10]，给药方式可考虑序贯用药或联合用药。建议骨肉瘤患者术后化疗维持总的药物剂量强度，用药时间6~10个月。需要说明的是，国际上关于骨肉瘤的化疗方案众多，包括多个版本的T方案、不同历史时期的COSS方案和Rizzoli方案等。尽管不同的治疗中心采用的具体方案各异，但由于使用的药物种类和剂量强度相似，其疗效相似。中国人口众多，研究中心遍布全国各地，很难实行统一化疗方案。因此，本版指南并不强烈推荐某一具体化疗方案，但强调药物种类和剂量强度。

3 年龄是影响预后的因素之一。虽存在争议，但有荟萃分析结果显示，年龄>18岁的患者预后较<18岁患者差，并随着年龄增加而更差[11]；40岁以上患者的辅助化疗也存在不同专家意见，但与新辅助化疗不一样的是，更多专家倾向于辅助化疗仍是有效的，预后较不接受化疗的患者好[12-14]。除此之外，肿瘤部位和大小、转移瘤的存在及其位置、对化疗的组织学反应、手术类

型和手术切缘，体重指数（BMI）、血清碱性磷酸酶（ALP）和乳酸脱氢酶（LDH）水平也是骨肉瘤患者的重要预后因素[15-17]。

4 术后化疗需要详细评估患者的体力状态、术前化疗的疗效和毒性，综合考虑以制订治疗方案。术前化疗效果影响术后化疗方案的选择。

（1）已行术前化疗且疗效好（TNR > 90%）的患者，术后可维持术前化疗药物种类和剂量强度。

（2）已行术前化疗但疗效不好（TNR ≤ 90%）的患者，过去认为应该换用新的方案，但是通过更换方案来改善预后的尝试尚未成功[18-22]。EURAMOS-1 前瞻性试验根据术前化疗的 TNR 决定可切除骨肉瘤的治疗策略，发现对于术前 MAP 方案 TNR<90% 的患者，术后增加异环磷酰胺和依托泊苷与继续使用 MAP 方案化疗患者相比，未能提高患者的生存率[19]。因此除非一线化疗药物使用不充分或者剂量不足时可以在一线化疗药物中调整化疗方案，还是推荐维持原化疗方案。另外，术前化疗效果不好提示患者整体预后可能不好，须在复查时密切注意。

（3）术前未进行化疗的，术后进行一线常规化疗。

4.2.2 骨肉瘤肺转移治疗选择策略

不同时期出现肺转移	分层	Ⅰ级推荐	Ⅱ级推荐	Ⅲ级推荐
术前*出现	术前化疗中疾病未进展且术前化疗效果好（TNR≥90%）	局部治疗**+原化疗方案（1A类）		
	术前化疗中疾病未进展但术前化疗效果不好（TNR<90%）	局部治疗+原化疗方案（1A类）	局部治疗+调整化疗方案（2A类）	局部治疗+临床试验（2B类）
	术前化疗中疾病进展	调整/更换化疗方案***（2A类）		临床试验（2B类）
	未行术前化疗	一线化疗+局部治疗（2A类）		
辅助化疗期出现	可行局部治疗	局部治疗±更换/调整化疗方案（2A类）		临床试验（2B类）
	不可行局部治疗	更换/调整化疗方案（2A类）	临床试验（2A类）	

骨肉瘤肺转移治疗选择策略（续）

不同时期出现肺转移	分层	Ⅰ级推荐	Ⅱ级推荐	Ⅲ级推荐
化疗结束后1年内出现	可行局部治疗	局部治疗 ± 更换/调整化疗方案（2A类）		临床试验（2B类） 局部治疗（2B类）
	不可行局部治疗	更换/调整化疗方案（2A类）	临床试验（2A类）	
化疗结束1年后出现	可行局部治疗	局部治疗 ± 原化疗方案（2A类）		局部治疗（2B类）
	不可行局部治疗	原化疗方案（2A类）		

注：* 术前出现以下情况：初诊时发现肺转移，以及新辅助化疗期间或新辅助化疗结束时的术前检查发现肺转移。在原发灶术前通常不考虑转移灶的局部治疗，因此在此阶段不再对可否局部治疗进行分层。

** 局部治疗：本表中指肺转移瘤的局部治疗。

*** 更换/调整化疗方案：①调整化疗方案指在一线化疗药物（多柔比星/甲氨蝶呤/顺铂/异环磷酰胺）中更换化疗药物种类或调整剂量；②更换化疗方案指换用二线治疗药物如吉西他滨等。

【注释】

1 肺是骨肉瘤最常见的转移部位，不论肺转移灶何时出现，均将是否可以行局部治疗作为一个分层考虑因素，能够局部治疗者均应行局部治疗。已有多个研究证实手术可改善骨肉瘤肺转移患者的预后，提高总体生存率。如果所有肺转移瘤都能被完全切除，行切除术的患者可以长期生存。二次手术缓解的患者超过1/3可以存活超过5年，而且复发是可以切除的，多次复发的患者也可能通过多次开胸手术治愈[20-23]。

2 射频消融和立体定向放疗也是可选的肺转移灶治疗方式[24-25]。一项法国的回顾性研究分析了2006—2012年10例骨肉瘤肺转移儿童，接受了13次共22个病灶的肺转移射频消融，7例患者完全缓解，治疗部位无一例复发，不良反应包括咯血和气胸各3例。另一项骨肉瘤肺转移的研究回顾性对比了33例接受立体定向放疗和40例接受手术切除的患者，两者治疗后的PFS和OS均没有差异，且放疗组耐受良好，认为立体定向放疗可以作为手术的替代方案。因此，对于初诊时出现肺转移且术前化疗未出现疾病进展的患者，推荐术后局部治疗联合原化疗方案。

3 在转移瘤局部治疗的基础上，初诊时出现肺转移且术前化疗未出现疾病进展的患者，术后化疗推荐原化疗方案；初诊时出现肺转移且术前化疗中出现疾病进展的患者，应考虑术后更换或调整化疗方案；初诊时出现肺转移且未行术前化疗的患者，推荐术后采用一线化疗方案。

4 化疗结束后出现的肺转移灶如果能手术完全切除，这类患者术后是否还需要接受化疗，目前缺乏前瞻性研究，仍存在争议。多数回顾性研究认为，肺转移灶完全切除后行辅助化疗并不能带来生存获益[23，26-27]；但是进一步分层分析显示，当存在某些高危因素（如转移灶≥3个或存在肺外转移灶）时，化疗有生存获益倾向[23]。鉴于目前缺乏高质量证据，这类患者是否需要接受化疗可结合患者具体情况决定。如果决定化疗，对化疗过程中出现的肺转移或化疗结束 1 年内出现的肺转移，可选择二线药物治疗；化疗结束 1 年后出现的肺转移则推荐原方案化疗。化疗结束 1 年后出现的肺转移，如果不能行局部治疗，推荐按照原方案化疗。

参考文献

[1] ROSEN G, TEFFT M, MARTINEZ A, et al. Combination chemotherapy and radiation therapy in the treatment of metastatic osteogenic sarcoma. Cancer, 1975, 35 (3): 622-630.

[2] LINK MP, GOORIN AM, HOROWITZ M, et al. Adjuvant chemotherapy of high-grade osteosarcoma of the extremity: Updated results of the Multi-Institutional Osteosarcoma Study. Clin Orthop Relat R, 1991, 270: 8-14.

[3] ANNINGA JK, GELDERBLOM H, FIOCCO M, et al. Chemotherapeutic adjuvant treatment for osteosarcoma: Where do we stand. Eur J Cancer, 2011, 47 (16): 2431-2445.

[4] EILBER F, GIULIANO A, ECKARDT J, et al. Adjuvant chemotherapy for osteosarcoma: A randomized prospective trial. J Clin Oncol, 1987, 5 (1): 21-26.

[5] FREI E, JAFFE N, GERO M, et al. Adjuvant chemotherapy of osteogenic sarcoma: Progress and perspectives. J Natl Cancer Inst, 1978, 60 (1): 3-10.

[6] WINKLER K, BERON G, KOTZ R, et al. Adjuvant chemotherapy in osteosarcoma-effects of cisplatinum, BCD, and fibroblast interferon in sequential combination with HD-MTX and adriamycin: Preliminary results of the COSS 80 study. J Cancer Res Clin, 1983, 106: 1-7.

[7] MEYERS PA, HELLER G, HEALEY J, et al. Chemotherapy for nonmetastatic osteogenic sarcoma: The Memorial

Sloan-Kettering experience. J Clin Oncol, 1992, 10 (1): 5-15.

[8] BACCI G, PICCI P, RUGGIERI P, et al. Neoadjuvant chemotherapy for the treatment of osteosarcoma of the limbs: Preliminary results in 100 patients treated preoperatively with high doses of methotrexate i. v. followed by cisplatin (i. a.) and adriamycin. Chir Organi Mov, 1991, 76 (1): 1-16.

[9] CASSANO WF, GRAHAM-POLE J, DICKSON N. Etoposide, cyclophosphamide, cisplatin, and doxorubicin as neo-adjuvant chemotherapy for osteosarcoma. Cancer, 1991, 68 (9): 1899-1902.

[10] UCHIDA A, MYOUI A, ARAKI N, et al. Neoadjuvant chemotherapy for pediatric osteosarcoma patients. Cancer, 1997, 79 (2): 411-415.

[11] COLLINS M, WILHELM M, CONYERS R, et al. Benefits and adverse events in younger versus older patients receiving neoadjuvant chemotherapy for osteosarcoma: Findings from a meta-analysis. J Clin Oncol, 2013, 31 (18): 2303-2312.

[12] OZKURT B, BASARIR K, YALCIN B, et al. Chemotherapy in primary osteogenic sarcoma in patients over the age of forty. Acta Orthop Traumatol Turc, 2017, 51 (2): 123-127.

[13] MANOSO MW, HEALEY JH, BOLAND PJ, et al. De novo osteogenic sarcoma in patients older than forty: Benefit of multimodality therapy. Clin Orthop Relat Res, 2005, 438: 110-115.

[14] FERRARI S, BIELACK SS, SIGBJØRN S, et al. EURO-B. O. S. S.: A European study on chemotherapy in bone-sarcoma patients aged over 40: Outcome in primary high-grade osteosarcoma. Tumori, 2017, 104 (1): 1-7.

[15] BACCI G, LONGHI A, FERRARI S, et al. Prognostic significance of serum lactate dehydrogenase in osteosarcoma of the extremity: Experience at Rizzoli on 1421 patients treated over the last 30 years. Tumori, 2004, 90 (5): 478-484.

[16] BACCI G, LONGHI A, VERSARI M, et al. Prognostic factors for osteosarcoma of the extremity treated with neoadjuvant chemotherapy: 15-year experience in 789 patients treated at a single institution. Cancer, 2006, 106 (5): 1154-1161.

[17] ALTAF S, ENDERS F, JEAVONS E, et al. High-BMI at diagnosis is associated with inferior survival in patients with osteosarcoma: A report from the Children's Oncology Group. Pediatr Blood Cancer, 2013, 60 (12): 2042-2046.

[18] WINKLER K, BERON G, DELLING G, et al. Neoadjuvant chemotherapy of osteosarcoma: Results of a randomized cooperative trial (COSS-82) with salvage chemotherapy based on histological tumor response. J Clin Oncol, 1988, 6 (2): 329-337.

[19] MARINA NM, SMELAND S, BIELACK SS, et al. Comparison of MAPIE versus MAP in patients with a poor response to preoperative chemotherapy for newly diagnosed high-grade osteosarcoma (EURAMOS-1): An open-label, international, randomised controlled trial. Lancet Oncol, 2016, 17 (10): 1396-1408.

[20] HARTING MT, BLAKELY ML. Management of osteosarcoma pulmonary metastases. Semin Pediatr Surg, 2006, 15 (1): 25-29.

[21] SU WT, CHEWNING J, ABRAMSON S, et al. Surgical management and outcome of osteosarcoma patients with unilateral pulmonary metastases. J Pediatr Surg, 2004, 39 (3): 418-423.

[22] GARCÍA FRANCO CE, TORRE W, TAMURA A, et al. Long-term results after resection for bone sarcoma pulmonary metastases. Eur J Cardiothorac Surg, 2010, 37 (5): 1205-1208.

[23] FERRARI S, BRICCOLI A, MERCURI M, et al. Postrelapse survival in osteosarcoma of the extremities: Prognostic factors for long-term survival. J Clin Oncol, 2003, 21 (4): 710-715.

[24] SAUMET L, DESCHAMPS F, MAREC-BERARD P, et al. Radiofrequency ablation of metastases from osteosarcoma in patients under 25 years: The SCFE experience. Pediatr Hematol Oncol, 2015, 32 (1): 41-49.

[25] YU W, LIU Z, TANG L, et al. Efficacy and safety of stereotactic radiosurgery for pulmonary metastases from osteosarcoma: Experience in 73 patients. Sci Rep, 2017, 7 (1): 17480.

[26] HARTING MT, BLAKELY ML, JAFFE N, et al. Long-term survival after aggressive resection of pulmonary metastases among children and adolescents with osteosarcoma. J Pediatr Surg, 2006, 41 (1): 194-199.

[27] BRICCOLI A, ROCCA M, SALONE M, et al. High grade osteosarcoma of the extremities metastatic to the lung: Long-term results in 323 patients treated combining surgery and chemotherapy, 1985-2005. Surg Oncol, 2010, 19 (4): 193-199.

5. 二线药物治疗

治疗方案	Ⅰ级推荐	Ⅱ级推荐	Ⅲ级推荐
骨肉瘤二线药物	临床试验	• 吉西他滨 ± 多西他赛（3 类） • 环磷酰胺和依托泊苷（3 类） • 环磷酰胺和托泊替康（3 类） • 大剂量异环磷酰胺和依托泊苷（3 类） • 异环磷酰胺、卡铂和依托泊苷（3 类） • 大剂量甲氨蝶呤、依托泊苷和异环磷酰胺（3 类） • 吉西他滨和西罗莫司（3 类） • 仑伐替尼 + 依托泊苷 + 异环磷酰胺（3 类） • ^{153}Sm-EDTMP（3 类） • 镭 -223（3 类） • 索拉非尼（3 类） • 索拉非尼 + 依维莫司（3 类） • 瑞戈非尼（2B 类） • 免疫检查点抑制剂（MSI-H/dMMR 阳性或者 TMB-H 者）（3 类）	最佳支持治疗（3 类）

【注释】

1 由于暂无总体生存率获益的二线治疗方案，骨肉瘤患者一线化疗失败后，参加临床试验是一个获得更好疗效或者最新治疗的机会，更有可能获得免费的药物和检查，以大大减轻患者的经济负担，同时很可能为后来的患者提供宝贵治疗经验和方向。研究认为，临床试验中有效药物标准认为是 3 个月 PFS 率>40%[1]。

2 骨肉瘤二线药物治疗方案循证医学证据力度均较弱，现将应用较多的方案分述如下。

（1）吉西他滨 ± 多西他赛：吉西他滨 ± 多西他赛可作为骨肉瘤肺转移的二线治疗选择，疾病控制率为 9.6%~67%，此两药联合化疗基础上加用贝伐珠单抗（TAG 方案：多西他赛 100mg/m^2，d8，贝伐珠单抗 15mg/kg，d1，吉西他滨 1 000mg/m^2，d1、d8，q.21d.）治疗 15~ 30 岁的青少年骨肉瘤及肉瘤患者，客观缓解率（ORR）及疾病控制率（DCR）高达 57% 和 79%，中位 PFS 和 OS 分别为 7 个月和 19 个月[6]。但此方案尚缺乏较大病例研究及与其他化疗方案比较的临床数据[2-5]。

（2）环磷酰胺和依托泊苷：在一项复发或难治骨肉瘤患者的Ⅱ期临床研究中，大剂量环磷酰胺联合依托泊苷（CTX 4g/m^2，d1 和 VP16 200mg/m^2，d2~4，每 3~4 周 1 次）的 ORR 为 19%，DCR 为 54%，4 个月 PFS 率亦可达 42%[7]，但需要注意防治 4 度血液学毒性反应。

（3）环磷酰胺和拓扑替康（托泊替康）：在一项关于 83 例复发或难治性儿童实体瘤的Ⅱ期临床研究中，采用环磷酰胺和拓扑替康（CTX 250mg/m^2，d1~5 和 TPT 0.75mg/m^2，d1~5）联合化疗，18 例骨肉瘤患者中有 2 例达到 PR，疗效有待进一步研究[8]。

（4）大剂量异环磷酰胺和依托泊苷：一项Ⅱ期研究探索了大剂量异环磷酰胺联合中剂量依托泊苷治疗复发难治儿童骨肉瘤的疗效。异环磷酰胺 3g/（m^2·d），依托泊苷 75mg/（m^2·d），共 4d。结果显示完全缓解 6 例，部分缓解 7 例，轻微缓解 3 例，稳定 6 例，进展 5 例（包括 1 例混合反应），应答率为 48%（95%*CI* 29%~67%）。[9]。

（5）异环磷酰胺、卡铂联合依托泊苷（ICE）：一项Ⅱ期临床研究中，采用 ICE（异环磷酰胺 1 800mg/m^2 d0~4+ 卡铂 400mg/m^2 d0~1+ 依托泊苷 100mg/m^2 d0~4）治疗 34 例骨肉瘤，ORR 达到 36%，1 年和 2 年 OS 率分别为 41% 和 26%，3~4 级血液学毒性发生率为 100%[10]，因其不良反应严重，需慎重选择。

（6）大剂量甲氨蝶呤、异环磷酰胺联合依托泊苷：一项研究将此联合方案用于复发性骨肉瘤（MTX 8g/m^2 d10~14+IFO 2.5g/m^2 d1~3+VP16 150mg/m^2 d1~3，每 3 周 1 次），中位总生存期 18 个月，3~4 级骨髓抑制占 80%[11]。

（7）吉西他滨联合西罗莫司治疗：在一项吉西他滨联合西罗莫司治疗标准化疗后进展的不可切除骨肉瘤患者的Ⅱ期临床研究中，可分析的 33 例患者的 4 个月 PFS 为 44%，2 例患者达 PR，14 例达 SD，DCR 为 48.5%，3~4 级不良事件包括中性粒细胞减少（37%）、血小板减少（20%）、贫血（23%）和疲乏（15%）[12]。

（8）仑伐替尼 + 依托泊苷 + 异环磷酰胺：一项在 6 个国家的 17 家医院开展的多中心、开放性多中心 1/2 期试验评估了仑伐替尼 + 依托泊苷 + 异环磷酰胺治疗复发性 / 难治性骨肉瘤的疗效和安全性，第 1 部分是探索联合方案的剂量；第 2 部分进行扩展研究。共纳入 42 例受试者，其中 35 例接受了最佳的 2 期剂量治疗，4 个月无进展生存率为 51%（95% *CI* 34%~69%）[13]。

（9）钐-153-乙二胺四亚甲基膦酸盐（^{153}Sm-EDTMP）：Andersen 等[14]报道，^{153}Sm-EDTMP 可缓解局部复发骨肉瘤患者的疼痛，具有较低的非血液学毒性。另外一项 ^{153}Sm-EDTMP 治疗高危骨肉瘤的研究显示，38% 患者在研究结束时疾病稳定[15]。

（10）镭-233 二氯化物（^{223}Ra）：^{223}Ra 主要通过释放 α 粒子作用于骨组织，初步研究表明该药物治疗骨肉瘤可能比 ^{153}Sm-EDTMP 的疗效更好，骨髓毒性更低[16-17]。

（11）索拉非尼：索拉非尼具有双重抗肿瘤效应。意大利肉瘤协作组的一项Ⅱ期临床研究采用索拉非尼治疗一线失败的复发及不可切除的骨肉瘤患者，中位 PFS 为 4 个月，临床获益率为 29%，17% 患者临床获益时间超过 6 个月[18]。

（12）索拉非尼联合依维莫司：一项Ⅱ期临床研究发现，仅使用索拉非尼的 6 个月 PFS 率为 29%，而索拉非尼联合依维莫司（索拉非尼 500mg/d+ 依维莫司 5mg/d）可达 65%，但 3~4 级不良事件占 10%，且 66% 的患者因与研究相关的不良反应需要减少剂量或中断治疗[19]。

（13）瑞戈非尼：在一项治疗成年转移性骨肿瘤的随机双盲安慰剂对照的Ⅱ期临床研究中，26 例瑞戈非尼组（160mg/d，服用 3 周，停 1 周）和 12 例安慰剂组，8 周 PFS 率分别为 65% 和 0，瑞戈非尼组中位 PFS 和 OS 分别为 16.4 周和 11.3 个月，3~4 级不良事件占 24%（安慰组 0），较常见的不良反应包括高血压、手足综合征、疲乏、胸痛等，无治疗相关死亡[20]。SARC024 是瑞戈非尼用于转移性骨源性肉瘤的研究，42 例骨肉瘤患者，中位 PFS 为 3.6 个月，而安慰剂组为 1.7 个月（P=0.017）[21]。

（14）免疫检查点抑制剂[22-27]：一项前瞻性研究评估了帕博利珠单抗治疗 86 例 dMMR 晚期恶性肿瘤患者，包括 1 例骨肉瘤患者。研究发现 ORR 为 53%，CR 率为 21%，且反应持久，中位 PFS 和 OS 尚未达到。除了帕博利珠单抗外，斯鲁利单抗、替雷利珠单抗、普特里单抗、恩沃利单抗（PD-L1 单抗）均获得了 MSI-H/dMMR 的全瘤种适应证，但并不明确是否纳入骨肉瘤患者。

3 总体而言，骨肉瘤的靶向治疗循证医学证据尚不充分，寻求或采用新的细胞毒性药或靶向药物治疗方有可能为骨肉瘤的二线治疗带来新的契机[2，28-30]。目前国内也有部分抗血管生成靶向药物用于晚期骨肉瘤患者的二线治疗，但缺乏循证医学证据，鼓励开展相关药物的 RCT 研究。

参考文献

[1] VAN GLABBEKE M, VERWEIJ J, JUDSON I, et al. Progression-free rate as the principal end-point for phase Ⅱ trials in softtissue sarcomas. Eur J Cancer, 2002, 38 (4): 543-549.

[2] CRAGO AM, CARDONA K, KOSEłA-PATERCZYK H, et al. Management of myxofibrosarcoma and undifferentiated pleomorphic sarcoma. Surg Oncol Clin N Am, 2022, 31 (3): 419-430.

[3] LEU KM, OSTRUSZKA LJ, SHEWACH D, et al. Laboratory and clinical evidence of synergistic cytotoxicity of sequential treatment with gemcitabine followed by docetaxel in the treatment of sarcoma. J Clin Oncol, 2004, 22 (9): 1706-1712.

[4] NAVID F, WILLERT J R, MCCARVILLE MB, et al. Combination of gemcitabine and docetaxel in the treatment of children and young adults with refractory bone sarcoma. Cancer, 2008, 113 (2): 419-425.

[5] XU J, GUO W, XIE L. Combination of gemcitabine and docetaxel: A regimen overestimated in refractory metastatic osteosarcoma. BMC Cancer, 2018, 18 (1): 987.

[6] KUO C, KENT PM, LOGAN AD, et al. Docetaxel, bevacizumab, and gemcitabine for very high risk sarcomas in adolescents and young adults: A single-center experience. Pediatr Blood Cancer, 2017, 64 (4): 6265.

[7] BERGER M, GRIGNANI G, FERRARI S, et al. Phase 2 trial of two courses of cyclophosphamide and etoposide for relapsed high-risk osteosarcoma patients. Cancer, 2009, 115 (13): 2980-2987.

[8] SAYLORS RL, STINE KC, SULLIVAN J, et al. Cyclophosphamide plus topotecan in children with recurrent or refractory solid tumors: A Pediatric Oncology Group phase Ⅱ study. J Clin Oncol, 2001, 19 (15): 3463-3469.

[9] GENTET JC, BRUNAT-MENTIGNY M, DEMAILLE MC, et al. Ifosfamide and etoposide in childhood osteosarcoma: A phase Ⅱ study of the French Society of Paediatric Oncology. Eur J Cancer, 1997, 33 (2): 232-237.

[10] VAN WINKLE P, ANGIOLILLO A, KRAILO M, et al. Ifosfamide, carboplatin, and etoposide (ICE) reinduction chemotherapy in a large cohort of children and adolescents with recurrent/refractory sarcoma: The Children's Cancer Group (CCG) experience. Pediatr Blood Cancer, 2005, 44 (4): 338-347.

[11] MICHELAGNOLI MP, LEWIS IJ, GATTAMANENI HR, et al. Ifosfamide/etoposide alternating with high-dose methotrexate: Evaluation of a chemotherapy regimen for poor-risk osteosarcoma. Br J Cancer, 1999, 79 (7-8): 1174-1178.

[12] MARTIN-BROTO J, REDONDO A, VALVERDE C, et al. Gemcitabine plus sirolimus for relapsed and progressing osteosarcoma patients after standard chemotherapy: A multicenter, single-arm phase Ⅱ trial of Spanish Group for Research on Sarcoma (GEIS). Ann Oncol, 2017, 28(12): 2994-2999.

[13] GASPAR N, VENKATRAMANI R, HECKER-NOLTING S, et al. Lenvatinib with etoposide plus ifosfamide in patients with refractory or relapsed osteosarcoma (ITCC-050): A multicentre, open-label, multicohort, phase 1/2 study. Lancet Oncol, 2021, 22 (9): 1312-1321.

[14] ANDERSON PM, WISEMAN GA, DISPENZIERI A, et al. High-dose samarium-153 ethylene diamine tetramethylene phosphonate: Low toxicity of skeletal irradiation in patients with osteosarcoma and bone metastases. J Clin

Oncol, 2002, 20 (1): 189-196.

[15] LOEB DM, GARRETT-MAYER E, HOBBS RF, et al. Dose-finding study of ^{153}Sm-EDTMP in patients with poor-prognosis osteosarcoma. Cancer, 2009, 115 (11): 2514-2522.

[16] SUBBIAH V, ANDERSON P, ROHREN E. Alpha emitter radium 223 in high-risk osteosarcoma: First clinical evidence of response and blood-brain barrier penetration. JAMA Oncol, 2015, 1 (2): 253-255.

[17] ANDERSON PM, SUBBIAH V, ROHREN E. Bone-seeking radiopharmaceuticals as targeted agents of osteosarcoma: Samarium-153-EDTMP and radium-223. Adv Exp Med Biol, 2014, 804: 291-304.

[18] GRIGNANI G, PALMERINI E, DILEO P, et al. A phase Ⅱ trial of sorafenib in relapsed and unresectable high-grade osteosarcoma after failure of standard multimodal therapy: An Italian Sarcoma Group study. Ann Oncol, 2012, 23 (2): 508-516.

[19] GRIGNANI G, PALMERINI E, FERRARESI V, et al. Sorafenib and everolimus for patients with unresectable high-grade osteosarcoma progressing after standard treatment: A non-randomised phase 2 clinical trial. Lancet Oncol, 2015, 16 (1): 98-107.

[20] DUFFAUD F, MIR O, BOUDOU-ROUQUET DUFFAUD F, et al. Efficacy and safety of regorafenib in adult patients with metastatic osteosarcoma: A non-comparative, randomised, double-blind, placebo-controlled, phase 2 study. Lancet Oncol, 2019, 20 (1): 120-133.

[21] DAVIS LE, BOLEJACK V, RYAN CW, et al. Randomized double-blind phase Ⅱ study of regorafenib in patients with metastatic osteosarcoma. J Clin Oncol, 2019, 37 (16): 1424-1431.

[22] LE DT, DURHAM JN, SMITH KN, et al. Mismatch repair deficiency predicts response of solid tumors to PD-1 blockade. Science, 2017, 357 (6349): 409-413.

[23] QIN S, LI J, ZHONG H, et al. Serplulimab, a novel anti-PD-1 antibody, in patients with microsatellite instability-high solid tumours: An open-label, single-arm, multicentre, phase Ⅱ trial. Br J Cancer, 2022, 127 (12): 2241-2248.

[24] WANG D, ZHANG N, ZANG A, et al. Phase 2 study of tislelizumab monotherapy in previously treated, locally advanced, unresectable or metastatic microsatellite instability-high/mismatch repair-deficient solid tumors: Gynecological cancer subgroup (127). Gynecol Oncol, 2022, 166: S80-S81.

[25] JING H, YAN S, SUXIA L, et al. Efficacy of HX008 in high microsatellite instability/mismatch repair-defificient (MSI-H/dMMR) solid tumors: Results from a multicenter phase Ⅱ open-label study. J Clin Oncol, 2021, 39 (15_suppl): 2572.

[26] SHEN L, LI J, DENG Y, et al. Envafolimab (KN035) in advanced tumors with mismatch-repair deficiency. J Clin Oncol, 2020, 38 (15_suppl): 3021-3021.

[27] MARABELLE A, FAKIH M, LOPEZ J, et al. Association of tumour mutational burden with outcomes in patients with advanced solid tumours treated with pembrolizumab: Prospective biomarker analysis of the multicohort, open-label, phase 2 KEYNOTE-158 study. Lancet Oncol, 2020, 21 (10): 1353-1365.

[28] XIE L, XU J, SUN X, et al. Apatinib for advanced osteosarcoma after failure of standard multimodal therapy: An open label phase Ⅱ clinical trial. Oncologist, 2019, 24 (7): e542-e550.

[29] WAGNER L M, FOULADI M, AHMED A, et al. Phase Ⅱ study of cixutumumab in combination with temsirolimus in pediatric patients and young adults with recurrent or refractory sarcoma: A report from the Children's Oncology Group. Pediatr Blood Cancer, 2015, 62 (3): 440-444.

[30] 牛晓辉，杨勇昆，黄真，等 . 白蛋白结合型紫杉醇二线治疗骨肉瘤肺转移的临床观察 . 临床肿瘤学杂志，2013, 18 (2): 114-116.

6. 放射治疗

适应证	Ⅰ级推荐	Ⅱ级推荐	Ⅲ级推荐
不可切除部位的骨肉瘤	化疗 + 放疗（2A 类）	单纯放疗（2A 类）	
切除后边界不佳或复发的骨肉瘤		术后辅助放疗（2A 类）	

【注释】

1 骨肉瘤 R0 手术切除联合化疗的局部控制率已经达到 90%~98%。然而，未获得根治性切除甚至无法接受手术的病例预后差，特别是盆腔、脊柱和颅骨等，放疗成为治疗的选择之一。

骨肉瘤协作研究组（COSS）发现，新辅助化疗反应差和手术切缘不充分是影响发生于躯干的骨肉瘤总生存的预后不良因素[1]。多个研究同样发现切缘不充分导致躯干部位骨肉瘤局部复发率高，盆腔部位、脊柱和颅骨分别达到 70%、68% 和 50%[2-5]。此类患者可能从放射治疗中获益。然而，即使是非 R0 手术切除联合放疗的预后也优于单纯放疗[6]。因此，骨肉瘤的放射治疗应尽量结合手术切除。

不能接受手术的骨肉瘤单纯放疗效果较差，治疗策略可以考虑结合化疗。研究报道，新辅助化疗后再接受辅助放疗患者的 10 年局部控制率、无病生存率和总生存率可达到 82%、58% 和 73%[7]。但是有学者认为新辅助化疗不敏感的患者预后较差。对化疗敏感的病例，放疗后的 5

年局部控制率可达到100%，不敏感者则局部均失败[8]。因此，骨肉瘤对放疗不敏感，单纯放疗效果差，可以作为综合治疗的一种手段，用于以下情况[4-6，8-12]：

（1）因内科疾病不可外科手术的骨肉瘤。

（2）不可或难以手术切除部位（如骶骨 / 骨盆 / 脊柱等）的骨肉瘤。

（3）切缘阳性的骨肉瘤。

2 放疗范围应尽可能结合更多的影像学资料准确地判断病变累及的范围以及边界，并在可见肿瘤范围的基础上外放一定的体积作为亚临床病灶区域[6]。对于R1手术切除术后的患者，则应根据术前影像、手术记录以及术后病理情况，明确切缘阳性的部位，避免靶区范围和剂量的不足：

（1）未手术者应包括原发灶和亚临床病灶区域。GTV：影像学（CT和MRI）所见原发病灶；CTV：GTV外放2~3cm范围。

（2）术后应包括瘤床、切缘阳性区域以及手术瘢痕。

3 放疗剂量是重要的影响因素，局部控制率与剂量呈正相关关系[9-10]。临床实践中，放疗剂量可根据放疗部位以及周围正常器官限量进行调整。另外，调强放疗技术对于靶区范围的剂量给予非常确定，可以给予靶区的高剂量和正常组织的保护。调强放疗应作为推荐的标准放疗技术。对于调强技术难以给予病变区以及亚临床病变足够高剂量的特殊部位病变放疗，可推荐质子重离子放射治疗[10-11，13]。

骨肉瘤软组织内复发再次切除后参考软组织肉瘤的放疗原则，放疗剂量建议如下。

（1）近切缘但切缘阴性：56~60Gy/2Gy。

（2）切缘阳性：60~70Gy/（1.8~2）Gy。

（3）未手术：≥70Gy/（1.8~2）Gy。

对整个CTV或PTV进行全剂量照射可能导致正常组织放射性损伤发生率升高，可对计划的CTV或PTV给予45~50.4Gy的中等剂量照射（GTV+2cm骨缘和1cm软组织缘，并包括活检针道、术后瘤床及置换的假体），然后对残存的GTV加5~10mm的边缘或高危区域加量，直至最终达到预计总剂量。

放疗剂量须根据放疗部位以及周围正常器官限量进行调整。

参考文献

[1] BIELACK SS, KEMPF-BIELACK B, DELLING G, et al. Prognostic factors in high-grade osteosarcoma of the extremities or trunk: An analysis of 1, 702 patients treated on neoadjuvant cooperative osteosarcoma study group protocols. J Clin Oncol, 2002, 20 (3): 776-790.

[2] OZAKI T, FLEGE S, KEVRIC M, et al. Osteosarcoma of the pelvis: Experience of the Cooperative Osteosarcoma Study Group. J Clin Oncol, 2003, 21 (2): 334-341.

[3] PICCI P, SANGIORGI L, BAHAMONDE L, et al. Risk factors for local recurrences after limb-salvage surgery for high-grade osteosarcoma of the extremities. Ann Oncol, 1997, 8 (9): 899-903.

[4] KASSIR RR, RASSEKH CH, KINSELLA JB, et al. Osteosarcoma of the head and neck: Meta-analysis of nonrandomized studies. Laryngoscope, 1997, 107 (1): 56-61.

[5] OZAKI T, FLEGE S, LILJENQVIST U, et al. Osteosarcoma of the spine: Experience of the Cooperative Osteosarcoma Study Group. Cancer, 2002, 94 (4): 1069-1077.

[6] DELANEY TF, PARK L, GOLDBERG SI, et al. Radiotherapy for local control of osteosarcoma. Int J Radiat Oncol Biol Phys, 2005, 61 (2): 492-498.
[7] SOLE CV, CALVO FA, ALVAREZ E, et al. Adjuvant radiation therapy in resected high-grade localized skeletal osteosarcomas treated with neoadjuvant chemotherapy: Long-term outcomes. Radiother Oncol, 2016, 119 (1): 30-34.
[8] MACHAK GN, TKACHEV SI, SOLOVYEV YN, et al. Neoadjuvant chemotherapy and local radiotherapy for high-grade osteosarcoma of the extremities. Mayo Clin Proc, 2003, 78 (2): 147-155.
[9] GAITÁN-YANGUAS M. A study of the response of osteogenic sarcoma and adjacent normal tissues to radiation. Int J Radiat Oncol Biol Phys, 1981, 7 (5): 593-595.
[10] CIERNIK IF, NIEMIERKO A, HARMON DC, et al. Proton-based radiotherapy for unresectable or incompletely resected osteosarcoma. Cancer, 2011, 117 (19): 4522-4530.
[11] MATSUNOBU A, IMAI R, KAMADA T, et al. Impact of carbon ion radiotherapy for unresectable osteosarcoma of the trunk. Cancer, 2012, 118 (18): 4555-4563.
[12] QUEK R, FARID M, CHAN LP, et al. Singapore Cancer Network (SCAN) guidelines for the initial evaluation, diagnosis, and management of extremity soft tissue sarcoma and osteosarcoma. Ann Acad Med Singapore, 2015, 44 (10): 474-483.
[13] ZHANG W, TANAKA M, SUGIMOTO Y, et al. Carbon-ion radiotherapy of spinal osteosarcoma with long-term follow. Eur Spine J, 2016, 25 (Suppl 1): 113-117.

（二）骨巨细胞瘤

1. 诊断

1.1 流行病学

骨巨细胞瘤（giant cell tumor of bone，GCTB）是一种交界性的原发骨肿瘤[a]，在临床上，疾病具有局部侵袭性，可局部复发和远处转移[1-2]。

骨巨细胞瘤的确切发病率并不清楚。不同国家和地区报道的发病率可能并不相同。在欧美，骨巨细胞瘤占所有原发骨肿瘤的3%~5%，但我国骨巨细胞瘤占所有原发骨肿瘤的13.7%~17.3%[3]。在美国，男女发病人数比例约为0.8∶1，而我国男女发病人数比例为（1.26~1.77）∶1。骨巨细胞瘤可发生于任何年龄，但常见于20~40岁。

骨巨细胞瘤最常见的发病部位是肢体，主要累及长骨骨端，其中以股骨远端、胫骨近端、股骨近端、肱骨近端最为常见[3]，骨盆和脊柱也常受累，在脊柱，最常见的是骶骨，然后是腰椎、胸椎和颈椎[4-5]。

骨巨细胞瘤的确切发病机制并不清楚[6-8]。骨巨细胞瘤影像学表现为溶骨，研究认为[9-10]，骨巨细胞瘤的溶骨过程是通过RANK-RANKL通路的激活诱发。骨巨细胞瘤在病理形态上主要有两种细胞：单核细胞和破骨细胞样多核巨细胞。其中，单核细胞又分两类，一类是梭形基质细胞，另一类是单核巨噬细胞样细胞。梭形基质细胞是骨巨细胞瘤的肿瘤细胞，具有增殖潜能。单核巨噬细胞样细胞是破骨细胞样细胞的前体，它们聚集融合而成为破骨细胞样多核巨细胞。破骨细胞样巨细胞表达RANK，而梭形基质细胞表达RANKL，RANKL与RANK结合，从而激活RANK-RANKL通路，产生溶骨过程。

【注释】

a 骨巨细胞瘤的 ICD-O 编码为 1，含义为交界性、生物学行为不确定。

参考文献

[1] MINKUS, RUGGIERI P, BERTONI, et al. Histologically verified lung metastases in benign giant cell tumours-14 cases from a single institution. Int Orthop, 2006, 30 (6): 499-504.

[2] VISWANATHAN S, JAMBHEKAR N. Metastatic giant cell tumor of bone: Are there associated factors and best treatment modalities ?. Clin Orthop Relat Res, 2009, 468 (3): 827-833.

[3] NIU X, ZHANG Q, HAO L, et al. Giant cell tumor of the extremity. J Bone Jt Surg, 2012, 94 (5): 461-467.

[4] CAMPANACCI M, BALDINI N, BORIANI S, et al. Giant-cell tumor of bone. J Bone Joint Surg Am, 1987, 69 (1): 106-114.

[5] SUNG H, KUO D, SHU W, et al. Giant-cell tumor of bone: Analysis of two hundred and eight cases in Chinese patients. J Bone Joint Surg Am, 1982, 64 (5): 755-761.

[6] CHAWLA S, ROBERT HM, LEANNE SM, et al. Safety and efficacy of denosumab for adults and skeletally mature adolescents with giant cell tumour of bone: Interim analysis of an open-label, parallel-group, phase 2 study. Lancet Oncol, 2013, 14 (9): 901-908.

[7] BALKE M. Denosumab treatment of giant cell tumour of bone. Lancet Oncol, 2013, 14 (9): 801-802.

[8] DUFRESNE A, DERBEL O, CASSIER P, et al. Giant-cell tumor of bone, anti-RANKL therapy. Bonekey Rep, 2012, 1: 149.

[9] WHO Classification of Tumours Editorial Board. WHO Classification of Tumours: Soft Tissue and Bone Tumours. 5th ed. Lyon, France: International Agency for Research on Cancer, 2020.
[10] CHAWLA S, BLAY JY, RUTKOWSKI P, et al. Denosumab in patients with giant-cell tumour of bone: A multicentre, open-label, phase 2 study. Lancet Oncol, 2019, 20 (12): 1719-1729.

1.2 自然病程

骨巨细胞瘤临床上主要表现为疼痛，一般呈缓慢发展、进行性加重的特点。就诊前，患者疼痛的病史可为 1 个月到 6 个月不等，病史长者可达 18 个月[1]。骨巨细胞瘤一般并不引起发热等全身症状，实验室检查并无明显异常，碱性磷酸酶和血沉可均正常。

位于肢体部位的骨巨细胞瘤，伴随着疼痛，邻近关节可出现肿胀和肿块[2-3]，肿块较大时，可有皮温升高。因肿瘤常发生在长骨骨端，靠近关节，肿瘤较大时往往影响关节的活动，严重时可因疼痛而使关节处于被动屈曲位。骨巨细胞瘤不治疗，肿瘤可持续增大，甚至出现病理骨折，其发生率大约为 1/3[2]。如果治疗不及时，残留骨质变少，肿瘤的治疗可能不得不从刮除改为切除，即本来可采取保留关节的手术而不得不采取切除关节的手术，在某些情况下，甚至可能需要截肢。

位于脊柱和骶骨的骨巨细胞瘤可引起神经系统症状和体征[4]，一般表现为对应部位的疼痛，在负重或行走时加重；如果未予及时治疗，可症状加重或者发生病理骨折，压迫脊髓，出现下肢感觉和运动功能障碍；累及骶尾部神经，可能会出现大小便功能障碍；位于骨盆部位的骨巨细胞瘤症状可很隐匿，影响到骨强度时，可出现局部疼痛。

手术治疗是骨巨细胞瘤的主要治疗手段，但手术后可出现局部复发，文献报道的局部复发率不一，可低至 8.6%，也可以高达 88.9%，但大多数复发率在 10%~40%[5-11]。一般认为肿瘤去除不彻底是局部复发的主要原因。

骨巨细胞瘤还可发生肺转移，其发生率为 3%~4%[5，12-13]，一般认为远处转移与局部复发存在相关关系。骨巨细胞瘤也可表现为不同部位多病灶特点，即多中心骨巨细胞瘤，包括同时性和异时性，其发生率大约是 0.5%[5，14]。骨巨细胞瘤还可出现继发恶变，其发生率为 1%~4%[15-16]。骨巨细胞瘤发生良性肺转移的 5 年总生存率约为 94.4%[12]，发生恶变的 5 年生存率约为 50%[17-18]。而发生于骨盆、骶骨及脊柱的骨巨细胞瘤也可能因为无法手术而导致肿瘤持续进展，严重影响患者的生活质量，甚至威胁生命。

参考文献

[1] CAMPANACCI M, BALDINI N, BORIANI S, et al. Giant-cell tumor of bone. J Bone Joint Surg Am, 1987, 69 (1): 106-114.

[2] THOMAS DM, SKUBITZ KM. Giant cell tumour of bone. Curr Opin Oncol, 2009, 21 (4): 338-344.

[3] DUFRESNE A, DERBEL O, CASSIER P, et al. Giant-cell tumor of bone, anti-RANKL therapy. Bonekey Rep, 2012, 1: 149-156.

[4] PANNU CD, KANDHWAL P, RAGHAVAN V, et al. Role of bisphosphonates as adjuvants of surgery in giant cell tumor of spine. Int J Spine Surg, 2018, 12 (6): 695-702.

[5] NIU X, ZHANG Q, HAO L, et al. Giant cell tumor of the extremity. J Bone Joint Surg, 2012, 94 (5): 461-467.

[6] TIWARI A, VAISHYA R, et al. Giant cell tumor of bones: An unsolved puzzle. J Clin Orthop Trauma, 2019, 10 (6): 1013-1014.

[7] MONTGOMERY C, COUCH C, EMORY C, et al. Giant cell tumor of bone: Review of current literature, evaluation, and treatment options. J Knee Surg, 2019, 32 (4): 331-336.

[8] OGURO S, OKUDA S, SUGIURA H, et al. Giant cell tumors of the bone: Changes in image features after denosumab administration. Magn Reson Med Sci, 2018, 17 (4): 325-330.

[9] FEDERMAN N, BRIEN EW, NARASIMHAN V, et al. Giant cell tumor of bone in childhood: Clinical aspects and novel therapeutic targets. Paediatr Drugs, 2013, 16 (1): 21-28.

[10] CHANG SS, SURATWALA SJ, JUNG KM, et al. Bisphosphonates may reduce recurrence in giant cell tumor by inducing apoptosis. Clin Orthop Relat Res, 2004, 426: 103-109.

[11] SUNG HW, KUO DP, SHU WP, et al. Giant-cell tumor of bone: analysis of two hundred and eight cases in Chinese patients. J Bone Joint Surg Am, 1982, 64 (5): 755-761.

[12] YANG Y, HUANG Z, NIU X, et al. Clinical characteristics and risk factors analysis of lung metastasis of benign giant cell tumor of bone. J Bone Oncol, 2017, 7: 23-28.

[13] VISWANATHAN S, JAMBHEKAR NA, et al. Metastatic giant cell tumor of bone: Are there associated factors and best treatment modalities？. Clin Orthop Relat Res, 2009, 468 (3): 827-833.

[14] BALKE M, SCHREMPER L, GEBERT C, et al. Giant cell tumor of bone: Treatment and outcome of 214 cases. J Cancer Res Clin Oncol, 2008, 134 (9): 969-978.

[15] PALMERINI E, PICCI P, REICHARDT P, et al. Malignancy in giant cell tumor of bone: A review of the literature. Technol Cancer Res Treat, 2019, 18: 1-9.

[16] CHAWLA S, BLAY JY, RUTKOWSKI P, et al. Denosumab in patients with giant-cell tumour of bone: A multicentre, open-label, phase 2 study. Lancet Oncol, 2019, 20 (12): 1719-1729.

[17] ROCK MG, SIM FH, UNNI KK, et al. Secondary malignant giant-cell tumor of bone: Clinic opatho-logical assessment of nineteen patients. J Bone Joint Surg Am, 1986, 68 (7): 1073-1079.

[18] BERTONI F, BACCHINI P, STAALS EL, et al. Malignancy in giant cell tumor of bone. Cancer, 2003, 97 (10): 2520-2529.

1.3 影像学检查策略

分层 1	分层 2	Ⅰ级推荐	Ⅱ级推荐	Ⅲ级推荐
局部肿瘤	原发病灶	• X 线 • CT（平扫 + 增强）/MRI（平扫 + 增强） • 全身骨扫描（ECT ^{99m}Tc）		• PET/CT（FDG）
	复发病灶	• X 线 • B 超 • CT（平扫 + 增强）/MRI（平扫 + 增强） • 全身骨扫描（ECT ^{99m}Tc）	• PET/CT（FDG）	
	多中心病灶（骨多发）	• X 线 • CT（平扫 + 增强）/MRI（平扫 + 增强） • 全身骨扫描（ECT ^{99m}Tc）	• PET/CT（FDG）	
分期检查		• 胸部 CT 平扫 • 全身骨扫描（ECT ^{99m}Tc）		• PET/CT（FDG）

【注释】

1 所有疑似骨巨细胞瘤的患者，标准诊断步骤应包括：体检、原发病灶的影像学检查［X线，CT（平扫＋增强）/MRI（平扫＋增强）］、全身骨扫描（ECT ^{99m}Tc）、胸部CT平扫；然后进行活检（首选穿刺活检）获得组织学诊断，完成诊断和分期如果诊断多中心病灶，对每处局部病灶都应完善X线片，CT（平扫＋增强）/MRI（平扫＋增强）检查。如条件允许，可应用PET/CT对肿瘤进行分期，为药物治疗的疗效评估提供基线值[1]。

2 原发肿瘤的影像学诊断[2-4]

（1）X线检查包括病灶部位的正侧位片，可显示病灶的轮廓，肿瘤一般表现为偏心性溶骨破坏，可出现膨胀性改变。在长管状骨，肿瘤多位于干骺端。

（2）增强CT检查包括病灶部位骨窗、软组织窗和软组织增强窗，可显示骨破坏状况，强化后可显示肿瘤的血运状况，如果有软组织包块，还可以显示肿瘤与血管的关系。

（3）增强MRI对软组织包块显示清楚，便于术前计划，也可清晰显示骨髓腔内侵及范围，提供计划病灶刮除或截骨长度的依据。

3 分期检查一般推荐胸部CT平扫和全身骨扫描（ECT ^{99m}Tc），主要用于发现肺转移瘤和骨多中心病灶。全身骨扫描（ECT ^{99m}Tc）和PET-CT（FDG）作为功能成像检查，可反映肿瘤部位的代谢活跃程度，不仅可以用于局部，如应用于评价药物的疗效，还可用于全身筛查和评估。PET/CT可以显示肿瘤部位的 SUV_{max} 值变化，对于药物评效价值更高，但因费用较高，推荐级别较低。

4 转移病灶的影像学检查[5-6]：肺是骨巨细胞瘤最常见的转移部位，因此常采用胸部CT平扫对其进行评估，其他部位如腹部、盆腔、脑等可选择相应的CT（平扫＋增强）以及MRI（平扫＋增强）。

对于骨累及的转移病灶，同时推荐 X 线检查。全身骨扫描和 PET/CT 检查作为功能成像，对转移病灶的评价也非常重要。

5 多中心病灶（骨多发）的影像学检查[6-7]：可参照对原发肿瘤的影像学检查进行检查和评估，但由于已诊断为多中心病灶，PET/CT 的推荐级别提升。对于初诊发现是多中心病灶的患者仍有必要进行分期检查，明确全身有无转移病灶。

6 复发病灶的影像学检查[6, 8]：可参照对原发肿瘤的影像学检查进行检查和评估，由于骨巨细胞瘤存在软组织复发的可能，超声的筛查和诊断价值均很高。注意在进行复发病灶检查时，同时应进行分期检查。由于远处转移与复发存在相关关系，如条件许可，PET/CT 的推荐级别可提升。对复发病灶也必须进行分期检查，明确全身有无转移病灶或骨多发病灶。

参考文献

[1] CHAWLA S, ROBERT HM, LEANNE SM, et al. Safety and efficacy of denosumab for adults and skeletally mature adolescents with giant cell tumour of bone: Interim analysis of an open-label, parallel-group, phase 2 study. Lancet Oncol, 2013, 14 (9): 901-908.

[2] PURPHIT S, PARDIWALA DN, et al. Imaging of giant cell tumor of bone. Indian J Orthop, 2007, 41 (2): 91-96.

[3] NOSTRAND VD, MADEWELL J, MCNIESH L, et al. Radionuclide bone scanning in giant cell tumor. J Nucl Medicine Official Publ Soc Nucl Medicine, 1986, 27 (3): 329-338.

[4] UEDA T, MORIOKA H, NISHIDA Y, et al. Objective tumor response to denosumab in patients with giant cell tumor of bone: A multicenter phase Ⅱ trial. Ann Oncol, 2015, 26 (10): 2149-2154.

[5] TUBBS W, BROWN L, BEABOUT J, et al. Benign giant-cell tumor of bone with pulmonary metastases: Clinical findings and radiologic appearance of metastases in 13 cases. Am J Roentgenol, 1992, 158 (2): 331-334.
[6] NIU X, ZHANG Q, HAO L, et al. Giant cell tumor of the extremity. J Bone Joint Surg, 2012, 94 (5): 461-467.
[7] TAYLOR KF, YINGSAKMONGKOL W, CONARD KA, et al. Multicentric giant cell tumor of bone: A case report and review of the literature. Clin Orthop Relat R, 2003, 410 (NA): 267-273.
[8] TAKEUCHI A, TSUCHIYA H, ISHII T, et al. Clinical outcome of recurrent giant cell tumor of the extremity in the era before molecular target therapy: The Japanese Musculoskeletal Oncology Group study. Bmc Musculoskelet Di scord, 2016, 17: 306.

1.4 病理学诊断策略

标本类别	Ⅰ级推荐	Ⅱ级推荐	Ⅲ级推荐
活检标本	组织学镜下观察 免疫组化	Sanger 测序	NGS
术后标本	组织学镜下观察 免疫组化	Sanger 测序	NGS

【注释】

1 骨巨细胞瘤是交界性肿瘤，有局部侵袭性，偶可出现转移。恶性骨巨细胞瘤少见[1-3]。

2 骨巨细胞瘤由多少不等的多核巨细胞及单核细胞构成。其中单核细胞分两类，一类是梭形单核基质细胞，即真正的肿瘤成分（高表达 RANKL）；另一类是单核巨噬细胞样细胞，这些细胞属于破骨细胞样细胞的前体细胞，它们[4-6]聚集融合而成为破骨细胞样多核巨细胞（高表达 RANK）。结合临床及影像学特点，骨巨细胞瘤依靠组织学形态镜下观察一般可以进行初步诊断。

3 骨巨细胞瘤组织学常有异质性。经典骨巨细胞瘤由无明显异型性的单核细胞和多核巨细胞组成，同时可以合并有坏死出血，灶片状纤维组织增生及黄瘤样组织细胞，反应骨 / 化生骨和软骨的出现，合并动脉瘤样骨囊肿等情况均不少见。坏死、单核细胞轻度异型性、丰富的核分裂象、脉管内瘤栓等都不提示恶性，与骨巨细胞瘤整体预后无关[1-3]。但脉管内瘤栓提示可能有更高的肺转移可能[7-9]。

4 骨巨细胞瘤需要与其他富含巨细胞的肿瘤和瘤样病变鉴别，包括软骨母细胞瘤、动脉瘤样骨囊肿、富巨细胞骨肉瘤、棕色瘤、非骨化性纤维瘤、巨细胞修复性肉芽肿等。

5 90%~96% 骨巨细胞瘤会出现 *H3F3A* 突变，突变类型包括 p.G34W，p.G34L，p.G34R 和 p.G34V 等，极少数为野生型[10-14]。

6 病理诊断过程中推荐在组织学镜下观察的基础上，使用免疫组化抗体 H3.3G34W，H3.3G34R，H3.3G34V 等来协助骨巨细胞瘤诊断[15]，同时完善 H3K36M、SATB2、Ki67、RANK、RANKL、SMA、P53、P16、CD68、P63 等辅助鉴别诊断（Ⅰ级推荐）。对于组织学符合骨巨细胞瘤，但 H3.3G34W 等相关免疫组化结果为阴性的病例，建议使用 Sanger 测序完善 *H3F3A* 基因突变检测（Ⅱ级推荐），经综合评估必要性后，也可完成 NGS 检测（Ⅲ级推荐）。

7 地舒单抗治疗后的骨巨细胞瘤标本，破骨细胞常消失或大量减少，同时伴有较多量新生骨，易与骨肉瘤混淆，必须结合临床用药史仔细分析[16-17]，同时完善免疫组化等方可进行诊断。质硬标本脱钙过程可能影响进一步分子检测。

8 口服双膦酸盐治疗后的骨巨细胞瘤标本，病理组织学基本无明显改变，部分病例仅见肿瘤外周有少许骨化/矿化物[18]。

9 年龄、发病部位及组织形态不典型的骨巨细胞瘤在临床工作中并不少见，建议密切结合临床影像学，同时完善免疫组化和分子病理检测。

参考文献

[1] WHO Classification of Tumours Editorial Board. WHO classification of tumours: Soft tissue and bone tumours. 5th ed. Lyon: IARC Press, 2020

[2] CZERNIAK B. Dorfman and Czerniak's bone tumors. 2nd ed. Philadelphia, USA: Elsevier, 2014.

[3] BOVÉE JVMG. Bone tumor pathology, an issue of surgical pathology clinics. Philadelphia, USA: Elsevier, 2017.

[4] BAUMHOER D, AMARY F, FLANAGAN AM, et al. An update of molecular pathology of bone tumors: Lessons learned from investigating samples by next generation sequencing. Genes Chromosomes Cancer, 2019, 58 (2): 88-99.

[5] ZHENG MH, ROBBINS P, XU J, et al. The histogenesis of giant cell tumour of bone: A model of interaction between neoplastic cells and osteoclasts. Histol Histopathol, 2001, 16: 297-307.

[6] SCHWARTZ HS, ESKEW JD, BUTLER MG, et al. Clonality studies in giant cell tumor of bone. J Orthop Res, 2002, 20: 387-390.

[7] MUHEREMU A, NIU X. Pulmonary metastasis of giant cell tumor of bones. World J Surg Oncol, 2014, 12: 261.

[8] ROSARIO M, KIM HS, YUN JY, et al. Surveillance for lung metastasis from giant cell tumor of bone. J Surg Oncol, 2017, 116 (7): 907-913.

[9] ALBERGHINI M, KLISKEY K, KRENACS T, et al. Morphological and immunophenotypic features of primary and

metastatic giant cell tumour of bone. Virchows Arch, 2010, 456(1): 97-103.

[10] YUEN BK, KNOEPFLER P. Histone H3. 3 mutations: A variant path to cancer. Cancer Cell, 2013, 24: 567-574.

[11] BEHJATI S, TARPEY PS, PRESNEAU N, et al. Distinct H3F3A and H3F3B driver mutations define chondroblastoma and giant cell tumor of bone. Nat Genet, 2014, 46 (3): 314-316.

[12] BIRGIT B, ULRICH K, D. DOENECKE, et al. Differential expression of the murine histone genes H3. 3A and H3. 3B. Differentiation, 1997, 62 (1): 13-20.

[13] CLEVEN AHG, HOCKER S, BRIAIRE-DE B, et al. Mutation analysis of H3F3A and H3F3B as a diagnostic tool for giant cell tumor of bone and chondroblastoma. Am J Surg Pathol, 2015, 39 (11): 1576-1583.

[14] AL-IBRAHEEMI A, INWARDS CY, ZREIK RT, et al. Histologic spectrum of giant cell tumor (GCT) of bone in patients 18 years of age and below: A study of 63 patients. Am J Surg Pathol, 2016, 40 (12): 1702-1712.

[15] AMARY F, BERISHA F, YE HT, et al. H3F3A (Histone 3.3) G34W immunohistochemistry: A reliable marker defining benign and malignant giant cell tumor of bone. Am J Surg Pathol, 2017, 41(8): 1059-1068.

[16] GIROLAMI I, MANCINI I, SIMONI A, et al. Denosumab treated giant cell tumour of bone: A morphological, immunohistochemical and molecular analysis of a series. J Clin Pathol, 2016, 69 (3): 240-247.

[17] 宫丽华 , 刘巍峰 , 丁宜 , 等 . denosumab 治疗后骨巨细胞瘤的临床、影像学及病理学特征分析 . 中华病理学杂志 , 2018, 47 (6): 449-454.

[18] LUNG FT, KWOK CW, SHEKHAR MK, et al. Bisphosphonates reduce local recurrence in extremity giant cell tumor of bone: A case-control study. Bone, 2008, 42: 68-73.

2. 外科治疗

2.1 外科治疗边界选择策略

是否接受过术前骨靶向药物治疗	Ⅰ级推荐	Ⅱ级推荐	Ⅲ级推荐
否	囊内边界[a]		边缘边界
是	囊内边界[b]/ 边缘边界[c]		

a. 指通过扩大刮除术获得类似边缘边界的范围，具体见注释 2。

b. 囊内边界的计划须基于药物治疗前的影像，而不是药物治疗后的影像。

c. 边缘边界的计划须基于药物治疗后的影像，而不是药物治疗前的影像。

【注释】

1 表格分层中骨靶向药物治疗指地舒单抗或双膦酸盐，主要是前者，使用均为术前应用。骨巨细胞瘤的外科治疗必须重视外科边界的安全性，扩大刮除术的囊内切除对于骨巨细胞瘤的局部控制可以达到满意的效果[1]。可切除、不可切除[2]是骨巨细胞瘤各种治疗方式应用策略中常用的概念，详见本指南分期部分。

2 对于未接受术前药物治疗的患者，多为骨壳完整，关节面未受侵，Ⅰ级推荐采取囊内切除边界，但是需要注意的是，获得此囊内边界需扩大刮除术，需要借助高速磨钻、氩氦刀、苯酚或无水乙醇等物理和化学的方法，在肢体肿瘤原则上皮质骨去除 1mm，松质骨去除 1cm，使囊内切除达到边缘外科边界[1, 3-4]。对于部分病例在患者意愿、医师本身因素难以将复发率达到良好控制的前提下，边缘切除边界也作为治疗选择之一，因功能损失较大，仅作为Ⅲ级推荐。在临床上发现，骨巨细胞瘤属于中间型肿瘤，即使囊内边界导致局部软组织复发，亦可以通过切除达到治愈，但整块切除重建后的功能丧失则往往伴随终生。对于肢体可切除病灶而无需重建部位如腓骨近端、尺骨远端等非负重区域，常采取整块切除而不影响功能。

3 术前应用地舒单抗可显著降低术中出血，但是应用时间过长而导致的局部成骨硬化，易增加手术刮除难度。目前该药物的应用与局部复发之间的关系存在争议[5]，有研究发现地舒单抗的应用增加了病灶内刮除术的局部复发率[6-7]。大多数学者认为是肿瘤基质细胞隐匿于成骨病灶内难以去除，进而增加复发率，因此术前应用时限仍需进一步研究[2, 8]。

4 部分病例因肿瘤较大，骨壳薄弱，侵犯关节面或伴有软组织包块，术前药物治疗后仍有机会行囊内刮除。地舒单抗运用后具有局部成骨作用，此时外科边界参考影像须基于药物治疗前，否则可能使肿瘤基质细胞残留而导致复发率增高。同时，可辅助应用苯酚或无水乙醇等方法灭活可能残存于硬化骨中的肿瘤基质细胞，降低局部复发率。对于无条件行囊内刮除边界的患者，为减少肿瘤破溃风险，降低复发率，可采取术前应用地舒单抗后再行整块边缘边界切除，但此时边缘边界的参考影像须基于药物治疗后范围，否则容易导致肿瘤残留。对于整块切除后需重建的病例，重建方法大致分为生物重建和非生物重建，生物重建以异体骨为主，而非生物重建多选择肿瘤型人工关节置换，由于骨巨细胞瘤患者的生存期长，如果选择非生物重建，患者将会面临人工假体翻修的可能[9]。

5 对于不可切除范畴的骨盆、骶骨和脊柱骨巨细胞瘤，地舒单抗的问世使许多中轴骨骨巨细胞瘤能得到长期的疾病控制，并且安全可靠[2，10-11]。但是地舒单抗应用的方式（维持用药剂量是否应该用 120mg，是否需要延长用药时间间隔，停药指征等问题）仍未达成统一共识[2，8，12]。

2.2 外科治疗的选择策略

分层	是否接受过术前骨靶向药物治疗	Ⅰ级推荐	Ⅱ级推荐	Ⅲ级推荐
可切除	是	病灶内刮除术（2A 类）		
	否	病灶内刮除术（2A 类）		整块切除术（3 类）
不可切除	是	病灶内刮除术（2A 类）/整块切除术（2A 类）		
	否		病灶内刮除术（2A 类）/整块切除术（2A 类）	截肢手术/姑息切除（3 类）

【注释】

1 外科手术是骨巨细胞瘤最主要的治疗手段，由于肿瘤转移和多中心病灶引起的死亡发生率低[13]，控制局部复发是目前临床治疗中的肿瘤学核心目标。对于可切除的骨巨细胞瘤，分为整块切除术和病灶内刮除术两种主要方式。大宗病例报道整块切除术后的复发率为1.6%~12%[1]，病灶内刮除术后局部复发率为10%~65%，随着外科技术的提高，近期大宗报道局部扩大刮除术复发率已降至8.6%[1-2, 7]，对于术前运用了药物治疗后的骨巨细胞瘤，病灶内刮除术仍作为Ⅰ级推荐。手术的方式选择以及肿瘤的影像学分级被认为是局部复发的高危因素[14]，Companacci分级为Ⅰ和Ⅱ级的骨巨细胞瘤，行刮除术后的复发率显著低于Companacci Ⅲ级的患者[15]。病灶内刮除术目前建议为扩大刮除[1, 16]。整块切除对于解剖部位复杂的骨盆和脊柱骨巨细胞瘤的局部控制较病灶刮除更为满意，对于肢体病灶整块切除虽然复发率降低，但同时伴随并发症增高及功能评分降低[9, 17-18]，故仅作为Ⅲ级推荐。

2 目前四肢骨巨细胞瘤的分级多采用Companacci法，对于Ⅰ和Ⅱ级病例，常规推荐病灶内刮除术。对于部分Ⅲ级病例，可采用整块切除方法。但是部分四肢长骨骨巨细胞瘤Companacci Ⅲ级病例行整块切除目前仍值得商榷，一方面外科技术的发展，结合辅助治疗的扩大刮除术能够达到满意的局部控制；另一方面药物的发展，选择性术前应用地舒单抗，对于手术降级具有积极作用，故而部分Companacci Ⅲ级肢体骨巨细胞瘤仍可以选择病灶内刮除术[1]。

3 病灶内刮除术的填充主体仍推荐使用骨水泥[19]，虽然骨水泥瞬时的热度对于肿瘤的杀伤作用目前并不认为是主要目的，但是其对于病灶的观察和随访具有重要意义，研究表明骨水泥的使用较植骨降低了局部复发率[20]。

4 对于肢体病理骨折的骨巨细胞瘤治疗策略选择，通常根据骨折类型、复发风险和术后功能及并发症来权衡，虽然整块切除的局部复发风险降低，但选择合适的病例进行病灶内刮除并不一定增加复发率，且整块切除术后功能评分降低以及术后并发症增高[9, 18]。

5 局部复发的骨巨细胞瘤仍需根据病灶侵袭范围和分级来确定手术方式。根据不同的复发风险来评估再次手术的策略[4]。

6 对于外科手术降级适用的范畴，目前并无全球公认的共识或指南，根据临床研究的数据来看[21]，主要是针对不可切除病例应用。对于降级病例选择的适应证，目前相对一致的建议为对于肢体关节软骨受累，无刮除条件及部分复发的病例强烈推荐术前应用地舒单抗治疗，原本不能保留关节的病例接受病灶内刮除术这几种情况。但前提是病例的选择和手术去除的彻底性。对于肢体的不可切除病灶，地舒单抗的应用可以使原本需要截肢的患者进行保肢；骨盆和脊柱以及多发转移病例，地舒单抗的治疗作为目前的首要推荐进行维持治疗[2]，对于部分病例可以进行个体化评估，进行术前治疗降级，进行整块切除或姑息减瘤手术[22]。

7 由于骨盆解剖复杂，位置深在，骨盆骨巨细胞瘤属无标准的治疗方案，尤其是累及骨盆Ⅱ区的骨巨细胞瘤，属于不可切除范畴，术前药物治疗一般作为首要推荐。病灶内刮除具有相对肢体较高的复发率，故而病灶内刮除和整块切除的手术均只作为Ⅱ级推荐。主要原因在于骨盆部位解剖复杂，出血较多而导致术中病灶刮除难以彻底，动脉栓塞治疗是一项行之有效的辅助方法。

有报道，骨盆骨巨细胞瘤局部复发率甚至超过 40%，所以对于某些特定的骨盆部位肿瘤，术前应用地舒单抗治疗后再行整块切除虽然功能会受到较大影响，但是能够降低局部复发率[23]。如为了挽救生命或缓解症状而行截肢或姑息手术，虽然有时是必要的，但由于病例罕见，证据较少，只作为Ⅲ级推荐。

8 脊柱骨巨细胞瘤解剖复杂，位置深在，属于不可切除范畴。外科手术有较高的复发风险，整块切除方式的全椎体切除术是目前报道的外科治疗选择之一。对于那些无法行全椎体切除手术的患者，切缘灭活处理和辅助药物治疗的病灶内刮除或椎体次全切除术、动脉栓塞和放射治疗是治疗选择之一。颈椎骨巨细胞瘤往往难以做到全椎体切除术，椎体次全切除术辅助药物及放射治疗可以降低局部复发。随着外科技术发展，颈椎的全椎体切除报道逐渐增多[24]。对于部分选择性病例，术前应用地舒单抗治疗后手术对于降低手术操作难度和减少手术带来的损害具有积极意义。

9 骶骨骨巨细胞瘤亦属于不可切除范畴。因保留神经和术后功能的需要，高位骶椎（S_1~S_2）多采取病灶内刮除术，低位骶椎（S_3 及以下）多采取整块切除术[25]。骶骨血运非常丰富，术中出血量大，术前建议动脉栓塞治疗。术前应用地舒单抗治疗对于减少术中出血，降低手术风险，减少术后并发症具有积极意义。

参考文献

[1] NIU X, ZHANG Q, HAO L, et al. Giant cell tumor of the extremity. J Bone Joint Surg, 2012, 94 (5): 461-467.

[2] CHAWLA S, BLAY JY, RUTKOWSKI P, et al. Denosumab in patients with giant-cell tumour of bone: A multicentre, open-label, phase 2 study. Lancet Oncol, 2019, 20 (12): 1719-1729.

[3] OMLOR GW, LANGE J, STREIT M, et al. Retrospective analysis of 51 intralesionally treated cases with progressed giant cell tumor of the bone: Local adjuvant use of hydrogen peroxide reduces the risk for tumor recurrence. World J

Surg Oncol, 2019, 17 (1): 73-82.

[4] HASAN O, ALI M, MUSTAFA M, et al. Treatment and recurrence of giant cell tumors of bone: A retrospective cohort from a developing country. Ann Med Surg (Lond), 2019, 48: 29-34.

[5] RUTKOWSKI P, GASTON L, BORKOWSKA A, et al. Denosumab treatment of inoperable or locally advanced giant cell tumor of bone: Multicenter analysis outside clinical trial. Eur J Surg Oncol, 2018, 44 (9): 1384-1390.

[6] SCOCCIANTI G, TOTTI F, SCORIANZ M, et al. Preoperative denosumab with curettage and cryo-therapy in giant cell tumor of bone: Is there an increased risk of local recurrence ?. Clin Orthop Relat Res, 2018, 476 (9): 1783-1790.

[7] ERRANI C, TSUKAMOTO S, LEONE G, et al. Denosumab may increase the risk of local recurrence in patients with giant-cell tumor of bone treated with curettage. J Bone Joint Surg Am, 2018, 100 (6): 496-504.

[8] HEALEY JH. Denosumab for giant cell tumour of bone: Success and limitations. Lancet Oncol, 2019, 20 (12): 1627-1628.

[9] TSUKAMOTO S, MAVROGENIS AF, TANZI P, et al. Similar local recurrence but better function with curettage versus resection for bone giant cell tumor and pathological fracture at presentation. J Surg Oncol, 2019, 119 (7): 864-872.

[10] THOMAS D, HENSHAW R, SKUBITZ K, et al. Denosumab in patients with giant-cell tumour of bone: An open-label, phase 2 study. Lancet Oncol, 2010, 11 (3): 275-280.

[11] CHAWLA S, HENSHAW R, SEEGER L, et al. Safety and efficacy of denosumab for adults and skeletally mature adolescents with giant cell tumour of bone: Interim analysis of an open-label, parallel-group, phase 2 study. Lancet Oncol, 2013, 14 (9): 901-908.

[12] PALMERINI E, CHAWLA NS, FERRARI S, et al. Denosumab in advanced/unresectable giant-cell tumour of bone (GCTB): For how long ?. Eur J Cancer, 2017, 76: 118-124.

[13] YANG Y, HUANG Z, NIU X, et al. Clinical characteristics and risk factors analysis of lung metasta-sis of benign giant cell tumor of bone. J Bone Oncol, 2017, 7: 23-28.

[14] MONTGOMERY C, COUCH C, EMORY CL, et al. Giant cell tumor of bone: Review of current literature, evalua-

tion, and treatment options. J Knee Surg, 2019, 32 (4): 331-336.
[15] PROSSER GH, BALOCH KG, TILLMAN RM, et al. Does curettage without adjuvant therapy provide low recurrence rates in giant-cell tumors of bone ?. Clin Orthop Relat Res, 2005 (435): 211-218.
[16] NIU X, YANG Y, WONG KC, et al. Giant cell tumour of the bone treated with denosumab: How has the blood supply and oncological prognosis of the tumour changed ?. J Orthop Translat, 2019, 18: 100-108.
[17] VAN DER HEIJDEN L, DIJKSTRA PD, CAMPANACCI DA, et al. Giant cell tumor with pathologic fracture: Should we curette or resect ?. Clin Orthop Relat Res, 2013, 471 (3): 820-829.
[18] 刘巍峰 , 杨发军 , 李远 , 等 . 膝关节周围骨巨细胞瘤合并病理性骨折的外科治疗 . 中华外科杂志 , 2018, 56 (9): 677-686.
[19] 牛晓辉 . 病灶刮除骨水泥填充治疗四肢骨巨细胞瘤的效果评价 . 中国骨与关节杂志 , 2016, 5 (1): 29-31.
[20] VAISHYA R, POKHREL A, AGARWAL AK, et al. Current status of bone cementing and bone grafting for giant cell tumour of bone: A systemic review. Ann R Coll Surg Engl, 2019, 101 (2): 79-85.
[21] RUTKOWSKI P, FERRARI S, GRIMER RJ, et al. Surgical downstaging in an open-label phase Ⅱ trial of denosumab in patients with giant cell tumor of bone. Ann Surg Oncol, 2015, 22 (9): 2860-2868.
[22] YONEZAWA N, MURAKAMI H, DEMURA S, et al. Morphologic changes after denosumab therapy in patients with giant cell tumor of the spine: Report of four cases and a review of the literature. World Neurosurg, 2019, 127: 38-46.
[23] GUO W, SUN X, ZANG J, et al. Intralesional excision versus wide resection for giant cell tumor involving the acetabulum: Which is better ?. Clin Orthop Relat Res, 2012, 470 (4): 1213-1220.
[24] KAMATH N, AGARWAL J, GULIA A. Axial giant cell tumor-current standard of practice. J Clin Orthop Trauma, 2019, 10 (6): 1027-1032.
[25] GUO W, JI T, TANG X, et al. Outcome of conservative surgery for giant cell tumor of the sacrum. Spine (Phila Pa 1976), 2009, 34 (10): 1025-1031.

3. 药物治疗

3.1 药物治疗选择策略

分层	应用时机	Ⅰ级推荐	Ⅱ级推荐	Ⅲ级推荐
可切除	术前		地舒单抗（2A 类）	双膦酸盐
	术后			双膦酸盐（2B 类）
不可切除		地舒单抗（2A 类）	双膦酸盐（2B 类）	

【注释】

1 地舒单抗（denosumab）是一种全人源化的抗 RANKL（receptor activator of nuclear factor-κB ligand，NF-κB 受体活化因子配体）单克隆抗体。地舒单抗能竞争性结合基质细胞分泌的 RANKL，从而显著减少或消除破骨细胞样巨细胞，减少骨质溶解，增加新骨形成，从而延缓肿瘤进展[1]。

2 对于不可切除的骨巨细胞瘤，推荐地舒单抗药物治疗。地舒单抗获批的适应证为不可手术切除或者手术切除可能导致严重功能障碍（如血管、神经损伤，严重的功能障碍，甚至死亡）的成人和骨骼发育成熟（定义为至少一处成熟长骨且体重≥45kg）的青少年骨巨细胞瘤患者[2-3]。在骨巨细胞瘤中，地舒单抗获批的药物使用方法为：单次皮下注射剂量 120mg，建议第 1 个月的第 1、

8、15 天各 120mg 作为负荷剂量，如需要继续使用，之后为每个月 1 次。对于复发的骨巨细胞瘤，不管之前是否应用过地舒单抗，都可以再次给予地舒单抗药物治疗，仍需要先给予负荷剂量[4]。

3 对于不可切除的骨巨细胞瘤，没有手术机会的患者，可考虑长期使用地舒单抗治疗，用于控制疾病进展、缓解或消除症状。地舒单抗临床应用的时间还不长，据最早开展的大宗病例Ⅱ期临床研究最新报道[4]，267 例不可切除骨巨细胞瘤，中位应用地舒单抗治疗的时间为 44.4 个月（范围 23.8~69.3 个月），疾病可以获得良好的控制。但鉴于长期应用地舒单抗治疗可能会出现药物相关不良事件，特别是颌骨坏死，其发生率随着用药时间延长而增加，目前最高可至 8%（中位药物治疗时间 44 个月）。故对于无法手术治疗，确需长期使用地舒单抗药物治疗的，有新的前瞻性研究从第 3 年开始，每 3 个月给药一次[4]。对于不可切除骨巨细胞瘤，在应用地舒单抗治疗后，应定期 MDT 评估药物治疗效果，如果从不可切除转变为可切除，后续应按可切除病灶处理。应尽量追求手术彻底切除机会，以尽早停药。

4 对于可切除或者用药后可期待转变为可切除的骨巨细胞瘤，如果选择地舒单抗，应选择在术前应用，主要用于降低血运，使肿瘤边界变得清晰，进而降低手术难度。应用地舒单抗治疗后，需定期评估药物治疗效果，有可能再次选择的手术方案比应用药物治疗前对患者的功能损害小，即起到降期的作用。一项开放性的Ⅱ期临床试验显示[4-5]，222 例原发性或复发的骨巨细胞瘤患者，最初计划的手术可能造成潜在的功能障碍或严重的并发症，经过地舒单抗的治疗，48% 的患者不再需要外科手术，38% 的患者接受了比原计划更小的手术治疗。接受手术治疗的患者 116 例，中位随访 13 个月（8.5~7.9 个月），局部复发率为 15%（17 例）。但是，地舒单抗在降期应用中，需要多长时间等问题尚有待进一步研究明确[6-7]。对于降期应用地舒单抗的时间，目前还没有共识。迄今最大宗的临床研究报道[4]，共253例患者，中位应用地舒单抗时间为20.1个月（范围13.4~45.6个月）。在实际临床工作中，制定本指南的医师术前应用地舒单抗的时间有1、3和6个月不等，都可以获得理想的肿瘤降期效果，该经验可供临床医师参考，但循证医学证据需等待进一步的文献报道（该推荐为“highly recommended but no evidence”）。到目前为止，地舒单抗没有术后辅助应用的理论依据和有效临床研究证据。

5 患者在使用地舒单抗的过程中，进行评效时发现治疗反应差或者肿瘤进展（PD）、症状加重的，X线或CT没有出现预期矿化表现，应怀疑最初的诊断是否为骨巨细胞瘤，需排除恶性骨巨细胞或富于巨细胞的骨肉瘤等，应再次会诊病理，必要时再次活检及辅助分子检测。

6 应用地舒单抗药物治疗应注意监测药物相关不良反应，地舒单抗药物不良反应的发生率与用药时间相关，尤其是颌骨坏死[4]。所有应用地舒单抗的患者，治疗前和治疗后定期需要口腔科医师对患者进行评估，以便及时发现颌骨坏死；治疗过程中也应补充足够的维生素D和钙，应注意低钙血症的发生，避免在用药期间进行侵袭性口腔操作；中止药物治疗后应注意高钙血症的发生。治疗过程中还应注意隐性股骨骨折的风险，出现髋部、大腿或腹股沟区域疼痛，应注意进行相应影像学检查[4]。地舒单抗应用时间仍较短，长期应用需要注意以下几点：地舒单抗属于靶向药，长期应用有耐药的风险；需要严密监控以发现可能的未知不良反应；应密切监控肿瘤恶变情况。

7 双膦酸盐（bisphosphonate，BP）是焦膦酸盐的衍生物，对羟基磷灰石晶体具有高亲和力。BP通过抑制破骨细胞、单核巨细胞前体细胞以及肿瘤破骨细胞生成的自分泌环，为BP用于骨巨细胞瘤的辅助治疗提供依据。骨巨细胞瘤患者术后使用双膦酸盐可以提高瘤床植骨区的骨密度，降低局部复发，有助于加快患者术后肢体功能的恢复[1]。

8 对于不可切除的骨巨细胞瘤，可以选择双膦酸盐药物用于肿瘤的控制。对于可切除的骨巨细胞瘤，有少量研究提示术前应用双膦酸盐可以降低术后复发率。例如，Tse 等[8]报道，BP 辅助治疗骨巨细胞瘤患者 44 例，治疗组的局部复发率为 4.2%(1/24)，对照组为 30%(6/20)。Pannu 等[9]报道了 13 例脊柱骨巨细胞瘤患者，6 例接受 BP 辅助治疗的患者无复发，7 例未接受 BP 治疗的患者中 2 例复发。2019 年报道的共纳入 7 项对照研究的一项荟萃分析提示[10] BP 组的局部复发率显著低于对照组（$P<0.001$）；亚组分析显示，接受刮除术的患者获益明显，而接受广泛切除术的患者没有显著性差异（$P=0.16$）。因病例数较少，目前 BP 用于骨巨细胞瘤辅助治疗的证据级别较低，还需要进一步开展大规模的临床试验验证[11]。

9 在国外，有少量报道干扰素 -2b 和聚乙二醇干扰素（pegylated-interferon，PEG-IFN）用于骨巨细胞瘤的治疗[12-13]，但因为文献极少，且在国内报道也很罕见，因此本指南不做推荐。还有针对相关细胞因子或酶的单克隆抗体，如抗 IL-6 抗体、组织蛋白酶抑制剂、抗 M-CSF 抗体或 MMP 特[14-16]异性抑制剂等，这些药物也仍在进一步研究过程中。

参考文献

[1] 徐海荣 , 李远 , 单华超 , 等 . 骨巨细胞瘤的药物治疗进展 . 中华医学杂志 , 2020, 100 (9): 717-720.

[2] UEDA T, MORIOKA H, NISHIDA Y, et al. Objective tumor response to denosumab in patients with giant cell tumor of bone: A multicenter phase Ⅱ trial. Ann Oncol, 2015, 26 (10): 2149-2154.

[3] THOMAS D, ENSHAW R, SKUBITZ K, et al. Denosumab in patients with giant-cell tumour of bone: An open-label,

phase 2 study. Lancet Oncol, 2010, 11 (3): 275-280.
[4] CHAWLA S, BLAY JY, RUTKOWSKI P, et al. Denosumab in patients with giant-cell tumour of bone: A multi-centre, open-label, phase 2 study. Lancet Oncol, 2019, 20 (12): 1719-1729.
[5] RUTKOWSKI P, FERRARI S, ROBERT JG, et al. Surgical downstaging in an open-label phase Ⅱ trial of denosumab in patients with giant cell tumor of bone. Ann Surg Oncol, 2015, 22 (9): 2860-2868.
[6] CZAR LG, ROBERT JG, MICHAEL P, et al. Current status and unanswered questions on the use of denosumab in giant cell tumor of bone. Clin Sarcoma Res, 2016, 6 (1): 15-20.
[7] KHODAMORAD J, MOHAMAD G, SAMI SH, et al. Denosumab in patients with giant cell tumor and its recurrence: A systematic review. Arch Bone Jt Surg, 2018, 6 (4): 260-268.
[8] TSE LF, WONG KC, KUMTA SM, et al. Bisphosphonates reduce local recurrence in extremity giant cell tumor of bone: A case-control study. Bone, 2008, 42 (1): 68-73.
[9] PANNU CD, KANDHWAL P, RAGHAVAN V, et al. Role of bisphosphonates as adjuvants of surgery in giant cell tumor of spine. Int J Spine Surg, 2018, 12 (6): 695-702.
[10] MINGMIN S, LEI C, YANGXIN W, et al. Effect of bisphosphonates on local recurrence of giant cell tumor of bone: A meta-analysis. Cancer Manag Res, 2019, 11: 669-680.
[11] GOUIN F, ROCHWERGER AR, DI MARCO A, et al. Adjuvant treatment with zoledronic acid after extensive curettage for giant cell tumours of bone. Eur J Cancer, 2014, 50 (14): 2425-2431.
[12] KABAN LB, TROULIS MJ, EBB D, et al. Antiangiogenic therapy with interferon alpha for giant cell lesions of the jaws. J Oral Maxillofac Surg, 2002, 60 (10): 1103-1011.
[13] YASKO AW. Interferon therapy for giant cell tumor of bone. Curr Opin Orthop, 2006, 17 (6): 568-572.
[14] SIEVERS EL, SENTER PD. Antibody-drug conjugates in cancer therapy. Annu Rev Med, 2013, 64: 15-29.
[15] PEREZ HL, CARDARELLI PM, DESHPANDE S, et al. Antibody-drug conjugates: Current status and future direc-

tions. Drug Discov Today, 2014, 19: 869-881.

[16] LOPEZ-POUSA A, MARTIN J, GARRIDO T, et al. Giant cell tumour of bone: new treatments in development. Clin Transl Oncol, 2015, 17 (6): 419-430.

3.2 疗效评价标准

Ⅰ级推荐	Ⅱ级推荐	Ⅲ级推荐
• 病理评估（2A 类）	• RECIST 1.1 标准（2B 类） • EORTC 标准（2B 类） • Inverse Choi- 密度 / 大小标准（2B 类） • 基于 CT 图像的放射学分类评估标准（2B 类）	• 增强 CT 的强化率变化联合以上各标准（3 类）

【注释】

1 骨巨细胞瘤的疗效评估是特指地舒单抗治疗后的疗效评估。

2 骨巨细胞瘤经地舒单抗治疗后的疗效评估，目前还是个挑战，在临床试验中应用到的评价标准通常包括临床症状、影像学变化、病理学评估 3 个方面[1-13]，近期针对四肢患者，有学者提出新的放射学分类评估标准，可能能更准确地评估疗效。

（1）临床症状上，绝大多数患者在 1 个月内疼痛缓解、肢体活动度增加。如需要客观评价临床症状，可试采用以下评估方法。

1）疼痛（PRO）：基于 BPI 最疼痛 NRS（数字评分量表）项和 BPI-30 定义的止痛剂使用的应答比例。

2）PROMIS- 躯体功能量表：PROMIS 躯体功能量表和基线评分相比平均变化。

3）EuroQol 五维描述性系统评价：EQ-5D-5L 是基于偏好的一般健康状况或是由两部分组成的与健康相关的生活质量工具。第一部分包括 5 个方面（活动度、自我照顾、日常活动、疼痛 / 不适和焦虑 / 抑郁），每一方面有 5 个级别，从没有问题到有巨大困难。

4）MSTS 功能评价。

（2）病理学评估：用药后活检或术后标本，测定肿瘤组织中巨细胞的百分比减少>90%，就认为治疗有效。

（3）影像学评估标准尚未统一，但根据临床试验通常采用以下标准：

1）改良的 RECIST 1.1 标准［附录 2］：根据病灶的大小评估肿瘤负荷，肿瘤最大径较基线百分比改变来定义疗效。

2）改良 EORTC 标准［附录 3］：基于 PET-CT 扫描标准摄取值来评估代谢反应，根据所有 PET-CT 靶病灶的标准摄取值（SUV_{max}）的最大值之和的百分比变化（$\%\Delta SUV_{max}$）分 5 种：完全缓解（CR）、部分缓解（PR）、病灶稳定（SD）、疾病进展（PD）、无法评价（UE）。

3）改良的 inverse Choi（密度 / 大小）标准［附录 4］：CT/MRI 检查中以肿瘤密度和大小的变化作为判断疗效的标准。

（4）基于 CT 图像的放射学分类评估方法：在大多数已发表的系列文章中，地舒单抗在骨巨细胞瘤中被证明是临床有效的，然而这些标准均更多地关注于肿瘤大小的减少，没有考虑到实际临床应用中见到的肿瘤周围骨壳骨化或肿瘤内部骨化情况，这给确定地舒单抗的实际疗效以及治疗后的选择造成了困难，因此有研究者[14]在四肢骨巨细胞瘤患者中对比 Choi 标准评估，提出了新的评估方案，更全面地考虑了临床实际反应、与复发的相关性，可能比 Choi 标准更准确地识别由于地舒单抗治疗引起的早期变化［附录 5］。

（5）在最近的研究中，有研究者发现针对地舒单抗的疗效评价，增强 CT 强化率的变化对于评估药物的疗效有很大的帮助[15-16]，该方法比改良 EORTC 标准方法经济，同时又比单纯的改良的 inverse Choi（密度 / 大小）标准或基于 CT 图像标准的标准有更多的信息，反映了肿瘤的功能变化，因此可推荐将增强 CT 强化率的变化单独或与其他评价标准联合应用，该方法值得进一步前瞻性大宗病例研究。

无论采用何种方式，对无反应者进行仔细评估是必要的，需要警惕原发恶性可能。

参考文献

［1］BRANSTETTER DG, NELSON SD. MANIVEL JC, et al. Denosumab induces tumor reduction and bone formation. Clin Cancer Res, 2012, 18 (16): 4415-4424.

［2］CHAWLA S, HENSHAW R, SEEGER L, et al. Safety and efficacy of denosumab for adults and skeletally mature adolescents with giant cell tumour of bone: interim analysis of an open-label, parallel-group, phase 2 study. Lancet Oncol, 2013, 14 (9): 901-908.

[3] MARTIN-BROTO J, CLEELAND CS, GLARE PA, et al. Effects of denosumab on pain and analgesic use in giant cell tumor of bone: Interim results from a phase Ⅱ study. Acta Oncol, 2014, 53 (9): 1173-1179.
[4] THOMAS D, HENSHAW R, SKUBITZ K, et al. Denosumab in patients with giantcell tumour of bone: An openlabel, phase 2 study. Lancet Oncol, 2010, 11 (3): 275-280.
[5] JACOB E, LEANNE S, ROBERT G, et al. Assessment of denosumab treatment effects and imaging response in patients with giant cell tumor of bone. World J Surg Oncol, 2018, 16: 191-198.
[6] FEDERMAN N, BRIEN EW, NARASIMHAN V, et al. Giant cell tumor of bone in childhood: Clinical aspects and novel therapeutic targets. Paediatr Drugs, 2014, 16 (1): 21-28.
[7] ENGELLAU J, CHAWLA S, GRIMER R, et al. Denosumab treatment for giant cell tumor of bone (GCTB) in adolescent patients: Interim results from a phase Ⅱ study. Eur J Cancer, 2011, 47 (2): 15-16.
[8] RUTKOWSKI P, FERRARI S, GRIMER RJ, et al. Surgical downstaging in an open-label phase Ⅱ trial of denosumab in patients with giant cell tumor of bone. Ann Surg Oncol, 2015, 22 (9): 2860-2868.
[9] UEDA T, MORIOKA H, NISHIDA Y, et al. Objective tumor response to denosumab in patients with giant cell tumor of bone: A multicenter phase Ⅱ trial. Ann Oncol, 2015, 26 (10): 2149-2154.
[10] MARK IW, EVANIEW N, POPOVIC S, et al. A Translational study of the neoplastic cells of giant cell tumor of bone following neoadjuvant denosumab. J Bone Joint Surg Am, 2014, 96 (15): e127.
[11] THOMAS DM. RANKL, denosumab, and giant cell tumor of bone. Curr Opin Oncol, 2012, 24 (4): 397-403.
[12] MEHMET AD, SEMRA P, GULFILIZ G,et al. Clinical and pathological results of denosumab treatment for giant cell tumors of bone: Prospective study of 14 cases. Acta Orthopaedica et Trauma-tologica Turcica, 2017, 51: 1-6.
[13] FRANK T, JANITH S, BRENDAN CD, et al. Efficacy of denosumab in joint preservation for patients with giant cell tumour of the bone. Eur J Cancer, 2016, 59: 1-12.
[14] LAURA C, ANDREA S, MANUEL RM., et al. A new computerized tomography classification to evaluate response

to denosumab in giant cell tumors in the extremities. Acta Orthopaedica et Trauma-tologica Turcica, 2019, 53: 376-380.

[15] YANG YK, LI Y, LIU WF, et al. A nonrandomized controlled study of sacral giant cell tumors with preoperative treatment of denosumab. Medicine, 2018, 97 (46): e13139.

[16] NIU X, YANG Y, WONG KC, et al. Giant cell tumour of the bone treated with denosumab: How has the blood supply and oncological prognosis of the tumour changed ?. J Orthop Translat, 2018, 18: 100-108.

4. 放射治疗策略

分层	Ⅰ级推荐	Ⅱ级推荐	Ⅲ级推荐	不推荐
可切除				放射治疗（2B 类）
不可切除		放射治疗（2B 类）		

【注释】

1 骨巨细胞瘤的治疗仍然是以手术切除为主。肿瘤位于四肢，手术后局部控制率可达到 90% 以上，但是躯干的局部控制率则有所下降。另外，由于内科疾病或者其他原因无法进行外科治疗的患者，原发灶则处于不可控的状态。

既往认为骨巨细胞瘤对放射线不敏感，并且骨骼变形等放疗相关的长期不良反应可高达 24%。但是，越来越多的临床研究数据发现放疗对于骨巨细胞瘤是有效的[1-13]。同时，在兆伏级光子照射的精准放疗年代，严重不良反应发生率仅不足 1%[14-15]。另外，有报道显示放疗可以诱发骨巨细胞瘤恶性转化，但一项回顾性荟萃分析显示兆伏级治疗骨巨细胞瘤的恶性转化率仅为1.8%[16]。因此，考虑到骨巨细胞瘤的良性特征，以及放疗导致骨巨细胞瘤恶性转化的可能，根据现有研究证据，放疗用于对系统治疗及栓塞治疗无效的以下情况：①因内科疾病无法进行外科手术的骨巨细胞瘤；②不可切除的骨巨细胞瘤。

2 放疗范围应尽可能结合更多的影像学资料，以便能准确地判断病变累及的范围以及边界，并在可见肿瘤范围的基础上，外放一定的体积作为亚临床病灶区域[4, 6, 12]。对于 R1 手术切除术后的患者，则应根据术前影像、手术记录以及术后病理情况，明确切缘阳性的部位，避免靶区范围和剂量的不足。

GTV：影像学（CT 和 MRI）所见原发病灶；

CTV：GTV 上下外放 3~4cm 范围，前后左右外放 1cm，同时结合具体解剖位置和周围正常器官适当调整；

R1 术后：术腔上下外放 3~4cm 范围，前后左右外放 1cm，同时结合具体解剖位置和周围正常器官适当调整；

PTV：应结合肿瘤部位和摆位重复性难易程度，考虑 PTV 的外放范围。

3 根据既往文献报道，放疗高剂量组的局部控制率显著高于低剂量组。因此，对于骨巨细胞瘤，特别是负荷大的病变，应给予更高的剂量[4-7, 9, 12]。同时，放疗剂量可根据放疗部位以及周围正常器官限量进行调整。另外，调强放疗技术对于靶区范围的剂量给予非常确定，可以给予靶区的高剂量和正常组织的保护。调强放疗应作为推荐的标准放疗技术。

放疗剂量建议如下：

<4cm 病灶 /R1 切除：45Gy/1.8Gy；

≥4cm 病灶：56Gy/2Gy。

参考文献

[1] MENDENHALL WM, ZLOTECKI RA, SCARBOROUGH MT, et al. Giant cell tumor of bone. Am J Clin Oncol, 2006, 29 (1): 96-99.

[2] MONTGOMERY C, COUCH C, EMORY C, et al. Giant cell tumor of bone: Review of current literature, evaluation, and treatment options. J Knee Surg, 2019, 32 (4): 331-336.

[3] MOHAIDAT Z, AL-JAMAL HZ, B-KHALAF AM, et al. Giant cell tumor of bone: Unusual features of a rare tumor. Rare Tumors, 2019, 11: 1-8.

[4] MALONE S, SULLIVAN BO, CATTON C, et al. Long-term follow-up of efficacy and safety of megavoltage radiotherapy in high-risk giant cell tumors of bone. Int J Radiat Oncol Biol Phys, 1995, 33 (3): 689-694.

[5] CHAKRAVARTI A, SPIRO IJ, HUG EB, et al. Megavoltage radiation therapy for axial and inoperable giant-cell tumor of bone. J Bone Joint Surg Am, 1999, 81 (11): 1566-1573.

[6] RUKA W, RUTKOWSKI P, MORYSINSKI T, et al. The megavoltage radiation therapy in treatment of patients with advanced or difficult giant cell tumors of bone. Int J Radiat Oncol Biol Phys, 2010, 78 (2): 494-498.

[7] BENNETT CJ., MARCUS RB., RMILLION R, et al. Radiation therapy for giant cell tumor of bone. Int J Radiat Oncol Biol Phys, 1993, 26 (2): 299-304.

[8] NAIR MK, JYOTHIRMAYI R. Radiation therapy in the treatment of giant cell tumor of bone. Int J Radiat Oncol Biol

Phys, 1999, 43 (5): 1065-1069.
[9] KRIZ J, EICH HT, MUCKE R, et al. Radiotherapy for giant cell tumors of the bone: A safe and effective treatment modality. Anticancer Res, 2012, 32 (5): 2069-2073.
[10] LIN JL, WU YH, SHI YF, et al. Survival and prognosis in malignant giant cell tumor of bone: A population-based analysis from 1984 to 2013. J Bone Oncol, 2019, 19: 100260-100266.
[11] FEIGENBERG SJ, MARCUS RB, ZLOTECKI RA, et al. Whole-lung radiotherapy for giant cell tumors of bone with pulmonary metastases. Clin Orthop Relat Res, 2002 (401): 202-208.
[12] BHATIA S, MISZCZYK L, ROELANDTS M, et al. Radiotherapy for marginally resected, unresectable or recurrent giant cell tumor of the bone: A rare cancer network study. Rare Tumors, 2011, 3 (4): e48.
[13] SHI W, INDELICATO DJ, REITH J, et al. Radiotherapy in the management of giant cell tumor of bone. Am J Clin Oncol, 2013, 36 (5): 505-508.
[14] ROEDER F, TIMKE C, ZWICKER F, et al. Intensity modulated radiotherapy (IMRT) in benign giant cell tumors: A single institution case series and a short review of the literature. Radiat Oncol, 2010, 5: 18-24.
[15] FEIGENBERG SJ, MARCUS RB, ZLOTECKI RA, et al. Radiation therapy for giant cell tumors of bone. Clin Orthop Relat Res, 2003, 411: 207-216.
[16] MUSHARBASH FN, EDELSTEIN A, EL ABIAD JM, et al. Risk of malignant transformation of giant cell tumors of bone is 8 times lower with megavoltage vs. orthovoltage radiation therapy. Sarcoma, 2022: 7216296.

5. 栓塞治疗策略

分层	Ⅰ级推荐	Ⅱ级推荐	Ⅲ级推荐
可切除			选择性动脉栓塞治疗（3类）
不可切除	选择性动脉栓塞治疗（2A类）		

【注释】

1 栓塞治疗是指选择性动脉栓塞（selective arterial embolization，SAE）[1]，指通过超选择动脉导管和栓塞剂来实现，用以阻断肿瘤供血，达到缩小肿瘤的目的。选择性动脉栓塞分为临时选择性动脉栓塞治疗和永久选择性动脉栓塞治疗。

2 对于可切除病灶，很少采用选择性动脉栓塞治疗，但如果术者认为选择性动脉栓塞治疗可以帮助减少术中出血，仍然可以采用[2]。

3 对于可切除病灶[3-4]，选择性动脉栓塞治疗主要应用在骨盆、脊柱、骶骨等部位，作为术前辅助应用。术前选择性动脉栓塞治疗有利于减少术中出血，降低手术风险，改善手术效果。选择性动脉栓塞有再通的可能，因此，必要时可以反复多次栓塞。为减少手术出血的选择性动脉栓塞治疗一般选用临时栓塞，也可以选择永久栓塞。

4 对于不可切除病灶，选择性动脉栓塞治疗还可用于肿瘤的治疗。采取反复多次选择性动脉栓塞治疗可以达到控制和稳定肿瘤的效果，据报道[1]，选择性动脉栓塞治疗骶骨骨巨细胞瘤10年复发率为 31%，15 年和 20 年复发率为 43%。

5 对于不可切除病灶，术前选择性动脉栓塞治疗也可以起到降期的作用[5]，病情改善明显的患者，经过重新评估，有可能获得手术切除的机会，即将不可切除病灶转变为可切除病灶。

6 如果选择选择性动脉栓塞联合药物治疗，建议先应用药物治疗再进行选择性动脉栓塞。

参考文献

[1] LIN PP, GUZEL VB, MOURA MF, et al. Long-term follow-up of patients with giant cell tumor of the sacrum treated with selective arterial embolization. Cancer, 2002, 95: 1317-1325.

[2] EMORI M, KAYA M, SASAKI M, et al. Pre-operative selective arterial embolization as a neoadjuvant therapy for proximal humerus giant cell tumor of bone: Radiological and histological evaluation. Jpn J Clin Oncol, 2012, 42: 851-855.

[3] HOSALKAR HS, JONES KJ, KING JJ, et al. Serial arterial embolization for large sacral giant-cell tumors: Mid-to long-term results. Spine (Phila Pa 1976), 2007, 32: 1107-1115.

[4] ONISHI H, KAYA M, WADA T, et al. Giant cell tumor of the sacrum treated with selective arterial embolization. Int J Clin Oncol, 2010, 15: 416-419.

[5] HE SH, XU W, SUN ZW, et al. Selective arterial embolization for the treatment of sacral and pelvic giant cell tumor: A systematic review. Orthop Surg, 2017, 9 (2): 139-144.

三、软组织肿瘤

（一）软组织肉瘤

1. 诊断与分期

1.1 自然病程

软组织肉瘤（soft tissue sarcoma，STS）是指来源于非上皮性骨外组织的一组恶性肿瘤，但不包括单核吞噬细胞系统、神经胶质细胞和各个实质器官的支持组织[1]。STS 主要来源于中胚层，部分来源于神经外胚层，包括肌肉、脂肪、纤维组织、血管及外周神经等。STS 是一组高度异质性肿瘤，具有局部侵袭性，呈浸润性或破坏性生长，可局部复发和远处转移。

软组织肉瘤占人类所有恶性肿瘤的 0.72%~1.05%[2-3]。不同国家和地区所报道的发病率不尽相同，美国年发病率约为 3.5/10 万[3]，欧洲年发病率约为（4~5）/10 万[4]，我国年发病率约为 2.91/10 万[5-6]。根据 SEER 数据库统计，不同人种也存在发病率的差异[6]。美国患者男女比例约为 1.4：1[7]，而我国患者男女比例接近 1：1[5]。随着年龄的增长，发病率明显增高，根据年龄校准后的发病率，80 岁时发病率约为 30 岁时的 8 倍[6]。

软组织肉瘤最常见的部位是肢体，约占 50%，其次是腹膜后和躯干（40%）、头颈部（10%）[8]。STS 分为 12 大类，50 多种亚型[9]。常见的亚型包括脂肪肉瘤（liposarcoma，LPS）、平滑肌肉瘤（leiomyosarcoma，LMS）、未分化多形性肉瘤（undifferentiated pleomorphic sarcoma，UPS）和滑膜肉瘤（synovial sarcoma，SS）等。儿童和青少年最常见的是横纹肌肉瘤（rhabdomyosarcoma，RMS）和尤因肉瘤（Ewing sarcoma）等。

软组织肉瘤的发病机制及病因学仍不明确，遗传易感性以及 *NF1*、*RB* 和 *TP53* 等基因突变可能与某些 STS 的发生有关。化学因素、病毒感染、物理因素和放射损伤等可能与发病相关。

软组织肉瘤的症状不具有特异性，隐匿性强，主要表现为逐渐生长的无痛性包块，病程从数月至数年。当肿瘤增大压迫神经或血管时，可出现疼痛、麻木和肢体水肿等[10]。有些肿块短期内迅速增大，伴局部皮肤温度升高、区域淋巴结肿大等表现，往往提示肿瘤级别较高[11-12]。高级别肉瘤可表现为病程短、较早出现血行转移及治疗后易复发等特点[13-15]。

软组织肉瘤如果不治疗，包块可持续增大，甚至出现破溃，也会发生远处转移，最常见的转移部位是肺。不当手术会影响肿瘤的自然病程。不当手术主要包括不当活检和非计划手术，会使自然屏障破坏，肿瘤向外扩散生长，肿瘤细胞突破原有边界，直接引起肿瘤播散，最终导致局部复发和远处转移。

软组织肉瘤生长过程中遇到的自然屏障主要包括肌间隔、关节囊、腱鞘、神经鞘膜、韧带、骨及关节软骨等[16]。血运少的解剖结构都有暂时的屏障作用，如皮质骨、关节软骨等。肿瘤组织通过挤压、刺激，直接破坏正常组织，向周围生长，表现为较强的局部侵袭能力。

软组织肉瘤的 5 年生存率为 60%~80%。影响 STS 生存预后的主要因素包括年龄、肿瘤部位、肿瘤大小、组织学分级、是否存在转移以及转移部位等[17-18]。影响 STS 局部复发的主要因素包括不充分的外科边界、多次复发、肿瘤体积大、组织学分级高等[19]。STS 分期系统可以反映预后，例如病理学分级 1 级、2 级和 3 级的无转移生存率分别为 98%、85% 和 64%[20]；肿瘤大小为 <5cm、5~10cm、10~15cm 和 >15cm，其 5 年生存率分别为 84%、70%、50% 和 33%[21]。MSTS 分期为Ⅰ期、Ⅱ期和Ⅲ期的 5 年生存率分别为 90%、81% 和 56%[22]。AJCC 分期为ⅠA 期、ⅠB 期、Ⅱ期、ⅢA 期、

ⅢB 期和Ⅳ期的 5 年生存率分别为 85.3%、83.0%、79.0%、62.4%、50.1% 和 13.9%[23]。

腹膜后肉瘤（retroperitoneal sarcoma，RPS）占所有软组织肉瘤的 10%~15%，年发病率为（0.5~1）/10 万[24-25]。受腹膜后特有的解剖结构限制，RPS 难以获得安全外科边界下的广泛切除。因此，RPS 术后的局部复发率比肢体原发的肉瘤更高，预后更差。RPS 常见的病理类型与肢体原发的 STS 也存在差异，腹膜后肉瘤中常见的病理亚型为高分化 / 去分化脂肪肉瘤（WD/DDLPS）和平滑肌肉瘤（LMS），其他少见的类型包括孤立性纤维性肿瘤（solitary fibrous tumour，SFT）、恶性神经鞘膜瘤（malignant peripheral nerve sheath tumour，MPNST）和 UPS 等。其中，WD/DDLPS 和 LMS 分别占 50%~63% 和 19%~23%[26]。不同亚型的 RPS 具有不同的生物学行为、复发模式、转移风险、治疗反应及预后。

由于腹膜后潜在间隙巨大，RPS 早期症状隐匿，发现时往往体积巨大，后期受肿瘤的影响可能出现腹部包块、腹胀、营养不良、气短、乏力、下肢水肿等症状。

影响 RPS 术后 OS 和 DFS 的主要因素包括年龄、肿瘤大小、组织学分级、病理亚型、是否为多灶性以及是否获得完整切除等[26-27]。获得完整切除的 RPS 中，5 年局部复发率为 26%~39%，5 年远处转移率为 21%~24%[25-26]。组织学亚型和病理分级是影响局部复发和远处转移的主要因素。局部复发是腹膜后 LPS 主要的疾病特异性死亡原因，其组织学分级具有重要的预后意义。高分化脂肪肉瘤（WDLPS）的 5 年累积局部复发率为 20%，$G_{1\sim2}$ DDLPS 为 40%，G_3 DDLPS 为 35%；WDLPS 很少出现远处转移，$G_{1\sim2}$ DDLPS 的 5 年远处转移率为 10%，而 G_3 DDLPS 转移率为 30%。WDLPS 的 5 年 OS 为 90%，$G_{1\sim2}$ DDLPS 为 70%，G_3 DDLPS 为 40%[28-29]。LMS 是 RPS 中第二常见亚型，可起源于大血管，如下腔静脉、肾静脉、生殖静脉或髂静脉。腹膜后高级别 LMS 的局部复发率仅为 6%~10%，而远处转移风险>50%[30]。SFT是腹膜后第三种常见亚型，恶性潜能低，术后5年局部复发率约为7%，远处转移率为20%，预后较好[31]。MPNST往往起源于腹膜后神经丛，R0切除极具挑战性，预后较差。

参考文献

[1] GOLDBLUM JR, WEISS SW, FOLPE AL, et al. Enzinger and Weiss's soft tissue tumors e-book. Oxford Elsevier Health Sciences, 2013.

[2] SIEGEL RL, MILLER KD, JEMAL A. Cancer statistics, 2020. CA Cancer J Clin, 2020, 70 (1): 7-30.

[3] National Cancer Institute. Surveillance, Epidemiology, and End Results (SEER) Program. (2022-11)[2023-07-13]. https://seer.cancer.gov/.

[4] GATTA G, CAPOCACCIA R, BOTTA L, et al. Burden and centralised treatment in Europe of rare tumours: Results of RARECAREnet: A population-based study. Lancet Oncol, 2017, 18 (8): 1022-1039.

[5] YANG Z, ZHENG R, ZHANG S, et al. Incidence, distribution of histological subtypes and primary sites of soft tissue sarcoma in China. Cancer Biol Med, 2019, 16 (3): 565-574.

[6] BURNINGHAN Z, HASHIBE M, SPECTOR L, et al. The epidemiology of sarcoma. Clin Sarcoma Res, 2012, 2 (1): 14.

[7] FERRARI A, SULTAN I, HUANG TT, et al. Soft tissue sarcoma across the age spectrum: A population-based study from the Surveillance Epidemiology and End Results database. Pediatr Blood Cancer, 2011, 57 (6): 943-949.

[8] ARDAKANI A, WOOLLARD A, WARE H, et al. Soft tissue sarcoma: Recognizing a rare disease. Cleve Clin J Med, 2022, 89 (2): 73-80.

[9] WHO Classification of Tumours Editorial Board. Soft tissue and bone tumours: WHO classification of tumours. 5th Ed. Lyon, France: IARC Publication, 2020.

[10] 穆雷·F·布伦南. 软组织肉瘤诊疗学. 陆维祺, 周宇红, 侯英勇, 译. 2 版. 天津: 天津科技翻译出版有限公司, 2021.

[11] RIAD S, GRIFFIN AM, LIBERMAN B, et al. Lymph node metastasis in soft tissue sarcoma in an extremity. Clin Orthop Relat Res, 2004 (426): 129-134.

[12] BEHRANWALA KA, A'HERN R, OMAR AM, et al. Prognosis of lymph node metastasis in soft tissue sarcoma. Ann Surg Oncol, 2004, 11 (7): 714-719.

[13] GARCÍA FRANCO CE, ALGARRA SM, EZCURRA AT, et al. Long-term results after resection for soft tissue sarcoma pulmonary metastases. Interact Cardiovasc Thorac Surg, 2009, 9 (2): 223-226.

[14] GADD MA, CASPER ES, WOODRUFF JM, et al. Development and treatment of pulmonary metastases in adult patients with extremity soft tissue sarcoma. Ann Surg, 1993, 218 (6): 705-712.

[15] BILLINGSLEY KG, BURT ME, JARA E, et al. Pulmonary metastases from soft tissue sarcoma: Analysis of patterns of diseases and postmetastasis survival. Ann Surg, 1999, 229 (5): 602-612.

[16] ENNEKING WF, et al. Musculoskeletal tumor surgery. New York Churchill Livingstone, 1983.

[17] ATEAN I, POINTREAU Y, ROSSET P, et al. Prognostic factors of extremity soft tissue sarcoma in adults: A single institutional analysis. Cancer Radiother, 2012, 16 (8): 661-666.

[18] 李远, 牛晓辉, 徐海荣. 原发肢体软组织肉瘤 208 例预后的影响因素分析. 中华外科杂志, 2011, 49 (11): 964-969.

[19] PISTERS PW, LEUNG DH, WOODRUFF J, et al. Analysis of prognostic factors in 1, 041 patients with localized soft tissue sarcomas of the extremities. J Clin Oncol, 1996, 14 (5): 1679-1689.

[20] ZAGARS GK, BALLO MT, PISTERS PWT, et al. Prognostic factors for patients with localized soft-tissue sarcoma

treated with conservation surgery and radiation therapy: An analysis of 1225 patients. Cancer, 2003, 97 (10): 2530-2543.

[21] RAMANATHAN RC, A'HERN R, FISHER C, et al. Modified staging system for extremity soft tissue sarcomas. Ann Surg Oncol, 1999, 6 (1): 57-69.

[22] EDGE SB, COMPTON CC. The American Joint Committee on Cancer: The 7th edition of the AJCC cancer staging manual and the future of TNM. Ann Surg Oncol, 2010, 17 (6): 1471-1474.

[23] FISHER SB, CHIANG YJ, FEIG BW, et al. Comparative performance of The 7th and 8th Editions of the American Joint Committee on Cancer Staging Systems for soft tissue sarcoma of the trunk and extremities. Ann Surg Oncol, 2018, 25 (5): 1126-1132.

[24] PORTER GA, BAXTER NN, PISTERS PW. Retroperitoneal sarcoma: A population-based analysis of epidemiology, surgery, and radiotherapy. Cancer, 2006, 106 (7): 1610-1616.

[25] FERRARI A, SULTAN I, HUANG TT, et al. Soft tissue sarcoma across the age spectrum: A population-based study from the Surveillance Epidemiology and End Results database. Pediatr Blood Cancer, 2011, 57 (6): 943-949.

[26] TAN MC, BRENNAN MF, KUK D, et al. Histology-based classification predicts pattern of recurrence and improves risk stratification in primary retroperitoneal sarcoma. Ann Surg, 2016, 263 (3): 593-600.

[27] GRONCHI A, MICELI R, SHURELL E, et al. Outcome prediction in primary resected retroperitoneal soft tissue sarcoma: Histology-specific overall survival and disease-free survival nomograms built on major sarcoma center data sets. J Clin Oncol, 2013, 31 (13): 1649-1655.

[28] GRONCHI A, STRAUSS DC, MICELI R, et al. Variability in patterns of recurrence after resection of primary Retroperitoneal Sarcoma (RPS): A Report on 1007 Patients From the Multi-institutional Collaborative RPS Working Group. Ann Surg, 2016, 263 (5): 1002-1009.

[29] SINGER S, ANTONESCU CR, RIEDEL E, et al. Histologic subtype and margin of resection predict pattern of

recurrence and survival for retroperitoneal liposarcoma. Ann Surg, 2003, 238 (3): 358-370.
[30] GLADDY RA, QIN LX, MORACO N, et al. Predictors of survival and recurrence in primary leiomyosarcoma. Ann Surg Oncol, 2013, 20 (6): 1851-1857.
[31] GHOLAMI S, CASSIDY MR, KIRANE A, et al. Size and location are the most important risk factors for malignant behavior in resected solitary fibrous tumors. Ann Surg Oncol, 2017, 24 (13): 3865-3871.

1.2 影像学诊断策略

部位[a]		Ⅰ级推荐	Ⅱ级推荐	Ⅲ级推荐
局部肿瘤	肢体 / 胸壁 头颈部	• MRI（平扫 + 增强）（优选） • CT（平扫 + 增强）	• 超声 • X 线平片	
	腹腔内 / 腹膜后	• CT（平扫 + 增强）（优选） • MRI（平扫 + 增强）	• CTA/CTV • 同位素肾图 • 超声	

影像学诊断策略（续）

部位[a]		Ⅰ级推荐	Ⅱ级推荐	Ⅲ级推荐
区域淋巴结及远处转移	肺	• CT（平扫 +/- 增强）	• X 线平片	
	腹盆腔	• CT 或 MRI（平扫 + 增强）	• 超声	
	中枢神经系统	• MRI（平扫 + 增强）（优选） • CT（平扫 + 增强）		
	脊柱	• MRI（平扫 + 增强）		
	区域淋巴结	• CT（平扫 + 增强）	• 超声	
	软组织	• MRI（平扫 + 增强）	• 超声	
	骨	• 全身骨扫描 • MRI 或 CT（平扫 + 增强）	• X 线平片	
	任何部位		• PET/CT	

a. 局部肿瘤包括原发肿瘤和外科治疗后的复发肿瘤两种情况。

【注释】

1 所有疑似软组织肉瘤的患者诊断步骤应包括病史采集、体格检查、原发肿瘤部位的影像学检查，以及区域和全身影像学检查，然后进行活检（首选穿刺活检）获得组织学诊断，完成 STS 的分期诊断。

2 MRI 是软组织肉瘤最重要的检查手段[1]，能精确显示肿瘤与邻近肌肉、皮下脂肪、关节，以及主要神经、血管束的关系，对术前计划非常有用。通常 T1 为中等信号，T2 为高信号，增强 MRI 可了解肿瘤的血运情况，对脂肪瘤、非典型性脂肪瘤和脂肪肉瘤有鉴别诊断意义。此外，MRI 可以很好地显示肿瘤在软组织内侵及范围、骨髓腔内侵及范围、发现跳跃病灶[2]。在 CT 造影剂过敏的情况下可选择 MRI 平扫或增强。

3 CT 可以显示软组织肿块大小、范围、软组织肉瘤邻近骨有无骨破坏及破坏情况，强化后可显示肿瘤的血运状况、肿瘤与血管的关系。

4 X 线用来除外骨肿瘤，确认软组织肿块位置，也可用于评估 STS 骨受侵时发生病理骨折的风险。X线表现为软组织包块，有无钙化特征，局部有无骨质异常（皮质破坏、骨膜反应、骨髓侵犯）等。具体的病理类型、X 线特征性表现各异，例如 LPS 表现为脂肪样的低密度影，而钙化多见于 SS 和软组织的间叶软骨肉瘤等。另外还可用于鉴别诊断，如血管瘤可观察到静脉石，骨化性肌炎可观察到骨化[3-4]。

5 超声用于判断肿物是囊性或实性，提供肿物的血流情况及区域淋巴结有无肿大等，对于局部复发肿瘤有较高的敏感性和特异性。超声在淋巴结转移检查时起重要的作用，对于血管肉瘤、RMS、

SS、上皮样肉瘤、腺泡状软组织肉瘤以及透明细胞肉瘤等可行超声区域淋巴结检查[5]。

6 RPS的术前影像学检查极为重要，可以了解肿瘤大小、与周围脏器及血管的关系。由于腹膜后最主要的病理类型为脂肪肉瘤，推荐增强CT作为首选的影像学检查手段。RPS通常与周围血管关系密切，尤其是血管起源的肿瘤，如血管来源LMS，判断肿瘤与血管的关系及肿瘤的血供时，CTA/CTV发挥重要的作用。同时，对于指导手术方案的制订也有一定的意义。当手术可能切除一侧肾脏时，建议评估对侧肾功能，一般应用同位素肾图或增强CT评估[6]。

7 肺是软组织肉瘤最常见的转移部位，肺转移也是影响患者预后的重要因素。因此，胸部CT及X线平片是必需的影像学检查[7]。

8 黏液样脂肪肉瘤需进行腹部CT检查[8]。

9 黏液样脂肪肉瘤和尤因肉瘤可进行全脊髓MRI检查。

10 腺泡状软组织肉瘤及血管肉瘤可进行中枢神经系统检查[9]。

11 有条件的地区和单位建议用PET/CT对肿瘤进行分期检查，同时可为新辅助化疗或放疗的疗效评估提供基线数据。PET/CT不仅可显示原发肿瘤部位的代谢状况，更重要的是可评价患者的区域和全身情况。但由于费用昂贵，有很多地区不可及，因此将其列为Ⅱ级推荐[10-12]。

参考文献

[1] CHENEY MD, GIRAUD C, GOLDBERG SI, et al. MRI surveillance following treatment of extremity soft tissue sarcoma. J Surg Oncol, 2014, 109 (6): 593-596.

[2] GIBSON TN, HANCHARD B, WAUGH N, et al. A fifty-year review of soft tissue sarcomas in Jamaica: 1958-2007. West Indian Med J, 2012, 61 (7): 692-697.

[3] MOREL M, TAÏEB S, PENEL N, et al. Imaging of the most frequent superficial soft-tissue sarcomas. Skeletal Radiol, 2011, 40 (3): 271-284.

[4] PATEL D B, MATCUK GR. Imaging of soft tissue sarcomas. Chin Clin Oncol, 2018, 7 (4): 35.

[5] STRAMARE R, GAZZOLA M, CORAN A, et al. Contrast-enhanced ultrasound findings in soft-tissue lesions: Preliminary results. J Ultrasound, 2013, 16 (1): 21-27.

[6] KIM DB, GRAY R, LI Z, et al. Effect of nephrectomy for retroperitoneal sarcoma on post-operative renal function. J Surg Oncol, 2018, 117 (3): 425-429.

[7] LORD HK, SALTER DM, MACDOUGALL RH, et al. Is routine chest radiography a useful test in the follow up of all adult patients with soft tissue sarcoma ? . Br J Radiol, 2006, 79 (946): 799-800.

[8] HO TP. Myxoid liposarcoma: How to stage and follow. Curr Treat Options Oncol, 2023, 24 (4): 292-299.

[9] SHWEIKEH F, BUKAVINA L, SAEED K, et al. Brain metastasis in bone and soft tissue cancers: A review of incidence, interventions, and outcomes. Sarcoma, 2014, 2014: 475175.

[10] KABASAKAL L, DEMIRCI E, OCAK M, et al. Comparison of Ga-DOTATATE and Ga-DOTANOC PET/CT imaging in the same patient group with neuroendocrine tumours. Eur J Nucl Med Mol Imaging, 2012, 39 (8): 1271-1277.

[11] YOKOUCHI M, TERAHARA M, NAGANO S, et al. Clinical implications of determination of safe surgical margins by using a combination of CT and ^{18}FDG-positron emission tomography in soft tissue sarcoma. BMC Musculoskelet Disord, 2011, 12: 166.

[12] SHARON CE, STRAKER RJ, KARAKOUSIS GC. The role of imaging in soft tissue sarcoma diagnosis and management. Surg Clin North Am, 2022, 102 (4): 539-550.

1.3 病理学诊断策略

标本类型	Ⅰ级推荐		Ⅱ级推荐		Ⅲ级推荐
	大体检查[1]	镜下检查	免疫组化[11]	分子检测[12]	
活检标本[2]	标本类型[4] 部位 组织大小和数目	组织学类型和分级[9]	辅助诊断 靶标检测	FISH Sanger 测序 NGS[13]	RT-PCR
手术标本[3]	标本类型[5] 部位 组织大小和数目[6] 切缘涂色[7] 标本取材[8]	组织学类型和分级[10]	辅助诊断 靶标检测	FISH Sanger 测序 NGS[13]	RT-PCR 放/化疗后组织学改变评估[14] 新鲜组织留取[15]

【注释】

1 拍摄送检标本在新鲜状态及固定以后的大体形态，包括外观和切面，标本下方放置标尺。

2 活检标本离体后应立即放入 10% 甲醛溶液（中性缓冲福尔马林固定液）中，固定 6~24h。对活检标本中病变组织过少不足以诊断的病例，视具体情况决定是否重取活检[1-3]。

3 外科医师应对手术切除大标本的各个切缘进行定位，可采用缝线（单、双根等）。手术标本离体后 30min 内放入 10% 甲醛溶液（中性缓冲福尔马林固定液）中，固定液至少 3 倍于标本体积。室温下大标本切开固定 12~48h。对于直径 ≥ 2cm 的肿瘤组织，必须每隔 1cm 予以切开，以达到充分固定，保证后续免疫组化和分子检测的可行性和准确性[4]。

4 活检标本：①细针穿刺活检（FNA）；②空芯针穿刺活检（CNB）；③开放式活检（包括切取、切除或咬取活检等）。日常工作中推荐空芯针穿刺活检，在超声或 CT 定位下进行[1-3]。

5 外科医师应注明手术标本类型。主要的标本类型：①病灶内切除；②边缘性切除；③扩大切除；④根治性切除；⑤其他，如间室切除和盆腔廓清术。

6 测量肿瘤的 3 个径线（长径、纵径和横径）[4-5]。

7 建议对肿物 6 个平面使用不同颜色墨汁标记，如标本方位明确也可采用单色标记，记录肿瘤组织边缘距每个切缘的距离[4-5]。

8 视不同质地和颜色予以充分取材，如有坏死，也要包括坏死灶。若肿块最大径 ≤ 2cm，全部取材；若肿块最大径 ≤ 5cm，应至少每 1cm 取材一块，必要时全部取材；若肿块最大径 > 5cm，应每 1cm 至少取材一块。建议对肿瘤的最大截面全部取材，不同质地或不同区域，以及肿瘤与正常组织交界处予以分别取材。辅助治疗后的手术标本，需仔细观察原肿瘤部位的改变并进行记录，根据拟似病变大小常规进行充分取材，必要时全部取材[5]。

9 活检标本病理诊断的基本原则：①确定有无病变组织；②诊断软组织肿瘤前，需注意除外恶性黑色素瘤、淋巴造血系统肿瘤和癌；③组织学评估（寻找特异性分化线索，观察瘤细胞异型性、核分裂活性和有无坏死）[6]；④根据需要合理加做辅助检测（免疫组化和分子检测）；⑤如各项检测均符合某种特定肿瘤，则给出明确诊断，如不能作出明确的定型诊断，尽可能做出定性诊断（良性、低度恶性或高度恶性）；⑥推荐对需要鉴别诊断的疾病类型进行描述性加注。

10 组织学类型参照第五版软组织肉瘤 WHO 分类（2020）（附录 1）。组织学分级推荐采用 FNCLCC 分级法[6-8]，需注意的是经过放 / 化疗或活检取材不佳的标本不宜分级[6]，活检标本分级可能被低估（活检标本显示为低级别，但切除标本可含有高级别区域）。推荐采用软组织肉瘤病理规范化报告（附录 2）。

11 采用免疫组化标记需结合临床特点和镜下形态，合理使用免疫组化抗体[6-7, 9]。

12 分子检测需在有资质的单位或机构进行。多种软组织肿瘤存在特异性的基因改变，如基因融合，扩增、突变或缺失（附录 3），根据实际需要分别采用 FISH、Sanger 测序、NGS 或 RT-PCR 等方法检测，以辅助诊断或指导临床治疗。另需注意，多种肿瘤可涉及同一基因（如 *EWSR1*）异常，同一肿瘤也可出现多种基因异常，最终诊断需根据临床、组织学形态和免疫表型及分子检测结果综合考虑[6-7, 9-10]。

13 软组织肿瘤 NGS（DNA-seq+RNA-seq）检测有助于发现软组织肿瘤中新的基因异常，对肉瘤的分子诊断和潜在的靶向治疗具有重要价值。对于活检标本的 NGS 检测，应首先满足常规病理诊断的需要[10-13]。

14 部分研究支持软组织肉瘤放/化疗后组织学改变在评估治疗效果及预后方面有作用，但尚无统一意见。欧洲推荐使用 EORTC-STBSG 标准[14]。

15 患者知情同意后，对手术标本，有条件的单位（如建有生物样本库者）在标本固定前留取不影响病理诊断的适量新鲜组织放入液氮罐中，然后再移置 -80℃超低温冰箱，以备日后检测和研究使用[15-17]。

16 腹膜后肉瘤病理标本处理、诊断原则和注意事项同软组织肉瘤。

参考文献

[1] AKERMAN M. Fine-needle aspiration cytology of soft tissue sarcoma: Benefits and limitations. Sarcoma, 1998, 2 (3-4): 155-161.

[2] DOMANSKI HA. Fine-needle aspiration cytology of soft tissue lesions: Diagnostic challenges. Diagn Cytopathol, 2007, 35 (12): 768-773.

[3] PAPKE DJ, JO VY. Practical application of cytology and core biopsy in the diagnosis of mesenchymal tumors. Surg Pathol Clin, 2019, 12 (1): 227-248.

[4] RUBIN B P, COOPER K, FLETCHER CD, et al. Protocol for the examination of specimens from patients with tumors of soft tissue. Arch Pathol Lab Med, 2010, 134 (4): e31-e39.

[5] 陈杰 . 病理标本的检查及取材规范 . 北京 : 中国协和医科大学出版社 , 2013.

[6] WHO Classification of Tumours Editioral Board. WHO Classificafion of Tumours: Soft tissue and bone tumours. 5th

ed. Lyon, France: IARC, 2020.
[7] COINDRE JM. Grading of soft tissue sarcomas: Review and update. Arch Pathol Lab Med, 2006, 130 (10): 1448-1453.
[8] 丁宜，王坚．骨和软组织肿瘤的分级和新进展．中华病理学杂志，2023, 52 (1): 3-6.
[9] HORNICK JL. Limited biopsies of soft tissue tumors: The contemporary role of immunohistochemistry and molecular diagnostics. Mod Pathol, 2019, 32 (Suppl 1): 27-37.
[10] MERTENS F, TAYEBWA J. Evolving techniques for gene fusion detection in soft tissue tumours. Histopathology, 2014, 64 (1): 151-162.
[11] BRIDGE JA. The role of cytogenetics and molecular diagnostics in the diagnosis of soft-tissue tumors. Mod Pathol, 2014, 27 (Suppl 1): S80-S97.
[12] GROISBERG R, ROSZIK J, CONLEY A, et al. The role of next-generation sequencing in sarcomas: Evolution from light microscope to molecular microscope. Curr Oncol Rep, 2017, 19 (12): 78.
[13] THWAY K, FOLPE AL. Update on selected advances in the immunohistochemical and molecular genetic analysis of soft tissue tumors. Virchows Arch, 2020, 476 (1): 3-15.
[14] ZHANG P, BROOKS JS. Modern pathological evaluation of soft tissue sarcoma specimens and its potential role in soft tissue sarcoma research. Curr Treat Options Oncol, 2004, 5 (6): 441-450.
[15] WARDELMANN E, HAAS RL, BOVEE JV, et al. Evaluation of response after neoadjuvant treatment in soft tissue sarcomas: The European Organization for Research and Treatment of Cancer-Soft Tissue and Bone Sarcoma Group (EORTC-STBSG) recommendations for pathological examination and reporting. Eur J Cancer, 2016, 53: 84-95.
[16] CHOI JH, RO JY. Retroperitoneal sarcomas: An update on the diagnostic pathology approach. Diagnostics (Basel). 2020; 10 (9): 642.
[17] IMPROTA L, TZANIS D, BOUHADIBA T, et al. Overview of primary adult retroperitoneal tumours. Eur J Surg Oncol: 2020, 46 (9): 1573-1579.

2. 外科治疗

2.1 肢体 / 躯干软组织肉瘤的外科治疗

2.1.1 外科边界的定义[1-3]

分层		切除平面	切缘显微镜下表现
囊内切除	R1 和 R2 切除	经病灶切除	切缘阳性[a]
边缘切除	R0 切除	包膜外反应区内切除	切缘为反应区组织（内可含卫星灶）
广泛切除		反应区外正常组织内切除	切缘为正常组织（可含跳跃灶）
根治切除		间室外正常组织内切除	正常组织

a. 肿瘤切缘（R0 为完整切除，所有切缘阴性；R1 为肿瘤切除不完整并有显微镜下阳性切缘；R2 为肉眼下可见肿瘤残留的不完整切除）。

2.1.2 不同分期外科治疗原则

本指南的外科治疗部分采用 MSTS 外科分期系统，边界采用“囊内 / 边缘 / 广泛 / 根治外科边界评价系统”进行评估[5-9]。

2.1.2.1 Ⅰ期软组织肉瘤的外科治疗

分期	分层[b]	Ⅰ级推荐	Ⅱ级推荐	Ⅲ级推荐
ⅠA		• 局部广泛切除（2A 类） • 局部根治切除（2A 类）		• 截肢手术[c]（2B 类）
ⅠB	神经血管无受累	• 局部广泛切除（2A 类） • 局部根治切除（2A 类）		• 截肢手术（2B 类）
	主要血管受累	• 截肢手术（2A 类）	• 局部广泛切除 + 血管置换[d]（2A 类）	• 局部边缘切除[e]+ 血管外膜剥离[f]+ 放疗（3 类） • 新辅助放疗 + 局部边缘切除（3 类）
	主要神经受累	• 局部广泛切除（2A 类） • 局部根治切除（神经一并切除）（2A 类）	• 截肢手术（2A 类）	• 局部边缘切除 + 神经外膜切除[g]+ 放疗（3 类） • 新辅助放疗 + 局部边缘切除（3 类）

b. 根据有无主要血管神经受累，作为保肢手术的重要考虑因素。

c. 恶性肿瘤患者，如有截肢意愿或截肢局部控制更有利，可以考虑截肢手术。

d. 连同血管一并切除，达到广泛切除外科边界。

e. 此类切除中为显露血管，外科边界不足需术后辅助放疗局部控制。

f、g. 血管和神经外膜剥离有严格要求，建议显微镜下显微外科操作。

2.1.2.2　Ⅱ期软组织肉瘤的外科治疗

分期	分层	Ⅰ级推荐	Ⅱ级推荐	Ⅲ级推荐
ⅡA	神经血管无受累	• 局部广泛切除（2A 类） • 局部根治切除[h]（2A 类）		• 截肢手术（2B 类）
ⅡB	神经血管无受累	• 局部广泛切除（2A 类） • 局部根治切除[h]（2A 类）		• 截肢手术（2B 类）
	主要血管受累	• 截肢手术（2A 类）	• 局部广泛切除 + 血管置换（2A 类）	• 局部边缘切除+血管外膜剥离+放疗（3 类） • 新辅助放疗 + 局部切除（3 类）
	主要神经受累	• 局部广泛切除（2A 类） • 局部根治切除（神经一并切除）（2A 类）	• 截肢手术（2A 类）	• 局部边缘切除+神经外膜切除+放疗（3 类） • 新辅助放疗 + 局部边缘切除（3 类）

h. 肿瘤位于深筋膜浅层，达到安全边界时需要考虑皮肤扩大切除作为外科边界的一部分，需要进行测量和计算。

2.1.2.3 Ⅲ期软组织肉瘤的外科治疗[i]

分期	分层		Ⅰ级推荐	Ⅱ级推荐	Ⅲ级推荐
ⅢA	低级别[i]	转移灶可切除	• 原发灶广泛切除+转移灶切除（2A类）	• 截肢手术+转移灶切除（2A类）	• 原发灶边缘切除+放疗+转移灶切除（3类）
		转移灶不可切除	• 原发灶边缘及以上切除±放疗（2A类）		• 原发灶截肢手术[j]（3类） • 原发灶放疗（3类） • 临床试验[k]（3类）
	高级别[i]	转移灶可切除	• 原发灶广泛切除+转移灶切除（2A类）	• 原发灶边缘切除+放疗，转移灶切除（2A类）	• 原发灶截肢手术+转移灶切除（3类）
		转移灶不可切除	• 原发灶边缘及以上切除±放疗（2A类）		• 原发灶截肢手术[j]（3类） • 原发灶放疗（3类） • 临床试验（3类）

Ⅲ期软组织肉瘤的外科治疗（续）

分期	分层			Ⅰ级推荐	Ⅱ级推荐	Ⅲ级推荐
ⅢB	无主要神经血管受累	低级别	转移灶可切除	• 原发灶广泛切除[4]+转移灶切除（2A类）	• 截肢手术+转移灶切除（2A类）	• 原发灶边缘切除+放疗+转移灶切除（3类）
			转移灶不可切除	• 原发灶边缘及以上切除±放疗（2A类）		• 原发灶截肢手术[j]（3类） • 原发灶放疗（3类） • 临床试验（3类）
		高级别	转移灶可切除	• 原发灶广泛切除+转移灶切除（2A类）	• 原发灶边缘切除+放疗+转移灶切除（2A类）	• 原发灶截肢手术+转移灶切除（3类）
			转移灶不可切除	• 原发灶边缘及以上切除±放疗（2A类）		• 原发截肢手术[j]（3类） • 原发灶放疗（3类） • 临床试验（3类）

Ⅲ期软组织肉瘤的外科治疗（续）

分期	分层			Ⅰ级推荐	Ⅱ级推荐	Ⅲ级推荐
ⅢB	主要血管受累	低级别	转移灶可切除	• 原发灶广泛切除＋血管置换，转移灶切除（2A类）	• 截肢手术＋转移灶切除（2A类）	• 原发灶边缘切除＋血管外膜剥离＋放疗＋转移灶切除（3类） • 新辅助放疗＋局部边缘切除（3类）
			转移灶不可切除	• 原发灶边缘及以上切除 ± 放疗（2A类）		• 原发灶截肢手术[j]（3类） • 原发灶放疗（3类） • 临床试验（3类）
		高级别	转移灶可切除	• 原发灶广泛切除＋血管置换＋转移灶切除（2A类）	• 原发灶边缘切除＋血管外膜剥离＋放疗＋转移灶切除（2A类）	• 原发灶截肢手术＋转移灶切除（3类） • 新辅助放疗＋局部边缘切除（3类）

Ⅲ期软组织肉瘤的外科治疗（续）

分期	分层			Ⅰ级推荐	Ⅱ级推荐	Ⅲ级推荐
ⅢB	主要血管受累	高级别	转移灶不可切除	• 原发灶边缘及以上切除±放疗（2A类）		• 原发灶截肢手术[j]（3类） • 原发灶放疗（3类） • 临床试验（3类）
	主要神经受累	低级别	转移灶可切除	• 原发灶广泛切除(神经一并切除)[l]+转移灶切除（2A类） • 局部根治切除（神经一并切除）[l]+转移灶切除（2A类）	• 截肢手术（2A类）	• 原发灶边缘切除+神经外膜切除+放疗（3类） • 新辅助放疗+局部边缘切除（3类）
			转移灶不可切除	• 原发灶边缘及以上切除±放疗（2A类）		• 原发灶截肢手术[j]（3类） • 原发灶放疗（3类） • 临床试验（3类）

Ⅲ期软组织肉瘤的外科治疗（续）

分期	分层			Ⅰ级推荐	Ⅱ级推荐	Ⅲ级推荐
ⅢB	主要神经受累	高级别	转移灶可切除	• 原发灶广泛切除（神经一并切除）（2A 类） • 局部根治切除（神经一并切除）（2A 类）	• 原发灶边缘切除 + 神经外膜切除 + 放疗（2A 类） • 新辅助放疗 + 局部边缘切除（2A 类）	• 原发灶截肢手术 + 转移灶切除（3 类）
			转移灶不可切除	• 原发灶边缘及以上切除 ± 放疗（2A 类）		• 原发灶截肢手术（3 类） • 原发灶放疗（3 类） • 临床试验（3 类）

i. Ⅲ期软组织肉瘤主要在于全身系统治疗，经 MDT 团队讨论决策手术治疗后，按照本表推荐原则进行。低 / 高级别肉瘤的全身治疗详见化疗和靶向治疗内容。

j. 对于原发灶巨大、疼痛或者严重影响生活质量的软组织肉瘤，即使转移灶不可切除，为缓解症状，提高生活质量，延长生命，本指南经 MDT 讨论决策可行截肢手术。

k. 不可切除的肿瘤参见本指南术前化疗部分。

l. 下肢神经尤其是坐骨神经受累，含神经一并切除后造成严重肢体功能障碍，如预计假肢功能优于患肢，截肢手术可以作为选择。神经血管原位载体灭活技术对于 R0 及 R1 切除效果为佳。

2.1.3 非计划切除的软组织肉瘤外科治疗

分期	分层[m]		Ⅰ级推荐	Ⅱ级推荐	Ⅲ级推荐
ⅠA和ⅠB	深筋膜浅层	切缘阴性，MRI诊断无残留证据	• 观察[n]（2A类）	• 扩大切除+创面覆盖（2A类）	
		切缘阳性，MRI诊断无残留证据	• 扩大切除+创面覆盖（2A类）	• 放疗（2A类）	• 观察[n]（3类）
		MRI诊断肿瘤残留	• 扩大切除+创面覆盖（2A类）		• 放疗（3类）
	深筋膜深层	切缘阴性，MRI诊断无残留证据	• 观察[n]（2A类）	• 扩大切除[o]（2A类）	
		切缘阳性，MRI诊断无残留证据	• 扩大切除（2A类）	• 放疗（2A类）	• 观察[n]

非计划切除的软组织肉瘤外科治疗（续）

分期	分层[m]		Ⅰ级推荐	Ⅱ级推荐	Ⅲ级推荐
ⅠA 和ⅠB		MRI 诊断肿瘤残留	• 扩大切除（2A 类）		• 放疗（3 类）
ⅡA 和ⅡB	深筋膜浅层	切缘阴性，MRI 诊断无残留证据	• 观察[n]（2A 类）	• 扩大切除 + 创面覆盖（2A 类）	
		切缘阳性，MRI 诊断无残留证据	• 扩大切除 + 创面覆盖（2A 类）	• 放疗（2A 类）	• 观察[n]（3 类）
		MRI 诊断肿瘤残留	• 扩大切除 + 创面覆盖（2A 类）		• 放疗（3 类）
	深筋膜深层[p]	切缘阴性，MRI 诊断无残留证据	• 观察[n]（2A 类）	• 扩大切除[o]（2A 类）	• 化疗[q]（3 类）

非计划切除的软组织肉瘤外科治疗（续）

分期	分层[m]		Ⅰ级推荐	Ⅱ级推荐	Ⅲ级推荐
ⅡA 和ⅡB		切缘阳性，MRI 诊断无残留证据	• 扩大切除（2A 类）	• 放疗和化疗[q]（2A 类）	• 观察[n]（3 类）
		MRI 诊断肿瘤残留	• 扩大切除（2A 类）		• 放疗和化疗[q]（3 类）
ⅢA 和ⅢB[r]	转移灶可切除	切缘阴性，MRI 诊断无残留证据	• 观察[n]（2A 类）	• 扩大切除 + 创面覆盖（2A 类）	
		切缘阳性，MRI 诊断无残留证据	• 扩大切除 + 创面覆盖（2A 类）	• 放疗和化疗（2A 类）	• 观察[n]（3 类）
		MRI 诊断肿瘤残留	• 扩大切除 + 创面覆盖（2A 类）		• 放疗和化疗（3 类）

非计划切除的软组织肉瘤外科治疗（续）

分期	分层[m]		Ⅰ级推荐	Ⅱ级推荐	Ⅲ级推荐
ⅢA 和 ⅢB[r]	转移灶不可切除	切缘阴性，MRI 诊断无残留证据	• 观察[n]（2A 类）	• 化疗（2A 类）	• 扩大切除（3 类）
		切缘阳性，MRI 诊断无残留证据	• 放疗和化疗（2A 类）	• 扩大切除（2A 类）	• 观察[n]（3 类）
		MRI 诊断肿瘤残留	• 扩大切除（2A 类）		• 放疗和化疗（3 类）

m. 肿瘤大小和深度也是重要分层因素，<5cm 和深筋膜浅层肿瘤更易于经历非计划切除。

n. 密切随访直至明确肿瘤复发，观察期间根据肿瘤类型选择化疗方案，见注释 15。切缘阳性部分患者选择局部放疗，见注释 16。

o. 如肿瘤累及浅层皮肤，则需创面覆盖。

p. 神经血管受累情况处理同表 1。

q. 肿瘤直径>5cm，化疗中高度敏感型。

r. 此处的外科治疗均指原发病灶。

【注释】

1 软组织肉瘤分期主要采用MSTS/Enneking外科分期系统[1, 5]和AJCC分期系统[6-7]。外科边界评价有国际抗癌联盟（UICC）的R0/R1/R2切除标准[8]和MSTS/Enneking外科边界评价系统。在本专业外科，MSTS外科边界评价系统的囊内切除、边缘切除、广泛切除、根治性切除的外科边界评价标准更为常用[6, 9]。

（1）囊内切除时肿瘤的包膜会被保留，可切除部分或全部肿瘤组织。

（2）边缘切除是指经肿瘤的真性或假性包膜外切除的手术方式，可能会残留微小的肿瘤组织（卫星灶），可用于肿瘤紧邻重要解剖结构或包块巨大、无理想切缘、具有强烈保肢要求的情况。

（3）广泛切除是指整块切除肿瘤和肿瘤外的正常组织，是在正常组织中进行手术，手术野无肿瘤残留。

（4）根治性切除是指以间室概念为基础的手术方法，将解剖间室结构连同软组织肿瘤全部切除，可视为局部根治性切除。根治性切除对肢体功能损伤一般较为严重，需术前综合评估[10-11]。

2 软组织肉瘤的切除为术前计划性切除，非计划切除是导致复发率增高的原因之一[12]。

3 软组织肉瘤的安全外科边界指的是达到边缘、广泛或根治性切除，即边缘及以上切除边界（R0切除）。软组织肉瘤安全外科边界的界定与肿瘤性质（包括恶性程度）相关，不同软组织肉瘤其安全边界的标准并不一致[13]。

4 软组织肉瘤采用以外科为主的综合治疗策略[14]。外科治疗的原则：手术应达到安全的外科边界。

手术包括保肢和截肢[15]。

5 保肢的适应证：①保肢手术可以获得满意的外科边界；②重要血管神经束未受累；③软组织覆盖完好；④预计保留肢体功能优于假肢；⑤远隔转移不是保肢禁忌证。

6 截肢的适应证：①患者要求或者同意截肢手术；②重要神经血管束受累；③缺乏保肢后骨或软组织重建条件；④预计假肢功能优于保肢；⑤区域或远隔转移不是截肢手术的禁忌证。

7 对于位于深筋膜浅层或者侵犯皮肤的肿瘤，应考虑切除足够的皮肤、皮下、深筋膜浅层、深层，甚至部分正常肌肉，以获取安全的外科边界。对于软组织肉瘤侵及骨的病变，需要计算好安全边界，连同受侵骨质一并切除[4]。

8 Ⅱ期高级别肉瘤术前化疗联合放疗可能有益于提高局部控制率[16]。如具有肿瘤位于深筋膜深层、直径>5cm 等高危因素者，术后进行辅助化疗可能获益[17]。

9 对于肿瘤体积较大、紧邻重要血管、神经或骨的软组织肉瘤患者，术前行新辅助放疗可能有助于增加手术局部控制率[18-19]，外科边界切缘不足时，术后放疗仍是改善局部控制的辅助方法之一[20]。

10 软组织肉瘤切除后需要进行功能重建。重建方法：①皮肤覆盖，可以选择植皮和皮瓣转移；②血管修复和移植，在软组织肉瘤侵犯重要血管时，为了达到安全外科边界，有时需要将血管做一期切除和重建；③骨骼重建，软组织肉瘤侵犯骨骼一并切除后，需要进行骨重建，可采用生物重建和机械重建两种方式；④动力重建，包括神经移植和肌肉、肌腱移位重建。

11 关于可切除肿瘤和不可切除肿瘤的定义。可切除肿瘤是指通过外科手术方式可以在安全外科边界下完整切除的肿瘤。对于不可切除肿瘤的定义仍有争议，一般是指通过外科手术无法获得安全外科边界的肿瘤或肿瘤切除后会造成重大功能障碍，甚至严重时危及生命。常见于以下4种情况：①肿瘤巨大或累及重要脏器；②肿瘤位于重要血管神经部位；③肿瘤多发转移，难以通过外科手术来控制；④合并严重内科疾病可造成致命外科手术风险。

12 非计划切除通常指将软组织肉瘤误诊为良性肿瘤而实施的不恰当外科手术切除，导致肿瘤标本切缘阳性或者肿瘤残留。通常认为缺乏术前活检和有效的磁共振影像学诊断是导致误诊的主要原因[21]。

13 非计划切除手术后的处理仍存在争议。多中心研究、大规模病例及数据库结果等循证医学证据表明，需要根据不同结果的分层来进行处理[21-22]。多中心研究数据显示非计划切除术后的局部复发未对远处转移生存率和总生存率产生影响，但是对于局部无复发生存及局部控制率影响显著[21-26]。

14 局部放疗对非计划切除的局部控制具有显著的效果，且与外科手术的彻底性呈现负相关，也就是外科切缘越差的患者，放疗的获益空间越大[22]。

15 对于非计划切除后的高级别软组织肉瘤，分为两种情况：①在切缘阴性观察期间根据不同的亚型分类采取是否化疗的策略；②切缘阳性或肿瘤残留，但MRI显示局部水肿范围较大，难以确定扩大切除范围时，考虑根据不同的肿瘤类型采用化疗，详见“4 化学治疗”。

16 对于非计划切除后的软组织肉瘤，切缘阳性患者如扩切困难，或扩切后丧失重要功能严重影响生活质量，可以放疗科会诊进行局部放疗，参见放疗部分。

参考文献

[1] ENNEKING WF. A system of staging musculoskeletal neoplasms. Clin Orthop Relat Res, 1986 (204): 9-24.

[2] WOLF RE, ENNEKING WF. The staging and surgery of musculoskeletal neoplasms. Orthop Clin North Am, 1996, 27 (3): 473-481.

[3] AHMAD R, JACOBSON A, HORNICEK F, et al. The width of the surgical margin does not influence outcomes in extremity and truncal soft tissue sarcoma treated with radiotherapy. Oncologist, 2016, 21 (10): 1269-1276.

[4] GUNDLE KR, KAFCHINSKI L, GUPTA S, et al. Analysis of margin classification systems for assessing the risk of local recurrence after soft tissue sarcoma resection. J Clin Oncol, 2018, 36 (7): 704-709.

[5] ENNEKING WF, SPANIER SS, GOODMAN MA. A system for the surgical staging of musculoskeletal sarcoma. Clin Orthop Relat Res, 1980 (153): 106-120.

[6] TANAKA K, OZAKI T. New TNM classification (AJCC eighth edition) of bone and soft tissue sarcomas: JCOG Bone and Soft Tissue Tumor Study Group. Jpn J Clin Oncol, 2019, 49 (2): 103-107.

[7] FISHER SB, CHIANG YJ, FEIG BW, et al. Comparative performance of the 7th and 8th editions of the american joint committee on cancer staging systems for soft tissue sarcoma of the trunk and extremities. Ann Surg Oncol, 2018, 25 (5): 1126-1132.

[8] WITTEKIND C, COMPTON CC, GREENE FL, et al. TNM residual tumor classification revisited. Cancer, 2002, 94 (9): 2511-2516.

[9] HASLEY I, GAO Y, BLEVINS AE, et al. The significance of a “close” margin in extremity sarcoma: A systematic review. Iowa Orthop J, 2018, 38: 123-130.

[10] ENNEKING WF, DUNHAM W, GEBHARDT MC, et al. A system for the functional evaluation of reconstructive procedures after surgical treatment of tumors of the musculoskeletal system. Clin Orthop Relat Res, 1993 (286): 241-246.
[11] KAWAGUCHI N, MATUMOTO S, MANABE J. New method of evaluating the surgical margin and safety margin for musculoskeletal sarcoma, analysed on the basis of 457 surgical cases. J Cancer Res Clin Oncol, 1995, 121 (9/10): 555-563.
[12] STOECKLE E, COINDRE J M, KIND M, et al. Evaluating surgery quality in soft tissue sarcoma. Recent Results Cancer Res, 2009, 179: 229-242.
[13] KAWAGUCHI N, AHMED AR, MATSUMOTO S, et al. The concept of curative margin in surgery for bone and soft tissue sarcoma. Clin Orthop Relat Res, 2004,(419): 165-172.
[14] NYSTROM LM, REIMER NB, REITH JD, et al. Multidisciplinary management of soft tissue sarcoma. ScientificWorldJournal, 2013, 2013: 852462.
[15] 王佳玉，王臻，牛晓辉，等. 肢体软组织肉瘤临床诊疗专家共识. 临床肿瘤学杂志，2014, 19 (7): 633-636.
[16] RAVAL RR, FRASSICA D, THORNTON K, et al. Evaluating the role of interdigitated neoadjuvant chemotherapy and radiation in the management of high-grade soft-tissue sarcoma: The Johns Hopkins Experience. Am J Clin Oncol, 2017, 40 (2): 214-217.
[17] GRONCHI A, FERRARI S, QUAGLIUOLO V, et al. Histotype-tailored neoadjuvant chemotherapy versus standard chemotherapy in patients with high-risk soft-tissue sarcomas (ISG-STS 1001): An international, open-label, randomised, controlled, phase 3, multicentre trial. Lancet Oncol, 2017, 18 (6): 812-822.
[18] LEVY A, BONVALOT S, BELLEFQIH S, et al. Is preoperative radiotherapy suitable for all patients with primary soft tissue sarcoma of the limbs ?. Eur J Surg Oncol, 2014, 40 (12): 1648-1654.
[19] KUBICEK GJ, LA COUTURE T, KADEN M, et al. Preoperative radiosurgery for soft tissue sarcoma. Am J Clin

Oncol, 2018, 41 (1): 86-89.

[20] CAI L, MIRIMANOFF R O, MOUHSINE E, et al. Prognostic factors in adult soft tissue sarcoma treated with surgery combined with radiotherapy: A retrospective single-center study on 164 patients. Rare Tumors, 2013, 5 (4): e55.

[21] BATENI SB, GINGRICH AA, JEON SY, et al. Clinical outcomes and costs following unplanned excisions of soft tissue sarcomas in the elderly. J Surg Res, 2019, 239: 125-135.

[22] DECANTER G, STOECKLE E, HONORE C, et al. Watch and wait approach for re-excision after unplanned yet macroscopically complete excision of extremity and superficial truncal soft tissue sarcoma is safe and does not affect metastatic risk or amputation rate. Ann Surg Oncol, 2019, 26 (11): 3526-3534.

[23] CHAROENLAP C, IMANISHI J, TANAKA T, et al. Outcomes of unplanned sarcoma excision: Impact of residual disease. Cancer Med, 2016, 5 (6): 980-988.

[24] GINGRICH AA, ELIAS A, MICHAEL LEE CY, et al. Predictors of residual disease after unplanned excision of soft tissue sarcomas. J Surg Res, 2017, 208: 26-32.

[25] QURESHI SS, PRABHU A, BHAGAT M, et al. Re-excision after unplanned resection of nonmetastatic nonrhabdomyosarcoma soft tissue sarcoma in children: Comparison with planned excision. J Pediatr Surg, 2017, 52 (8): 1340-1343.

[26] ZAIDI MY, ETHUN CG, LIU Y, et al. The impact of unplanned excisions of truncal/extremity soft tissue sarcomas: a multi-institutional propensity score analysis from the US Sarcoma Collaborative. J Surg Oncol, 2019, 120 (3): 332-339.

2.2 腹膜后软组织肉瘤的外科治疗

分层	Ⅰ级推荐	Ⅱ级推荐	Ⅲ级推荐
首次手术	完整切除	术前放疗（2A 类）	术前放疗 +/–IORT 同步放化疗（3 类） 术后放疗（高度选择的患者）（3 类）
肉眼残留或复发后再次手术	完整切除	观察（无症状的高分化脂肪肉瘤） 放疗 药物治疗	放疗 +/– 药物治疗（3 类） 临床试验
不可切除或转移	全身治疗	姑息放疗	姑息手术

【注释】

1 首次手术切除是 RPS 获得根治的关键机会。完整切除有助于提高患者预后，降低局部复发和远处转移风险。RPS 的首次手术应达到肉眼完整切除肿瘤（R0 及 R1 切除），手术计划应以影像学结果为基础精心设计，结合术中探查确定手术切除范围，应包括整个肿瘤及邻近受累脏器[1-5]。

2 手术方案的制订必须考虑到肿瘤的不同病理类型[6-10]。腹膜后脂肪肉瘤有较高的局部复发风险，局部复发也是造成疾病相关死亡的主要原因。腹膜后高分化脂肪肉瘤与正常的脂肪组织颇为相似，因此，腹膜后脂肪肉瘤的切除范围至少应包括影像上左右侧不对称的区域，患侧全腹膜后脂肪廓清可能有助于降低肿瘤残留的潜在风险[11]。对于边界更为清晰的平滑肌肉瘤，肿瘤邻近的器官如果不是直接粘连或受到侵犯，在保证切缘阴性的前提下，应尽量保留邻近的脏器。对于起源于大血管的 LMS，需要特别关注静脉切缘是否在镜下是阴性的。对于孤立性纤维性肿瘤，局部复发风险低，一般不需要扩大切除范围。而 MPNST 往往起源于腹膜后神经丛，获得 R0 切除极具挑战，预后差。术前应充分评估手术对邻近重要血管神经结构可能造成的损伤。

3 由于肿瘤巨大，常推移或侵犯周围的脏器和血管，手术难度较大，常常需要联合切除周围脏器，如肾脏、肾上腺、脾脏、小肠或结肠等。所有 RPS 手术的实施均建议在具备专业手术经验与技术的中心。进行腹膜后肿瘤手术切除的外科医师团队需要具备从腹部到盆腔的多种专业技术，包括处理大血管的技能、全层胸腹壁切除及重建、膈肌切除及重建、大血管的切除及重建、骨的重建等专业知识和技能，方可完成腹膜后肿瘤的切除[11]。

4 对于原发 RPS 的手术，有些重要器官是否需要保留，如肾脏、十二指肠、胰头、膀胱等，需要由处理 RPS 专业经验的外科医生根据肿瘤的生物学行为和其侵犯的程度进行综合考量后决定。对于哪些血管神经结构可以切除，也需要充分考虑到切除后可能出现的围手术期并发症及远期功能损伤。

5 如果 RPS 的首次手术只是单纯切除，在术后短期内的影像学检查中发现有肿瘤残留，应考虑进行再次根治性切除。也可以通过密切观察来排除可能存在的多灶性播散。为了达到根治性切除的目标，再次切除应该参考原发肿瘤存在时的手术切除范围。

6 术后复发是 RPS 常见的治疗失败模式，患者往往可能经历多次复发。复发的时间间隔长短、组织学亚型及分级，以及是否可再次肿瘤的完整切除，是影响患者再次术后 DFS 和 OS 的重要预后因素[11-15]。

7 再次手术的时机：如果肉眼下残留的肿瘤为高分化脂肪肉瘤，可以选择紧密随访，再次手术可以保留至肿瘤生长迅速或出现去分化成分时[11，16]。

8 不可切除 RPS 的定义：累及肠系膜上动脉、腹主动脉、腹腔干和 / 或门静脉；累及骨；生长至椎管；平滑肌肉瘤侵犯肝后下腔静脉并延伸至右心房；肝后段侵犯右心房；多个主要脏器，如肝脏、胰腺和 / 或大血管受侵[11]。

9 RPS 进行姑息减瘤术（肿瘤大部分或部分切除），一般情况下无临床获益[11，17]。在选择姑息性手术时应充分考虑的患者的年龄、合并症、病理类型及组织学分级，并评估患者的手术意愿及对手术目的的理解。

10 RPS 患者如伴有肝脏、肺等远处转移，需要根据其病理亚型、生物学行为、原发灶能否完整切除及手术目的，综合考虑是否进行手术切除。如果肿瘤恶性程度较低或转移灶可通过手术或其他方法控制，可考虑原发灶切除。

11 手术切除被认为是寡转移的首选治疗策略。

12 腹腔减瘤联合热灌注化疗：对于手术难以完整切除腹腔多发性病灶，在有症状的情况下，仅作为姑息性治疗手段考虑。腹腔的热灌注化疗（HIPEC）在腹腔“肉瘤病”患者中的使用尚在研究，缺乏获益的证据[18]。

参考文献

[1] LEWIS JJ, LEUNG D, WOODRUFF JM, et al. Retroperitoneal soft tissue sarcoma: Analysis of 500 patients treated and followed at a single institution. Ann Surg, 1998, 228 (3): 355-365.

[2] STRAUSS DC, HAYES AJ, THWAY K, et al. Surgical management of primary retroperitoneal sarcoma. Br J Surg, 2010, 97 (5): 698-706.

[3] BONVALOT S, RIVOIRE M, CASTAING M, et al. Primary retroperitoneal sarcomas: A multivariate analysis of surgical factors associated with local control. J Clin Oncol, 2009, 27 (1): 31-37.

[4] GRONCHI A, VULLO SL, FIORE M, et al. Aggressive surgical policies in a retrospectively reviewed single-institution case series of retroperitoneal soft tissue sarcoma patients. J Clin Oncol, 2009, 27 (1): 24-30.

[5] BONVALOT S, RAUT CP, POLLOCK RE, et al. Technical considerations in surgery for retroperitoneal sarcomas: Position paper from E-Surge, a master class in sarcoma surgery, and EORTC-STBSG. Ann Surg Oncol, 2012, 19 (9): 2981-2991.

[6] GRONCHI A, STRAUSS DC, MICELI R, et al. Variability in patterns of recurrence after resection of primary retroperitoneal sarcoma (RPS): A report on 1007 patients from the multi-institutional collaborative RPS Working Group. Ann Surg, 2016, 263 (5): 1002-1009.

[7] GRONCHI A, MICELI R, COLOMBO C, et al. Frontline extended surgery is associated with improved survival in retroperitoneal low-to-intermediate-grade soft tissue sarcomas. Ann Oncol, 2012, 23 (4): 1067-1073.

[8] SINGER S, ANTONESCU CR, RIEDEL E, et al. Histologic subtype and margin of resection predict pattern of recur-

rence and survival for retroperitoneal liposarcoma. Ann Surg, 2003, 238 (3): 358-370.

[9] DINGLEY B, FIORE M, GRONCHI A. Personalizing surgical margins in retroperitoneal sarcomas: An update. Expert Rev Anticancer Ther, 2019, 19 (7): 613-631.

[10] FAIRWEATHER M, GONZALEZ RJ, STRAUSS D, et al. Current principles of surgery for retroperitoneal sarcomas. J Surg Oncol, 2018, 117 (1): 33-41.

[11] SWALLOW CJ, STRAUSS DC, BONVALOT S, et al. Management of primary retroperitoneal sarcoma (RPS) in the adult: An updated consensus approach from the Transatlantic Australasian RPS Working Group. Ann Surg Oncol, 2021, 28 (12): 7873-7888.

[12] HAMILTON TD, CANNELL AJ, KIM M, et al. Results of resection for recurrent or residual retroperitoneal sarcoma after failed primary treatment. Ann Surg Oncol, 2017, 24 (1): 211-218.

[13] WILLIS F, MUSA J, SCHIMMACK S, et al. Outcome after surgical resection of multiple recurrent retroperitoneal soft tissue sarcoma. Eur J Surg Oncol, 2021, 47 (8): 2189-2200.

[14] IKOMA N, TORRES KE, LIN HY, et al. Recurrence patterns of retroperitoneal leiomyosarcoma and impact of salvage surgery. J Surg Oncol, 2017, 116 (3): 313-319.

[15] RAUT CP, CALLEGARO D, MICELI R, et al. Predicting survival in patients undergoing resection for locally recurrent retroperitoneal sarcoma: A study and novel nomogram from TARPSWG. Clin Cancer Res, 2019, 25 (8): 2664-2671.

[16] IKOMA N, ROLAND CL, TORRES KE, et al. Salvage surgery for recurrent retroperitoneal well-differentiated liposarcoma: Early reoperation may not provide benefit. Ann Surg Oncol, 2018; 25: 2193-2200.

[17] ZERHOUNI S, VAN COEVORDEN F, SWALLOW CJ. The role and outcomes of palliative surgery for retroperitoneal sarcoma. J Surg Oncol, 2018, 117 (1): 105-110.

[18] COLOMBO C, BARATTI D, KUSAMURA S, et al. The role of hyperthermic intraperitoneal chemotherapy (HIPEC) and isolated perfusion (ILP) interventions in sarcoma. J Surg Oncol, 2015, 111 (5): 570-579.

3. 放射治疗

3.1 四肢及躯干软组织肉瘤的放射治疗

3.1.1 术前放疗

适应证	Ⅰ级推荐	Ⅱ级推荐	Ⅲ级推荐
Ⅰ期（$T_{1-4}N_0M_0$，G_1 或 G_X）预期无法到达满意手术切缘或可能造成严重功能损害	• 术前放疗（2A 类）		
Ⅱ期（$T_1N_0M_0$，G_{2-3}）预期无法到达满意手术切缘或可能造成严重功能损害	• 术前放疗（2A 类）		
Ⅲ期（$T_2N_0M_0$，G_{2-3}）或（$T_{3-4}N_0M_0$，G_{2-3}）	• 术前放疗（2A 类）		• 术前化疗 + 放疗（2B 类）

【注释】

1 随着外科、药物和放疗技术的进步，软组织肉瘤的综合治疗不断进步。放疗的目的在于提高肿瘤的局控率、延长总生存，并更好地保留肢体功能。已有随机研究证实，切缘阴性的外科保肢手术联合辅助放疗，具有与截肢手术相同的局部控制率和总生存率[1-5]。

2 对于Ⅰ/Ⅱ期可手术的四肢及躯干肉瘤患者，优先考虑手术治疗。但若预期直接手术无法达到满意手术切缘或可能造成严重功能损害者，推荐行术前放疗后再手术。

3 对于Ⅲ期四肢及躯干肉瘤患者，推荐手术联合放疗。现有证据显示，无论术前放疗还是术后放疗，都较单纯手术明显提升了局部控制率。但术前放疗有助于获得更高的 R0 切除率，更好地保留肢体功能，且对总生存改善更明显[2-3，6-7]。即使对于初始可切除的Ⅲ期软组织肉瘤患者，也优先推荐术前放疗。研究显示初始可根治性切除的肢体和躯干软组织肉瘤患者术前放疗较术后放疗更能提高 OS（HR=0.72，P<0.01）[7]。

4 术前放疗的优点：使肿瘤范围更清晰，放射治疗体积更小、血运好、乏氧细胞少、放疗剂量低。

近年研究数据体现了术前放疗与术后放疗比较在长期预后中的优势，并且可以降低关节僵硬、纤维化等远期并发症发生率[6-11]。

由于术前放疗发生伤口并发症的风险相对较高[10-12]，对放疗时机的选择仍存在争议。但专家组更倾向于推荐术前放疗，尤其当放射野较大时，术前放疗更为优选。放疗后距离手术的间隔时间至少为 3~6 周[13]。

对于局部复发病灶，如未接受过放疗并且可手术切除，可考虑行术前放疗。

5 放疗范围

GTV：CT/MRI 图像显示可见的肿瘤。

CTV：GTV 向四周扩 1.5cm、纵向方向上下各扩 3~4cm 边界，包括 MRI 图像 T2 序列显示的水肿区，避开关节。如外扩超过肌肉起止点则缩至肌肉起止点；如外扩超过天然解剖屏障，如皮肤、肌群筋膜、骨，则缩至解剖屏障处。

6 放疗剂量：95%PTV（50~50.4）Gy/（1.8~2）Gy 为目前推荐的标准剂量。其他非常规分割放疗方式，如大分割放疗的疗效与不良反应是否与常规分割放疗相当，目前仍缺乏高级别的证据支持，推荐在有条件的中心可进行相关的临床研究。

摆位原则：患侧病变部位或肢体尽量采取自然体位，以固定良好、重复性好为原则，采用真空垫、发泡胶或其他体位固定装置，减少靶区部位各方向的位移及旋转。同时，应注意保护正常组织器官或患侧肢体，从而利于放射野设置。摆位还应考虑治疗中心应在肿瘤区域皮肤表面清晰可见，不被肢体或定位装置遮挡。

7 术前化疗加放疗：对于ⅢA 期（$T_2N_0M_0$，G_2/G_3）或ⅢB 期（$T_3/T_4N_0M_0$，G_2/G_3）患者，术前化疗加放疗可能增加射线对肿瘤细胞的杀伤效应，提高 pCR 率，并减少远处微转移。新辅助化疗与放疗联合的报道有一些Ⅱ期单臂前瞻性研究和回顾性研究，涉及的模式包括化疗与常规放疗交替（RT0G 9514 研究）[14]、化疗与大分割放疗同步[15-18]等；报道的化疗药物或方案包括多柔比星[15]、异环磷酰胺[17]、异环磷酰胺与表柔比星联合[16-18]、MAID 方案[14-15]等。其他一些具有放疗增敏的药物如吉西他滨[19]、替莫唑胺[20]等，研究数据极少。术前化疗联合放疗可能明显增加骨髓抑制的风险和影响术后伤口愈合，目前仅作为Ⅲ级推荐。

8 术前放疗的疗效评估应在术前放疗结束后 4~8 周进行。评估方式包括查体、CT、MRI 和 / 或 PET/CT，评估方式应与放疗前一致。术后应评估治疗后病理反应率，包括切缘状态、残留活细胞比例或肿瘤坏死率等。

9 术前放疗后拟进行广泛切除术前，建议再次进行分期检查，以避免漏诊在此期间可能出现的远处转移。

10 所有患者在开始放疗前均建议进行生育功能的知情同意（附录 8）。

3.1.2 术后放疗

适应证	Ⅰ级推荐	Ⅱ级推荐	Ⅲ级推荐
ⅠA 期（$T_1N_0M_0$，G_1）切缘不足，术前未行放疗	• 再次手术（2A 类）	• 术后放疗（2A 类）	
ⅠB 期（$T_{2\sim4}N_0M_0$，G_1）切缘充分，术前未行放疗	• 术后放疗（2A 类）		
ⅠB 期（$T_{2\sim4}N_0M_0$，G_1）切缘不足，术前未行放疗	• 再次手术 + 术后放疗（2A 类）	• 术后放疗（2B 类）	
Ⅱ期（$T_1N_0M_0$，$G_{2\sim3}$）切缘充分，术前未行放疗		• 术后放疗（2A 类）	
Ⅱ期（$T_1N_0M_0$，$G_{2\sim3}$）切缘不足，未行术前放疗	• 再次手术 + 术后放疗（2A 类）	• 术后放疗（2B 类）	
Ⅲ期（$T_{2\sim4}N_0M_0$，$G_{2\sim3}$）切缘充分，未行术前放疗	• 术后放疗（2A 类）		
Ⅲ期（$T_{2\sim4}N_0M_0$，$G_{2\sim3}$）切缘不足，未行术前放疗	• 术前放疗 + 手术（2A 类）	• 再次手术 + 术后放疗（2A 类）	
术前放疗后切缘阳性或肉眼残存			• 术后放疗补量（2B 类）

【注释】

1 术后辅助放疗与单纯手术比较，虽然无法提高总生存，但是显著改善了高级别软组织肉瘤的局部控制率。两项随机试验证实了术后放疗联合保留肢体手术在治疗高级别（以及部分低级别）软组织肉瘤中的作用。研究认为局部复发率可以控制在15%以下[2, 6]。

2 对于ⅠA期及Ⅱ期肢体及躯干肉瘤患者，手术后发现切缘不足，优先推荐再次手术治疗。研究显示，对于肿块小于5cm而切缘不足的肉瘤，再次手术获得R0切缘后其5年局部复发率为7.9%，而若直接补充放疗其5年局部复发率为43%（P=0.001 5）[21]。但若二次手术困难，且术前未行放疗，可考虑直接行术后放疗，较单纯手术亦可提升其局部控制率。另有研究显示，无论对于低级别（G_1）还是高级别（$G_{2\sim3}$）肢体肉瘤患者，手术联合辅助放疗较单纯手术均可显著降低其局部复发率[2]（P分别为0.016和0.028）。该研究中纳入低级别患者51例，其中术后放疗组26例，5年局部复发率4%，单纯手术组24例，5年局部复发率33%（P=0.016），但5年OS率差异无统计学意义（92.3% vs. 91.7%，P>0.05）。因此，结合上述两篇研究的结果，对于ⅠB期患者，推荐术后辅助放疗以降低局部复发率，而ⅠA期患者因局部复发风险相对较低，可选择密切随诊，不推荐术后放疗。

一项研究利用SEER数据库回顾性分析放疗对肉瘤患者OS的影响。低级别肉瘤患者是否接受放疗的OS差异无统计学意义。在高级别肿瘤患者中，接受放疗患者3年OS率为73%，而未接受放疗的患者为63%（HR=0.67，P<0.001）。在>5cm的高级别肿瘤的患者中，接受放疗患者的三年OS率为66%，而未接受放疗的患者为53%（HR=0.63，P<0.001）。但文中没有分

析<5cm 的高级别肿瘤患者是否能从放疗中取得 OS 的获益[22]。因此，对于Ⅱ期手术后已获得满意手术切缘的患者，局部复发风险较低，放疗可酌情考虑。对于Ⅲ期肢体及躯干肉瘤术后患者，切缘充分但未行术前放疗，推荐行辅助放疗。切缘不足者优先推荐放疗后再次手术，也可选择先再次手术后再补充放疗。

3 对于术前放疗术后阳性切缘的患者，建议再次手术。对于无法手术者，可行术后放疗补量，但放疗补量是否可以提高局部控制率目前缺乏证据[23-24]且多为回顾性研究数据。一项回顾性研究收集了 216 例新辅助放疗（剂量为 50Gy）后手术切缘阳性的肢体肉瘤患者，病理分型包括脂肪肉瘤、平滑肌肉瘤、多形性未分化肉瘤以及不明分类的 STS。其中 52 例未行补量放疗，41 例接受了术后放疗补量（16Gy），两组局部复发率分别为 11.5%（6/52）和 22.0%（9/41），5 年的无复发生存率分别为 90.4% 和 73.8%（P=0.13）[23]，放疗补量组未能降低局部复发率。另一项回顾性研究分析了 67 例新辅助放疗后切缘阳性的患者，未补量照射 10 例，术后粒子植入或术中电子线放疗补量 10 例，47 例术后外照射放疗补量。结果显示三组患者 5 年局部控制率分别为 100%，78% 和 71%（P=0.5）[24]，术后放疗补量未能提升局部控制率，但可能改善患者 OS（未补量放疗者 HR=3.4，P=0.02）。因此术后补量放疗的价值尚未确认，需有更多前瞻性的大样本临床研究去验证。目前临床上对这一类患者需充分考虑到患者潜在治疗不良反应再决定。

4 术后放疗的优势是可以有明确完整的病理结果和切缘状态，急性手术伤口并发症低。但是由于放疗的靶区范围大，剂量高，晚期并发症发生率较高，包括纤维化、关节僵硬、水肿和骨折。这些晚期毒性大多是不可逆的。

术后复发再次术后的放疗适应证，也可参考上述推荐。

5 放疗范围

GTV（如有肉眼残存）：CT/MRI 图像显示的可见肿瘤。

低危 CTV：瘤床区域（需参考术前 MRI 影像资料确认），在此区域四周扩 1.5cm、纵向方向上下各扩 4cm 边界，包括手术瘢痕及引流口，避开关节。如外扩超过肌肉起止点，则缩至肌肉起止点；如外扩超过天然解剖屏障，如皮肤、肌群筋膜、骨，则缩至解剖屏障处。

高危 CTV：瘤床区域［+GTV（如有）］，在区域四周扩 1.5cm，纵向方向上下各扩 1.5~2cm。

PTV：结合各单位摆位误差等情况，一般需在 CTV 基础上四周及上下各外扩 0.5~1cm 左右。但遇到皮肤等组织需退缩回皮肤内。

6 放疗剂量

95% 低危 PTV：50~50.4Gy/1.8~2Gy。

95% 高危 PTV：需同步加量照射，总剂量达到：

对于 R0 切除者：60~66Gy

对于 R1/R2 切除者：66~70Gy

7 摆位原则同术前。

3.1.3 姑息放疗

全身远处转移的软组织肉瘤临床预后差，姑息放疗目的是减轻痛苦，提高生活质量。

1. 放疗范围

GTV：CT/MRI 图像显示的可见肿瘤。

CTV：范围与术前放疗相同，可根据病变情况及患者一般状态调整靶区。

2. 放疗剂量：95%PTV，（50~60）Gy/（25~30）F 或 30Gy/6F。

3. 摆位原则同术前。

参考文献

[1] ROSENBERG SA, TEPPER J, GLATSTEIN E, et al. The treatment of soft-tissue sarcomas of the extremities: Prospective randomized evaluations of (1) limb-sparing surgery plus radiation therapy compared with amputation and (2) the role of adjuvant chemotherapy. Ann Surg, 1982, 196 (3): 305-315.

[2] YANG JC, CHANG AE, BAKER AR, et al. Randomized prospective study of the benefit of adjuvant radiation therapy in the treatment of soft tissue sarcomas of the extremity. J Clin Oncol, 1998, 16 (1): 197-203.

[3] KOSHY M, RICH SE, MOHIUDDIN MM. Improved survival with radiation therapy in high-grade soft tissue sarcomas of the extremities: A SEER analysis. Int J Radiat Oncol Biol Phys, 2010, 77 (1): 203-209.

[4] RAMEY SJ, YECHIELI R, ZHAO W, et al. Limb-sparing surgery plus radiotherapy results in superior survival: An analysis of patients with high-grade, extremity soft-tissue sarcoma from the NCDB and SEER. Cancer Med, 2018, 7 (9): 4228-4239.

[5] GINGRICH AA, MARRUFO AS, LIU Y, et al. Radiotherapy is associated with improved survival in patients with synovial sarcoma undergoing surgery: A national cancer database analysis. J Surg Res, 2020, 255: 378-387.

[6] O’SULLIVAN B, DAVIS AM, TURCOTTE R, et al. Preoperative versus postoperative radiotherapy in soft-tissue sarcoma of the limbs: A randomised trial. Lancet, 2002, 359 (9325): 2235-2241.

[7] SAMPATH S, SCHULTHEISS TE, HITCHCOCK YJ, et al. Preoperative versus postoperative radiotherapy in soft-tissue sarcoma: Multi-institutional analysis of 821 patients. Int J Radiat Oncol Biol Phys, 2011, 81 (2): 498-505.

[8] DAVIS AM, O'SULLIVAN B, TURCOTTE R, et al. Late radiation morbidity following randomization to preoperative versus postoperative radiotherapy in extremity soft tissue sarcoma. Radiother Oncol, 2005, 75 (1): 48-53.

[9] POLLACK A, ZAGARS GK, GOSWITZ MS, et al. Preoperative vs. postoperative radiotherapy in the treatment of soft tissue sarcomas: A matter of presentation. Int J Radiat Oncol Biol Phys, 1998, 42 (3): 563-572.

[10] NIELSEN OS, CUMMINGS B, O'SULLIVAN B, et al. Preoperative and postoperative irradiation of soft tissue sarcomas: Effect of radiation field size. Int J Radiat Oncol Biol Phys, 1991, 21 (6): 1595-1599.

[11] ALBERTSMEIER M, RAUCH A, ROEDER F, et al. External beam radiation therapy for resectable soft tissue sarcoma: A systematic review and meta-analysis. Ann Surg Oncol, 2018, 25 (3): 754-767.

[12] DAVIS AM, O'SULLIVAN B, BELL RS, et al. Function and health status outcomes in a randomized trial comparing preoperative and postoperative radiotherapy in extremity soft tissue sarcoma. J Clin Oncol, 2002, 20 (22): 4472-4477.

[13] GRIFFIN AM, DICKIE CI, CATTON CN, et al. The influence of time interval between preoperative radiation and surgical resection on the development of wound healing complications in extremity soft tissue sarcoma. Ann Surg Oncol, 2015, 22 (9): 2824-2830.

[14] KRAYBILL WG, HARRIS J, SPIRO IJ, et al. Phase Ⅱ study of neoadjuvant chemotherapy and radiation therapy in the management of high-risk, high-grade, soft tissue sarcomas of the extremities and body wall: Radiation Therapy Oncology Group Trial 9514. J Clin Oncol, 2006, 24 (4): 619-625.

[15] SPENCER RM, AGUIAR JUNIOR S, FERREIRA FO, et al. Neoadjuvant hypofractionated radiotherapy and chemotherapy in high-grade extremity soft tissue sarcomas: Phase 2 clinical trial protocol. JMIR Res Protoc, 2017, 6 (5): e97.

[16] MACDERMED DM, MILLER LL, PEABODY TD, et al. Primary tumor necrosis predicts distant control in locally advanced soft-tissue sarcomas after preoperative concurrent chemoradiotherapy. Int J Radiat Oncol Biol Phys, 2010, 76 (4): 1147-1153.
[17] RYAN CW, MONTAG AG, HOSENPUD JR, et al. Histologic response of dose-intense chemotherapy with preoperative hypofractionated radiotherapy for patients with high-risk soft tissue sarcomas. Cancer, 2008, 112 (11): 2432-2439.
[18] EILBER F, ECKARDT J, ROSEN G, et al. Preoperative therapy for soft tissue sarcoma. Hematol Oncol Clin North Am, 1995, 9 (4): 817-823.
[19] TSENG WW, ZHOU S, TO CA, et al. Phase 1 adaptive dose-finding study of neoadjuvant gemcitabine combined with radiation therapy for patients with high-risk extremity and trunk soft tissue sarcoma. Cancer, 2015, 121 (20): 3659-3667.
[20] KHOKHAR MA, AKHTAR M, SHAH GILLANI S, et al. Radiotherapy alone with concurrent chemoradiotherapy plus temozolamide in locally advanced soft tissue sarcoma at Mayo Hospital Lahore: A randomized controlled trial. J Pak Med Assoc, 2020, 70 (4): 572-576.
[21] PISTERS PW, POLLOCK RE, LEWIS VO, et al. Long-term results of prospective trial of surgery alone with selective use of radiation for patients with T1 extremity and trunk soft tissue sarcomas. Ann Surg, 2007, 246 (4): 675-681.
[22] KOSHY M, RICH SE, MOHIUDDIN MM. Improved survival with radiation therapy in high-grade soft tissue sarcomas of the extremities: A SEER analysis. Int J Radiat Oncol Biol Phys, 2010, 77 (1): 203-209.
[23] YAMI AA, GRIFFIN AM, FERGUSON PC, et al. Positive surgical margins in soft tissue sarcoma treated with preoperative radiation: Is a postoperative boost necessary？. Int J Radiat Oncol Biol Phys, 2010, 77 (4): 1191-1107.
[24] PAN E, GOLDBERG SI, CHEN YL, et al. Role of post-operative radiation boost for soft tissue sarcomas with positive margins following pre-operative radiation and surgery. J Surg Oncol, 2014, 110 (7): 817-822.

3.2 腹膜后软组织肉瘤的放射治疗

分层		Ⅰ级推荐	Ⅱ级推荐	Ⅲ级推荐
初发	可切除		• 术前放疗（2A 类）	• 术前放疗 +/– IORT • 同步放化疗（3 类） • 术后放疗（高度选择的患者）（3 类）
	不可切除		• 转化放疗（2A 类），再考虑能否手术	• 转化放疗 +/– 药物治疗（3 类），再考虑能否手术
复发先前未行放疗	可切除		• 术前放疗（2A 类）	• 术前放疗 +/– 药物治疗（3 类）
	不可切除		• 转化放疗（2A 类），再考虑能否手术	• 药物治疗（3 类），再考虑能否手术

【注释】

1 由于腹膜后肉瘤通常邻近腹腔内的重要脏器或结构，手术难以获得广泛切除，局部复发和肿瘤进展是大部分肿瘤致死的主要原因，通常需要采取多模式的综合治疗。

2 对于放疗是否可以改善 RPS 的治疗效果目前尚存在争议。一项系统综述和荟萃分析的结果显示，对比单纯手术，手术联合放疗显著提高了患者的中位 OS（P<0.000 01）和 5 年 OS 率（P<0.001）。无论是术前放疗（P<0.001）还是术后放疗（P=0.001），对比单纯手术组，中位 RFS 均获得显著延长[1]。在另一项纳入 9 068 例患者的大型病例对照、倾向性评分匹配的回顾性研究中，术前放疗 563 例，术后放疗 2 215 例，单纯手术 6 290 例。研究结构发现，与单独手术相比，术前放疗（HR=0.70，95% CI 0.59~0.82；P<0.000 1）和术后放疗（HR=0.78，95% CI 0.71~0.85；P<0.000 1）均能显著提高总生存率[2]。但一项Ⅲ期前瞻性随机对照研究 STRASS 研究（EORTC62092）显示，手术联合术前放疗，对比单纯手术，新辅助放疗未提高局控率，也未显示出生存获益，尤其是高级别 LPS 和 LMS；但对于复发主要以腹腔内（局部）为主的 RPS，如高分化脂肪肉瘤和低级别去分化脂肪肉瘤，术前放疗可能有助于减少局部复发风险[3]。因此，还需要更多的前瞻性临床随机对照研究证实术前放疗的获益。

3 术前放疗优于术后放疗的依据在于，原发肿瘤可以将腹腔肠道或重要脏器推移，术前放疗尽可能减少对周围重要脏器结构的放射损伤。同时，术前放疗降低了手术时肿瘤播散的风险，放疗后肿瘤边界更清晰，可能使肿瘤更易于切除。对于预期难以达到理想外科切缘，复发风险高或暂时不可切除的患者，行术前放疗是较好的选择。局部复发病灶如未接受过放疗，亦可考虑行术前放疗后争取手术。

4 术前放疗范围：推荐对有髂嵴上方病灶的腹膜后肿瘤均进行4D扫描。

GTV：体格检查和影像学显示的大体肿瘤。

CTV：若在4D影像指导下，GTV向四周及上下方向各扩1.5cm边界得到CTV，如果肿瘤延伸至腹股沟管，则需将GTV向下扩3cm。如果未能行4D扫描，对于髂嵴上方病灶，GTV向四周扩1.5~2cm，纵向方向上下各扩2~2.5cm；对于髂嵴下方的病灶，GTV向四周及上下方向各扩1.5cm边界得到CTV，如果肿瘤延伸至腹股沟管，则需将GTV向下扩3cm。以上所有勾画结束后均需修整，某些解剖屏障及重要器官需调整至0~5mm。

PTV：CTV四周及上下各外扩5mm（若无IGRT引导，建议外扩边界为9~12mm）[4]。

术前放疗剂量：一般外照射剂量为95%PTV（45~50.4）Gy/（1.8~2.0）Gy。然而，在经验丰富的医疗中心，可给予整个临床靶区（CTV）剂量（45~50）Gy/（1.8~2）Gy，同时对经外科医生和放射肿瘤科医生共同确定的高危腹膜后边缘，勾画出高危CTV行同步推量照射，单次分割为2.3Gy，最后至高危CTV总剂量为57.5Gy/25F[5]。

摆位原则：采取自然体位，以固定良好、重复性好为原则，采用真空垫、发泡胶或其他体位固定装置，减少靶区部位各方向的位移及旋转。摆位还应考虑治疗中心应在肿瘤区域皮肤表面清晰可见，不被遮挡。

5 放疗技术：外照射放疗的各种放疗技术，其安全性和有效性尚未在多中心随机对照研究中进行评估。因此，根据各医疗中心情况，可采用3D适形放疗，调强放疗（IMRT），螺旋断层放疗或质子治疗等技术。

6 术中放疗（IORT）技术的研究也在开展。有研究评估了行术前放疗，手术切除及术中放疗（IORT）的 RPS 患者，相比仅接受单纯手术切除的患者，手术联合 IORT，其 OS（30% vs. 74%）和局部控制率（61% vs. 83%）更高[6]。因此，对于接受过术前放疗，但术中对于切缘状态不明确或怀疑切缘阳性时，可考虑术中放疗（IORT）[6-7]。

7 术前同步放化疗的作用尚未确定，缺乏比单纯术前放疗更有效的前瞻性研究数据，且可能增加相关毒性，故仅在临床试验的前提下，由具有丰富临床治疗经验的中心开展。

8 由于正常组织在术后重新进入原瘤床区域，术后放疗的并发症风险高，腹膜后肉瘤术后不应常规行辅助放疗。如果在手术切除前没有做过放疗，则可考虑随访，在局部复发时再选择行术前外照射放疗。如果肿瘤部位特殊，局部复发风险高，挽救性手术不可行，或局部复发将引起严重并发症的患者，可考虑行术后放疗。为行术后放疗，最好在术中，在高危复发或预期为 R1/R2 切除的区域，放置夹子标记需要照射的范围。也建议用网膜或其他组织移位材料将肠道从肿瘤床移位，以降低放疗相关肠道毒性的风险。

9 放射治疗既可作为可切除 RPS 的术前治疗，也可作为不可切除患者的姑息治疗选择。

参考文献

[1] DIAMANTIS A, BALOYIANNIS I, MAGOULIOTIS DE, et al. Perioperative radiotherapy versus surgery alone for retroperitoneal sarcomas: A systematic review and meta-analysis. Radiol Oncol, 2020, 54 (1): 14-21.

[2] NUSSBAUM DP, RUSHING CN, LANE WO, et al. Preoperative or postoperative radiotherapy versus surgery alone for retroperitoneal sarcoma: A case-control, propensity score-matched analysis of a nationwide clinical oncology database. Lancet Oncol, 2016, 17 (7): 966-975.

[3] BONVALOT S, GRONCHI A, LE PÉCHOUX C, et al. Preoperative radiotherapy plus surgery versus surgery alone for patients with primary retroperitoneal sarcoma (EORTC-62092: STRASS): A multicentre, open-label, randomised, phase 3 trial. Lancet Oncol, 2020, 21 (10): 1366-1377.

[4] BALDINI EH, WANG D, HAAS RL, et al. Treatment guidelines for preoperative radiation therapy for retroperitoneal sarcoma: Preliminary Consensus of an International Expert Panel. Int J Radiat Oncol Biol Phys, 2015, 92 (3): 602-612.

[5] TZENG CW, FIVEASH JB, POPPLE RA, et al. Preoperative radiation therapy with selective dose escalation to the margin at risk for retroperitoneal sarcoma. Cancer, 2006, 107 (2): 371-379.

[6] GIESCHEN HL, SPIRO IJ, SUIT HD, et al. Long-term results of intraoperative electron beam radiotherapy for primary and recurrent retroperitoneal soft tissue sarcoma. Int J Radiat Oncol Biol Phys, 2001, 50 (1): 127-131.

[7] WANG LB, MCANENY D, DOHERTY G, et al. Effect of intraoperative radiotherapy in the treatment of retroperitoneal sarcoma. Int J Clin Oncol, 2017, 22 (3): 563-568.

4. 化学治疗

4.1 术前化疗

病理类型		Ⅰ级推荐	Ⅱ级推荐	Ⅲ级推荐
非多形性横纹肌肉瘤*	可切除**	• 直接手术（1A 类）	• 术前化疗（1A 类） • VAC	
	不可切除**	• 术前化疗（1A 类） • 低危： VAC VA • 中危： VAC VAC/VI 交替 VDC/IE 交替 • 高危： VAC/VI/VDC/IE 交替 • 中枢侵犯： VAI/VACa/VDE/VDI 交替		

术前化疗（续）

病理类型		Ⅰ级推荐	Ⅱ级推荐	Ⅲ级推荐
多形性横纹肌肉瘤		• 参照非特指型软组织肉瘤		
非特指型软组织肉瘤	可切除	• 直接手术（1A 类）	• 临床研究	
	不可切除	• 术前放疗（1A 类）	• 术前化疗（2A 类） • A • AI • EI • MAID	

注：[*]关于非多形性横纹肌肉瘤定义见注释 3。[**]关于可切除和不可切除的概念见外科治疗（MSTS/Enneking 外科分期）注释 11。

VAC：长春新碱 + 放线菌素 D+ 环磷酰胺；VA：长春新碱 + 放线菌素 D；VI：长春新碱 + 伊立替康；VDC：长春新碱 + 多柔比星 + 环磷酰胺；IE：异环磷酰胺 + 依托泊苷；VAI：长春新碱 + 放线菌素 D+ 异环磷酰胺；VACa：长春新碱 + 放线菌素 D+ 卡铂；VDE：长春新碱 + 多柔比星 + 依托泊苷；VDI：长春新碱 + 多柔比星 + 异环磷酰胺；A：多柔比星；AI：多柔比星 + 异环磷酰胺；EI：表柔比星 + 异环磷酰胺；MAID：美司钠 + 多柔比星 + 异环磷酰胺 + 达卡巴嗪。

【注释】

1 术前化疗，又称新辅助化疗，主要用于肿瘤巨大、累及重要脏器、与周围重要血管神经关系密切、预计手术切除无法达到安全外科边界或切除后会造成重大机体功能残障甚至危及生命的高级别软组织肉瘤患者。术前化疗具有以下优点：①可以使肿瘤与神经、血管、肌肉的边界清晰，降低截肢风险，提高保肢率和肢体功能；②腹膜后肉瘤的术前化疗可以减少对正常器官的切除；③提高手术切缘阴性率，降低局部复发风险；④与术前放疗联合使用时具有增敏的效果；⑤具有杀灭微小转移灶的效果；⑥很多患者因为术后并发症不能按时行辅助化疗，术前化疗可以减少这种情况对生存的影响；⑦依据术前化疗的病理缓解率可以制订后续化疗方案。

2 化疗敏感性是软组织肉瘤是否选择化疗的重要依据。常见软组织肉瘤的化疗敏感性大致分为①高度敏感：胚胎性 / 腺泡状横纹肌肉瘤；②中高度敏感：滑膜肉瘤、黏液样脂肪肉瘤和子宫平滑肌肉瘤；③中度敏感：多形性脂肪肉瘤、黏液纤维肉瘤、上皮样肉瘤、多形性横纹肌肉瘤、平滑肌肉瘤、恶性周围神经鞘膜瘤、血管肉瘤、促结缔组织增生性小圆细胞肿瘤、头皮和面部血管肉瘤；④不敏感：去分化脂肪肉瘤和透明细胞肉瘤；⑤极不敏感：腺泡状软组织肉瘤和骨外黏液样软骨肉瘤。

3 横纹肌肉瘤可分为胚胎性 RMS、腺泡状 RMS、多形性 RMS 以及梭形细胞 / 硬化性 RMS 四类，其中多形性 RMS 的化疗方案参考非特指型软组织肉瘤。非多形性 RMS 包括胚胎性 RMS、腺泡状 RMS 和梭形细胞 / 硬化性 RMS。目前关于成人 RMS 的研究报道较少，一般认为成人 RMS 的预后比儿童 RMS 差，但是意大利米兰国家癌症研究所通过对 171 例成人 RMS 的随访发现，如果成人 RMS 患者按儿童 RMS 方案化疗，能取得与儿童患者相似的疗效。因此本指南推荐成人非多形性 RMS 的化疗证据主要来源于儿童 RMS 的研究[1]。

胚胎性 RMS 和腺泡状 RMS 对化疗非常敏感，对于肿块巨大或累及重要脏器和结构、无法完整切除的患者，可在活检病理明确诊断后予以术前化疗。其化疗方案需要根据病理类型、是否存在 *FOXO1* 融合基因、年龄、TNM 分期、IRS 分组和是否存在中枢受累等因素进行危险度分级来选择[2-5]（附录 9~11）。完成 12 周左右的化疗后，经外科会诊，若能达到完整切除者可以选择手术治疗。其中胚胎性 RMS 是预后良好的病理类型，腺泡状 RMS 中 70%~80% 存在 13 号染色体的 *FOXO1* 基因与 2 号染色体的 *PAX7* 或 1 号染色体的 *PAX3* 基因转位，形成融合基因 *PAX3*：：*FKHR* 或 *PAX7*：：*FKHR*，其 OS 和 EFS 差，远处转移率高，而 *FOXO1* 融合基因阴性患者的预后和胚胎型 RMS 类似[6]。因此推荐有条件的单位对腺泡状 RMS 常规进行 *FOXO1* 融合基因检测，根据危险度确定化疗方案。

梭形细胞 / 硬化性 RMS 是非多形性 RMS 中的罕见类型，占 5%~10%，2020 版 WHO 软组织肿瘤分类将其列为一类单独的亚型。针对这类亚型化疗的临床研究较少，且均为回顾性研究，目前并无标准化疗方案推荐。日本国立癌症中心医院 1997 年到 2014 年收治了 16 例梭形细胞 / 硬化性 RMS 患者，选用 VAC 方案化疗，56% 的患者达到客观缓解，但一半以上患者后期出现复发或病情进展，因此推荐 VAC 作为初始化疗方案，但需明确其化疗敏感性及预后比胚胎性 RMS 和腺泡状 RMS 患者的要差[7]。

4 非特指型软组织肉瘤需除外以下三类亚型。①化疗高度敏感的肉瘤：尤因肉瘤和非多形性横纹肌肉瘤；②化疗极不敏感的肉瘤：腺泡状软组织肉瘤和骨外黏液样软骨肉瘤；③需要特殊处理的软组织肿瘤：胃肠道间质瘤和韧带样纤维瘤病。在非特指型软组织肉瘤中，对化疗相对敏感、肿瘤体积较大、累及重要脏器、与周围重要血管神经关系密切、预计手术切除无法达到安全外科边界或切除后会造成重大机体功能残障甚至危及生命的高级别软组织肉瘤患者可以进行术前化疗，而一期手术可以达到安全外科边界下完整切除的患者不推荐术前化疗。

5 非特指型软组织肉瘤的术前化疗方案可以选择多柔比星（A）、多柔比星＋异环磷酰胺（AI）、美司钠＋多柔比星＋异环磷酰胺＋达卡巴嗪（MAID）等。在术前化疗中，为争取降期，通常推荐联合化疗方案[8-10]。术前化疗方案需要根据患者的一般情况、治疗耐受性和意愿综合制订。

6 软组织肉瘤的化疗效果与剂量强度密切相关。推荐剂量为：多柔比星单药 75mg/m^2，联合化疗时为 60mg/m^2，每 3 周为 1 个周期[11-12]；异环磷酰胺单药剂量 8~12g/m^2，联合化疗时可考虑为 7.5g/m^2，每 3 周为 1 个周期[13-14]。

7 ISG-STS 1001 研究探索了根据软组织肉瘤亚型选择不同的术前化疗方案，分别为黏液样脂肪肉瘤（MLPS）选择曲贝替定，SS 选择大剂量异环磷酰胺，LMS 选择吉西他滨＋达卡巴嗪，UPS 选择吉西他滨＋多西他赛，MPNST 选择异环磷酰胺＋依托泊苷，与标准的表柔比星＋异环磷酰胺（EI）方案对比，发现两组的 5 年 OS 率分别为 66% 和 76%（P=0.018），提示术前化疗采用 EI 方案可带来生存获益[15]。

8 一项阿霉素和异环磷酰胺联合安罗替尼对不可切除软组织肉瘤新辅助转化治疗的研究结果表明[16]，共纳入 28 例患者，总体 ORR 为 28.57%，DCR 为 100%，共有 24 例患者接受了手术，保肢率和 R0 切除率分别为 91.67%（n=22/24）和 87.50%（n=21/24）。直至末次随访，平均 PFS 和 RFS 分别为 21.70 个月和 23.97 个月。在治疗期间 67.87% 的患者出现≥3 级 AE，未发生与治疗相关的死亡。此研究也为不可切除软组织肉瘤患者的新辅助治疗阶段提供了新的思路。

9 所有年轻患者在开始化疗前均建议进行生育功能相关的知情同意（附录 8）。

参考文献

[1] FERRARI A, DILEO P, CASANOVA M, et al. Rhabdomyosarcoma in adults. A retrospective analysis of 171 patients treated at a single institution.Cancer，2003，98（3）：571-580.

[2] JR LAWRENCE W, GEHAN EA, HAYS DM, et al. Prognostic significance of staging factors of the UICC staging system in childhood rhabdomyosarcoma: A report from the Intergroup Rhabdomyosarcoma Study (IRS-Ⅱ). J Clin Oncol, 1987, 5 (1): 46-54.

[3] MAURER HM, BELTANGADY M, GEHAN EA, et al. The Intergroup Rhabdomyosarcoma Study-I. A final report. Cancer, 1988, 61 (2): 209-220.

[4] DASGUPTA R, RODEBERG DA. Update on rhabdomyosarcoma. Semin Pediatr Surg, 2012, 21 (1): 68-78.

[5] MISSIAGLIA E, WILLIAMSON D, CHISHOLM J, et al. PAX3/FOXO1 fusion gene status is the key prognostic molecular marker in rhabdomyosarcoma and significantly improves current risk stratification. J Clin Oncol, 2012, 30 (14): 1670-1677.

[6] WILLIAMSON D, MISSIAGLIA E, DE REYNIÈS A, et al. Fusion gene-negative alveolar rhabdomyosarcoma is clinically and molecularly indistinguishable from embryonal rhabdomyosarcoma. J Clin Oncol, 2010, 28 (13): 2151-2158.

[7] YASUI N, YOSHIDA A, KAWAMOTO H, et al. Clinicopathologic analysis of spindle cell/sclerosing rhabdomyosarcoma. Pediatr Blood Cancer, 2015, 62 (6): 1011-1016.

[8] MAUREL J, LOPEZ-POUSA A, PENAS RDL, et al. Standard-dose doxorubicin versus sequential dose-dense doxorubicin and ifosfamide in patients with untreated advanced soft tissue sarcoma (ASTS): A GEIS Study. J Clin Oncol, 2008, 26 (15): 431-436.

[9] GRONCHI A, FERRARI S, QUAGLIUOLO V, et al. Histotype-tailored neoadjuvant chemotherapy versus standard chemotherapy in patients with high-risk soft-tissue sarcomas (ISG-STS 1001): An international, open-label, randomised, controlled, phase 3, multicentre trial. Lancet Oncol, 2017, 18 (6): 812-822.

[10] DELANEY TF, SPIRO IJ, SUIT HD, et al. Neoadjuvant chemotherapy and radiotherapy for large extremity soft-tissue sarcomas. Int J Radiat Oncol Biol Phys, 2003, 56 (4): 1117-1127.

[11] LORIGAN P, VERWEIJ J, PAPAI Z, et al. Phase Ⅲ trial of two investigational schedules of ifosfamide compared with standard-dose doxorubicin in advanced or metastatic soft tissue sarcoma: A European Organisation for Research and Treatment of Cancer Soft Tissue and Bone Sarcoma Group Study. J Clin Oncol, 2007, 25 (21): 3144-3150.

[12] MAUREL J, LÓPEZ-POUSA A, DE LAS PEÑAS R, et al. Efficacy of sequential high-dose doxorubicin and ifosfamide compared with standard-dose doxorubicin in patients with advanced soft tissue sarcoma: An open-label randomized phase Ⅱ study of the Spanish group for research on sarcomas. J Clin Oncol, 2009, 27 (11): 1893-1898.

[13] WORDEN FP, TAYLOR JM, BIERMANN JS, et al. Randomized phase Ⅱ evaluation of 6 g/m^2 of ifosfamide plus doxorubicin and granulocyte colony-stimulating factor (G-CSF) compared with 12 g/m^2 of ifosfamide plus doxorubicin and G-CSF in the treatment of poor- prognosis soft tissue sarcoma. J Clin Oncol, 2005, 23 (1): 105-112.

[14] JUDSON I, VERWEIJ J, GELDERBLOM H, et al. Doxorubicin alone versus intensified doxorubicin plus ifosfamide for first-line treatment of advanced or metastatic soft-tissue sarcoma: A randomised controlled phase 3 trial. Lancet Oncol, 2014, 15 (4): 415-423.

[15] GRONCHI A, PALMERINI E, QUAGLIUOLO V, et al. Neoadjuvant chemotherapy in high-risk soft tissue sarcomas: final results of a randomized trial from Italian (ISG), Spanish (GEIS), French (FSG), and Polish (PSG) Sarcoma Groups. J Clin Oncol, 2020, 38 (19): 2178-2186.

[16] LONG Z, LU Y, LI M, et al. Evaluation of anlotinib combined with adriamycin and ifosfamide as conversion therapy for unresectable soft tissue sarcomas. Cancers (Basel), 2023, 15 (3): 700.

4.2 术后化疗

肿瘤类型及风险分级		Ⅰ级推荐	Ⅱ级推荐	Ⅲ级推荐
非多形性横纹肌肉瘤	低危*	• VA（1A 类）		
	中危*	• VAC（1A 类） • VAC/VI 交替（1A 类） • VDC/IE 交替（1A 类）		
	高危*	• VAC/VI/VDC/IE 交替（1A 类）		
	中枢侵犯*	• VAI/VACa/VDE/VDI 交替（1A 类）		
非特指型软组织肉瘤	Ⅰ~Ⅱ期	• 观察（2A 类）	• 伴高危因素时可行术后化疗方案（2B 类） • AI • EI • A	
非特指型软组织肉瘤	Ⅲ期	• 术后化疗方案（2A 类） • AI • EI • A	• 观察（2B 类）	

注：* 关于低危、中危、高危和中枢侵犯的概念见附录 11。表中化疗方案同术前化疗表中相应类型的肿瘤化疗方案。

【注释】

1 术后化疗旨在消灭亚临床病灶，减少远处转移和复发的风险，提高患者的生存率。

2 术后化疗可改善非多形性横纹肌肉瘤患者的 DFS 和 OS，推荐按危险度级别选择化疗方案。

3 非特指型软组织肉瘤的辅助化疗一直存在争议，主要是因为 EORTC 62931 研究表明术后 AI（多柔比星 + 异环磷酰胺）方案辅助化疗未改善 OS、RFS、5 年局部复发率和 5 年远处转移率[1]。但该研究存在设计上的缺陷，比如入组了Ⅱ~Ⅲ期肉瘤患者；肿瘤大小及部位不受限制；异环磷酰胺使用剂量偏低（仅使用 $5g/m^2$，低于常用的 $8\sim10g/m^2$）等。对美国国家癌症数据库进行大数据分析，筛选出 1998—2012 年间Ⅲ期软组织肉瘤患者 16 370 例，其中 5 377 例可以纳入生存分析，化疗组的中位 OS 为 82.7 个月，观察组的中位 OS 为 51.3 个月（$P<0.01$）[2]。法国肉瘤组的随访数据也显示 FNCLCC 3 级的患者可以从辅助化疗中获益，5 年无转移生存率（metastasis-free survival，MFS）由 49% 提高到 58%（$P=0.01$），5 年 OS 率由 45% 提高到 58%（$P=0.000\ 2$）[3]。因此，对于Ⅲ期化疗敏感的肉瘤患者推荐术后化疗，Ⅱ期患者具备以下高危因素时也可考虑术后化疗：肿瘤位置深，肿瘤累及周围血管，包膜不完整或突破间室，FNCLCC 3 级，局部复发二次切除术等。

4 1997 年发表的一项荟萃分析显示以多柔比星为基础的辅助化疗可以明显延长局部复发及远处转移的时间，改善无复发生存时间，但 OS 仅有延长的趋势[4]。在此基础上，2008 年的一项荟萃分析更新了部分临床研究，结果显示辅助化疗对比术后观察的局部复发风险比为 0.73（$P=0.02$），远处转移及复发风险比均为 0.67（$P=0.000\ 1$）[5]，而且在死亡风险比方面，单药多柔比星（A）

为 0.84（P=0.09），多柔比星＋异环磷酰胺（AI）为 0.56（P=0.01），提示联合化疗在 OS 方面更具有优势。2001 年意大利肉瘤研究组发表了一项表柔比星＋异环磷酰胺（EI）方案用于辅助治疗的研究，纳入了 3 级软组织肉瘤患者 104 例（直径 ≥ 5cm 或复发），随机分为试验组和观察组，试验组接受 5 个周期 EI 方案辅助化疗，结果显示辅助化疗显著改善 DFS 和 OS，两组 mDFS 分别为 48 个月和 16 个月（P=0.03），mOS 分别为 75 个月和 46 个月（P=0.04）[6]。

5 建议术后化疗在伤口愈合后尽早开始，共完成 4~6 周期[7]。是否选择联合治疗以及治疗疗程，还需要根据患者的具体情况及意愿，综合制订治疗方案。

参考文献

[1] WOLL PJ, REICHARDT P, LE CESNE A, et al. Adjuvant chemotherapy with doxorubicin, ifosfamide, and lenograstim for resected soft-tissue sarcoma (EORTC 62931): A multicentre randomised controlled trial. Lancet Oncol, 2012, 13 (10): 1045-1054.

[2] MOVVA S, VON MEHREN M, ROSS EA, et al. Patterns of chemotherapy administration in high-risk soft tissue sarcoma and impact on overall survival. J Natl Compr Canc Netw, 2015, 13 (11): 1366-1374.

[3] ITALIANO A, DELVA F, MATHOULIN-PELISSIER S, et al. Effect of adjuvant chemotherapy on survival in FNCLCC grade 3 soft tissue sarcomas: A multivariate analysis of the French Sarcoma Group Database. Ann Oncol, 2010, 21 (12): 2436-2441.

[4] Sarcoma Meta-analysis Collaboration. Adjuvant chemotherapy for localised resectable soft-tissue sarcoma of adults: Meta-analysis of individual data. Lancet, 1997, 350 (9092): 1647-1654.

[5] PERVAIZ N, COLTERJOHN N, FARROKHYAR F, et al. A systematic meta-analysis of randomized controlled trials of adjuvant chemotherapy for localized resectable soft-tissue sarcoma. Cancer, 2008, 113 (3): 573-581.
[6] FRUSTACI S, GHERLINZONI F, DE PAOLI A, et al. Adjuvant chemotherapy for adult soft tissue sarcomas of the extremities and girdles: Results of the Italian randomized cooperative trial. J Clin Oncol, 2001, 19 (5): 1238-1247.
[7] GHERLINZONI F, BACCI G, PICCI P, et al. A randomized trial for the treatment of high-grade soft-tissue sarcomas of the extremities: Preliminary observations. J Clin Oncol, 1986, 4 (4): 552-558.

4.3 转移或复发的不可切除软组织肉瘤的化疗

肿瘤类型	线数	Ⅰ级推荐	Ⅱ级推荐	Ⅲ级推荐
非多形性横纹肌肉瘤	一线	• VAC/VI/VCD/IE 交替（1A 类） • VAI/VACa/VDE/VDI 交替（中枢侵犯）（1A 类）		
	二线	• 环磷酰胺 + 托泊替康（2A 类） • 长春瑞滨（2A 类） • 环磷酰胺 + 长春瑞滨（2A 类） • 吉西他滨 + 多西他赛（2A 类） • 多柔比星 + 异环磷酰胺（2A 类） • 卡铂 + 依托泊苷（2A 类）	• 临床试验	• 最佳支持治疗

转移或复发的不可切除软组织肉瘤的化疗（续）

肿瘤类型	线数	Ⅰ级推荐	Ⅱ级推荐	Ⅲ级推荐
非特指型软组织肉瘤	一线	• A（2A 类） • AI（2A 类）	• 多柔比星 + 曲贝替定（LMS）（2A 类） • 多柔比星 + 达卡巴嗪（LMS）（2B 类） • 临床试验	• 最佳支持治疗
	二线	• 依据具体类型选择化疗方案（2A 类）	• 临床试验	• 最佳支持治疗

注：表中化疗方案同术前化疗表中相应类型的肿瘤化疗方案。

所有患者开始化疗前均建议进行生育功能的知情同意（附录 8）。

【注释】

1 姑息性化疗是对于转移或复发且不能完整切除肿瘤患者采取的化疗，目的是使肿瘤缩小、稳定，以减轻症状，延长生存期，提高生活质量。考虑到软组织肉瘤的多样性、异质性和化疗较明显的不良反应，姑息化疗方案的制订需要因人而异。

2 转移性非多形性横纹肌肉瘤患者，化疗方案应按照高危组选择 VAC/VI/VDC/IE 交替，有部分化疗效果好但仍存在病灶残留者也可积极选择手术或放疗等局部治疗。二线化疗可选方案包括：环磷酰胺 + 托泊替康、长春瑞滨、环磷酰胺 + 长春瑞滨、吉西他滨 + 多西他赛、多柔比星 + 异环磷酰胺和卡铂 + 依托泊苷。

3 多柔比星和异环磷酰胺是非特指型软组织肉瘤的基石用药。EORTC 62012 研究比较了单药多柔比星（A）和多柔比星 + 异环磷酰胺（AI）方案治疗晚期软组织肉瘤患者的疗效，结果显示 AI 组的 ORR 远高于单药 A 组（26% vs. 14%，P<0.000 6），中位 PFS 也高于单药 A 组（7.4 个月 vs. 4.6 个月，P=0.003），但两组的 OS 差异无统计学意义（14.3 个月 vs. 12.8 个月，P=0.076）。分层分析显示，除了未分化多形性肉瘤亚组 OS 具有显著获益以外，其他亚型均没有显著的 OS 获益，且联合治疗的不良反应发生率较高[1]。一项随机对照Ⅲ期临床研究，将 AI 方案中的多柔比星剂量由 50mg/m^2 提高到 75mg/m^2，中位 PFS 由 19 周显著提高到 29 周（P=0.03），但中位 OS 差异无统计学意义（55 周 vs. 56 周，P=0.98）[2]。因此姑息一线化疗方案可以个体化选择 A 或者 AI 方案，而且不推荐提高化疗药物剂量。

4 表柔比星和多柔比星脂质体的心脏毒性小于多柔比星，但疗效相当[3]，对于多柔比星的累积剂量较大，或年龄较大、存在基础心脏疾病的患者，可以考虑使用表柔比星和多柔比星脂质体代替多柔比星，但缺乏大规模临床研究证据。

5 D’Ambrosio 等[4]报道的一项 EORTC-STBSG 回顾性研究，评价了多柔比星 + 达卡巴嗪（AD）、多柔比星 + 异环磷酰胺（AI）和多柔比星（A）一线治疗晚期 / 转移性平滑肌肉瘤的疗效。2010

年1月至2015年12月在EORTC-STBSG的18家中心收集330例患者。117例（39%）接受AD治疗，71例（23%）接受AI治疗，115例（38%）接受A治疗。在2：1：2倾向评分匹配的205例患者中，三组患者的中位PFS分别为9.2个月、8.2个月和4.8个月，ORR分别为30.9%、19.5%和25.6%。AD组的mPFS明显优于A组（*HR*=0.72，95% *CI* 0.52~0.99）。三组的中位OS分别为36.8个月、21.9个月和30.3个月，没有显著性差异。在倾向评分匹配的人群中，多柔比星+达卡巴嗪在ORR和PFS方面表现出较好的疗效，值得在前瞻性试验中进一步评估。

6 LMS-04是一项多中心、开放标签、优效性的随机Ⅲ期临床试验[5]，从2017年1月18日至2019年3月21日，纳入了来自法国肉瘤组（French Sarcoma Group）20个中心既往未接受过化疗的转移性或复发性不可切除平滑肌肉瘤患者150例，子宫平滑肌肉瘤67例，软组织平滑肌肉瘤83例。随机分配（1：1）接受多柔比星（75mg/m^2），每3周一次，最多6个周期；或多柔比星（60mg/m^2）+曲贝替定（1.1mg/m^2，d1），每3周一次，最多6个周期，随后单用曲贝替定维持治疗。多柔比星组76例，多柔比星+曲贝替定组74例。结果显示，多柔比星+曲贝替定组的中位无进展生存期显著优于多柔比星组，分别为12.2个月和6.2个月（*HR*=0.41，95% *CI* 0.29~0.58，*P*<0.000 1）。最常见的3~4级AE为中性粒细胞减少，两组SAE的发生率分别为12%和20%。研究表明，与单独使用多柔比星相比，多柔比星+曲贝替定一线治疗转移性或不可切除平滑肌肉瘤患者可显著提高无进展生存期，尽管毒性较高但可控制，可考虑作为转移性平滑肌肉瘤一线治疗的一种选择。

7 非特指型软组织肉瘤的二线治疗没有公认的化疗方案，可以参照病理类型进行选择：如平滑肌肉瘤可以选择吉西他滨+达卡巴嗪、吉西他滨+多西他赛或者曲贝替定；脂肪肉瘤可以选择曲贝替定或者艾立布林；滑膜肉瘤可以选择大剂量异环磷酰胺；未分化多形性肉瘤可以选择吉西他滨+多西他赛；血管肉瘤可以选择紫杉醇等[6-7]。METASARC 观察性研究在 2 225 例转移性 STS 患者中探索了真实世界的结果，发现前线的联合化疗、病理亚型为平滑肌肉瘤、转移病灶接受局部治疗和 OS 正相关，但是除了平滑肌肉瘤外，其他病理类型接受二线之后系统治疗的获益非常有限[8]。

8 对于不适合化疗的晚期非特指型软组织肉瘤患者（例如高龄），没有公认的治疗方案。ALTER-S003 研究采用安罗替尼一线治疗不适合化疗的晚期软组织肉瘤患者，结果显示 4 个月和 6 个月的临床获益率（CBR）分别为 65.4%（17/26）和 38.5%（10/26）[9]。安全性良好，大部分 AE 为 1~2 级，最常见的 3 级 AE 为高血压（17.2%）。安罗替尼有望成为不适合化疗的晚期软组织肉瘤患者一线治疗选择。另外一项安罗替尼联合表柔比星一线治疗晚期软组织肉瘤患者的单臂Ⅱ期临床研究结果显示[10]：ORR 为 13.3%，DCR 为 80%，中位 PFS 达 11.5 月。据此，一项大型多中心Ⅲ期注册临床研究正在国内开展，期待该方案成为晚期软组织肉瘤的一线治疗选择。

9 在一项多中心、随机Ⅲ期临床试验[11]中纳入既往接受过蒽环类药物治疗的晚期中高级别肉瘤患者 452 例，其中 LPS 143 例和 LMS 309 例，对比艾立布林与达卡巴嗪的疗效，其中艾立布林组 228 例，达卡巴嗪组 224 例。与达卡巴嗪相比，艾立布林显著改善了总体人群的 OS（13.5 个月 vs. 11.5 个月，*HR*=0.77，*P*=0.016 9）。亚组分析显示，艾立布林为 LPS 患者也带来了明显生存获益，艾立布林和达卡巴嗪治疗的 mOS 分别为 15.6 个月和 8.4 个月（*HR*=0.51，95%*CI* 0.35~0.75）；而 LMS 亚组没有显著差异，mOS 分别为 12.7 个月和 13.0 个月（*HR*=0.93，95%*CI* 0.71~1.20）。根据这项研究结果，FDA 批准了艾立布林用于蒽环类药物治疗失败的晚期 LPS 患者。

10 曲贝替定被 FDA 批准用于平滑肉瘤和脂肪肉瘤的二线化疗，与达卡巴嗪相比，中位 PFS 由 1.5 个月提高到 4.2 个月（$P<0.001$）。分层分析显示，曲贝替定治疗平滑肌肉瘤和脂肪肉瘤均有效，尤以黏液样脂肪肉瘤疗效更佳。但是，曲贝替定较达卡巴嗪并没有带来 OS 获益[12]。

11 对于复发 / 转移不可切除的 RPS，姑息性化疗原则及方案参照四肢躯干 / 原发、复发 / 转移不可切除肉瘤的治疗部分。

参考文献

[1] JUDSON I, VERWEIJ J, GELDERBLOM H, et al. Doxorubicin alone versus intensified doxorubicin plus ifosfamide for first-line treatment of advanced or metastatic soft-tissue sarcoma: A randomised controlled phase 3 trial. Lancet Oncol, 2014, 15 (4): 415-423.

[2] LE CESNE A, JUDSON I, CROWTHER D, et al. Randomized phase Ⅲ study comparing conventional-dose doxorubicin plus ifosfamide versus high-dose doxorubicin plus ifosfamide plus recombinant human granulocyte-macrophage colony-stimulating factor in advanced soft tissue sarcomas: A trial of the European Organization for Research and Treatment of Cancer/Soft Tissue and Bone Sarcoma Group. J Clin Oncol, 2000, 18 (14): 2676-2684.

[3] JUDSON I, RADFORD JA, HARRIS M, et al. Randomised phase Ⅱ trial of pegylated liposomal doxorubicin (DOXIL/CAELYX) versus doxorubicin in the treatment of advanced or metastatic soft tissue sarcoma: A study by the EORTC Soft Tissue and Bone Sarcoma Group. Eur J Cancer, 2001, 37 (7): 870-877.

[4] D'AMBROSIO L, TOUATI N, BLAY JY, et al. Doxorubicin plus dacarbazine, doxorubicin plus ifosfamide, or doxorubicin alone as a first-line treatment for advanced leiomyosarcoma: A propensity score matching analysis from the Euro-

pean Organization for Research and Treatment of Cancer Soft Tissue and Bone Sarcoma Group. Cancer. 2020, 126 (11): 2637-2647.

[5] PAUTIER P, ITALIANO A, PIPERNO-NEUMANN S, et al. Doxorubicin alone versus doxorubicin with trabectedin followed by trabectedin alone as first-line therapy for metastatic or unresectable leiomyosarcoma (LMS-04): A randomised, multicentre, open-label phase 3 trial. Lancet Oncol. 2022, 23 (8): 1044-1054.

[6] EBELING P, EISELE L, SCHUETT P, et al. Docetaxel and gemcitabine in the treatment of soft tissue sarcoma-a single-center experience. Onkologie, 2008, 31 (1/2): 11-16.

[7] GARCÍA-DEL-MURO X, LÓPEZ-POUSA A, MAUREL J, et al. Randomized phase Ⅱ study comparing gemcitabine plus dacarbazine versus dacarbazine alone in patients with previously treated soft tissue sarcoma: A Spanish Group for Research on Sarcomas study. J Clin Oncol, 2011, 29 (18): 2528-2533.

[8] SAVINA M, LE CESNE A, BLAY JY, et al. Patterns of care and outcomes of patients with METAstatic soft tissue SARComa in a real-life setting: The METASARC observational study. BMC Med, 2017, 15 (1): 78.

[9] HUANG X, YE ZM, LI T, et al. A phase Ⅱ study of anlotinib in the first-line treatment of locally advanced or metastatic soft tissuc sarcoma. J Clin Oncol, 2021, 39(15_suppl): c23531.

[10] ZHOU YH, WANG ZM, ZHUANG RY, et al. A phase Ⅱ study of epirubicin combined with anlotinib followed by anlotinib in the first-line treatment of advanced unresectablesoft tissue sarcoma. J Clin Oncol, 2021, 39(15_suppl): e23536.

[11] SCHÖFFSKI P, CHAWLA S, MAKI RG, et al. Eribulin versus dacarbazine in previously treated patients with advanced liposarcoma or leiomyosarcoma: A randomised, open-label, multicentre, phase 3 trial. Lancet, 2016, 387 (10028): 1629-1637.

[12] DEMETRI GD, VON MEHREN M, JONES RL, et al. Efficacy and safety of trabectedin or dacarbazine for metastatic liposarcoma or leiomyosarcoma after failure of conventional chemotherapy: Results of a phase Ⅲ randomized multicenter clinical trial. J Clin Oncol, 2016, 34 (8): 786-793.

5. 靶向 / 免疫治疗

5.1　靶向治疗

5.1.1　晚期或不可切除软组织肉瘤的二线靶向治疗

靶向药物	Ⅰ级推荐	Ⅱ级推荐	Ⅲ级推荐
安罗替尼（anlotinib）	软组织肉瘤（1A 类）		
培唑帕尼（pazopanib）		软组织肉瘤（1A 类）（脂肪肉瘤除外）	
瑞戈非尼（regorafenib）			软组织肉瘤（2B 类）（脂肪肉瘤除外）

【注释】

1　抗肿瘤靶向药物作为新的治疗手段，已成功应用于多种类型肿瘤的治疗。靶向药物相对于化疗，具有副作用小和耐受性好的特点。近年来一些靶向治疗药物对特定组织学类型的晚期软组织肉瘤（STS）显示出较好前景，已有多种靶向药物应用于晚期或不可切除 STS 的治疗。本部分所列靶向药物均用于晚期或不可切除软组织肉瘤的药物治疗，不用于术后辅助治疗。

2 安罗替尼、培唑帕尼和瑞戈非尼可以作为不可切除或晚期软组织肉瘤的二线治疗选择，但培唑帕尼和瑞戈非尼不推荐用于脂肪肉瘤。

3 安罗替尼是一种多靶点酪氨酸酶抑制剂，具有抑制肿瘤血管新生及抑制肿瘤生长的双重靶向作用。安罗替尼二线治疗晚期软组织肉瘤的Ⅱ期研究显示，安罗替尼有效率为 12.6%，12 周无进展生存率达 68.4%，中位无进展生存期为 5.63 个月，中位总生存期为 12.33 个月[1]。在随机对照的ⅡB 期研究中（ALTER 0203），与安慰剂相比，安罗替尼可以显著延长患者无进展生存期，降低疾病进展风险（6.27 个月 vs. 1.47 个月，HR=0.33，P<0.000 1）。亚组分析显示，安罗替尼能显著延长滑膜肉瘤（5.73 个月 vs. 1.43 个月，P<0.000 1）、平滑肌肉瘤（5.83 个月 vs. 1.43 个月，P<0.000 1）及腺泡状软组织肉瘤（18.23 个月 vs. 3 个月，P<0.000 1）等多种亚型患者的 PFS[2]。安罗替尼除了常规监测血压外，还需要注意定期监测甲状腺功能。

4 培唑帕尼是一种特异性靶向肿瘤血管生成和肿瘤细胞增殖相关受体的小分子酪氨酸激酶抑制剂。2012 年 4 月 26 日美国 FDA 批准培唑帕尼用于化疗失败的除脂肪肉瘤以外转移性软组织肉瘤的二线治疗。一项随机对照的Ⅲ期研究（PALETTE）入组了 369 例经标准化疗失败且未曾接受血管生成抑制剂治疗的转移性软组织肉瘤患者。与安慰剂相比，培唑帕尼能显著延长患者的无进展生存期（4.6 个月 vs. 1.6 个月，HR=0.35，P<0.000 1）。两者的总生存期差异无统计学意义（12.5 个月 vs. 11 个月，P=0.25）[3]。

一项在中国 STS 人群中的临床研究，收集了培唑帕尼治疗的不同亚型 STS 成人患者 40 例。结果表明，ORR 为 37.5%（15/40），疾病控制率（DCR）为 80.0%（32/40），中位无进展生存期

（mPFS）为 5.3 个月[4]。

培唑帕尼在 STS 患者中的最常见不良事件为疲乏、腹泻、恶心、皮肤毛发色素脱失、体重减轻和高血压。临床应用中要注意监测患者的肝功能，一旦出现肝功能异常应及时处理。对于基线存在中度肝损伤患者，可减量至 200mg/d；严重肝损伤患者不建议使用。

5 在一项安慰剂对照的随机Ⅱ期临床试验（REGOSARC）中，瑞戈非尼可以显著提高多柔比星治疗失败的非脂肪肉瘤组 STS 患者的 mPFS（4.0 个月 vs. 1.0 个月，P<0.000 1）；而 mOS 没有显著获益，分别为 13.4 个月和 9 个月（P=0.059）。除了脂肪肉瘤亚组以外，滑膜肉瘤、平滑肌肉瘤和其他肉瘤患者中，瑞戈非尼治疗均有 mPFS 获益[5]。

参考文献

[1] CHI Y, FANG Z, HONG X, et al. Safety and efficacy of anlotinib, a multikinase angiogenesis inhibitor, in patients with refractory metastatic soft-tissue sarcoma. Clin Cancer Res, 2018, 24 (21): 5233-5238.

[2] CHI Y, YAO Y, WANG SS, et al. Anlotinib for metastasis soft tissue sarcoma: A randomized, double-blind, placebo-controlled and multi-centered clinical trial. J Clin Oncol, 2018, 36(15_suppl): abstr 11503.

[3] VAN DER GRAAF WT, BLAY JY, CHAWLA SP, et al. Pazopanib for metastatic soft-tissue sarcoma (PALETTE): A randomised, double-blind, placebo-controlled phase 3 trial. Lancet, 2012, 379 (9829): 1879-1886.

[4] XU BS. The significant effects of pazopanib treatment in Chinese patients with advanced soft tissue sarcoma and predictive analysis through whole-exon sequencing. //2018 CTOS Meeting. No 3026226.

[5] MIR O, BRODOWICZ T, ITALIANO A, et al. Safety and efficacy of regorafenib in patients with advanced soft tissue

sarcoma (REGOSARC): A randomised, double-blind, placebo-controlled, phase 2 trial. Lancet Oncol, 2016, 17 (12): 1732-1742.

5.1.2 特殊病理亚型晚期或不可切除软组织肉瘤的靶向治疗

病理亚型	Ⅰ级推荐	Ⅱ级推荐	Ⅲ级推荐
腹膜后高分化 / 去分化脂肪肉瘤			• 哌柏西利（3 类） • 阿贝西利（3 类）
腺泡状软组织肉瘤	安罗替尼（2A 类）		• 培唑帕尼（3 类） • 舒尼替尼（3 类）
透明细胞肉瘤	安罗替尼（2A 类）		
ALK 融合的炎性肌纤维母细胞瘤			• 克唑替尼（3 类） • 塞瑞替尼（3 类）
恶性孤立性纤维瘤			• 索拉非尼（3 类） • 舒尼替尼（3 类） • 培唑帕尼（3 类） • 贝伐珠单抗 + 替莫唑胺（3 类）
隆突性皮肤纤维肉瘤	• 伊马替尼（3 类）		

特殊病理亚型晚期或不可切除软组织肉瘤的靶向治疗（续）

病理亚型	Ⅰ级推荐	Ⅱ级推荐	Ⅲ级推荐
恶性血管周上皮样细胞瘤		• 白蛋白结合型西罗莫司（2B 类）	• 依维莫司（3 类） • 西罗莫司（3 类） • 替西罗莫司（3 类）
上皮样肉瘤		• 他泽司他（2B 类）	
NTRK 融合的肉瘤	• 拉罗替尼（3 类） • 恩曲替尼（3 类）		
RET 融合的肉瘤			• 塞普替尼（3 类）

【注释】

1 通常情况下，靶向治疗用于不可切除或晚期软组织肉瘤的二线治疗。但在一些特殊病理亚型由于缺乏标准、有效的一线化疗方案，所以特定的靶向药物可以考虑用于特定类型不可切除或晚期软组织肉瘤的一线治疗，如 CDK4 抑制剂哌柏西利、阿贝西利可以用于高分化 / 去分化脂肪肉瘤的一线治疗；安罗替尼、培唑帕尼和舒尼替尼可以用于腺泡状软组织肉瘤的一线治疗；克唑替尼和塞瑞替尼用于 *ALK* 融合的炎性肌纤维母细胞瘤的一线治疗；白蛋白结合型西罗莫司、依维莫司和西罗莫司用于恶性血管周上皮样细胞瘤的一线治疗；伊马替尼可以用于隆突性皮肤纤维肉瘤的一线治疗。

2 在基因检测方面，CDK4 抑制剂哌柏西利、阿贝西利用于高分化 / 去分化脂肪肉瘤的治疗建议检测 *CDK4* 基因扩增；伊马替尼用于隆突性皮肤纤维肉瘤的治疗建议进行 *COLIA1*：：*PDGFB* 融合基因的检测；克唑替尼和塞瑞替尼用于炎性肌纤维母细胞瘤的治疗，需要检测 *ALK* 融合基因，特别需要注意的是，与肺癌 *EML4*：：*ALK* 融合基因不同，炎性肌纤维母细胞瘤的 *ALK* 融合基因为 *PM3*：：*ALK*、*TPM4*：：*ALK*、*CLTC*：：*ALK*、*RANBP2*：：*ALK*、*CARS*：：*ALK* 和 *ATIC*：：*ALK*，需要特殊的分子诊断检测。

3 脂肪肉瘤有以下几个亚型：高分化脂肪肉瘤（WDLPS）、去分化脂肪肉瘤（DDLPS）、黏液样脂肪肉瘤、多形性脂肪肉瘤和黏液样多形性脂肪肉瘤。黏液样脂肪肉瘤对化疗较为敏感，可以考虑含多柔比星为主的化疗。对于局部晚期或转移性的 WDLPS 和 DDLPS 患者仍然缺乏效果较好的治疗方法。90% 的 WDLPS 和 DDLPS 患者存在 *CDK4* 基因扩增，提示该部分患者有可能从 CDK4 抑制剂中获益。哌柏西利（palbociclib）是一种选择性的 CDK4 抑制剂。在一项开放性Ⅱ期研究中，哌柏西利治疗 *CDK4* 扩增的晚期 WD/DDLPS 患者 30 例，29 例可评估疗效。结果显示，12 周的 PFS 率为 66%，超过了预设的主要终点（40%）。中位 PFS 为 18 周，1 例患者部分缓解（PR）。3/4 级 AE 包括贫血（17%）、血小板减少（30%）、中性粒细胞减少（50%）和发热性中性粒细胞减少（3%）[1]。在该项研究的扩展队列中，CDK4 抑制剂哌柏西利治疗 WD/DDLPS 60 例，其中 WDLPS 13 例，DDLPS 47 例。全组可评价的患者 59 例，12 周 PFS 率为 57.2%，中位 PFS 为 17.9 周，哌柏西利显示一定的疗效[2]。阿贝西利（abemaciclib）也是一种选择性的 CDK4 抑制剂，在一项Ⅱ期临床研究中，阿贝西利治疗复发或转移性 DDLPS 患者 30 例，可评估疗效者

29 例，12 周 PFS 率为 75.9%（22/29），mPFS 为 30 周，ORR 为 6.9%（2/29）[3-4]。

4 腺泡状软组织肉瘤（ASPS）是一种罕见的、对化疗极不敏感的软组织肉瘤。一项安罗替尼和安慰剂随机对照、双盲、多中心Ⅱb 期临床研究中，亚组分析显示，安罗替尼治疗 ASPS 患者（n=56）较安慰剂组的 mPFS 显著延长，分别为 18.23 个月和 3 个月（P<0.000 1）；透明细胞肉瘤和上皮样肉瘤患者（n=17）的 mPFS 有延长的趋势（9.07 个月 vs. 4.3 个月，P=0.82）[5]。一项回顾性研究中，30 例接受培唑帕尼治疗的 ASPS 患者，可评估患者 29 例，1 例 CR，7 例 PR，17 例 SD，ORR 为 27.6%，DCR 为 86.2%。中位随访 19 个月，mPFS 为 13.6 个月，1 年 PFS 率为 59%，mOS 未达到。结果显示，培唑帕尼在 ASPS 患者中取得了一定疗效[6]。2011 年报道的一项回顾性分析中，在 9 例 ASPS 患者中对舒尼替尼的疗效进行评价，其中 5 例 PR，3 例 SD，1 例 PD，mPFS 为 17 个月。在另一项舒尼替尼和西地尼布（cediranib）治疗 ASPS 的小样本随机对照Ⅱ期研究中，两组的 ORR 分别为 7.1%（1/14）和 6.7%（1/15），DCR 分别为 78.6%（11/14）和 86.7%（13/15）。舒尼替尼可能通过 PDGFR 和 RET 等相关机制在 ASPS 中产生抗肿瘤活性[7-8]。

5 炎性肌纤维母细胞瘤（inflammatory myofibroblastic tumor，IMT）的组织学特征是炎性浸润的梭形细胞增生，具有局部侵袭性。IMT 是低度恶性软组织肉瘤，手术切除是治疗 IMT 的主要手段，少数病例用塞来昔布等非甾体抗炎药物治疗有效。大约一半的 IMT 患者伴有 *ALK* 基因融合，导致 ALK 表达异常。一项 ALK 抑制剂克唑替尼单药治疗晚期、不能手术的 IMT 患者的多中心、前瞻性Ⅱ期临床试验中，50%（6/12）ALK 阳性患者和 14%（1/7）ALK 阴性患者达到客观缓解（ORR）[9]。在一项多中心、开放标签、Ⅰ期剂量爬坡和扩展研究中，塞瑞替尼治疗 ALK 阳性复发难治性 IMT 患者 10 例，ORR 为 70%[10]。

6 恶性孤立性纤维瘤（solitary fibrous tumor，SFT）/ 血管外皮瘤是一种罕见的软组织肉瘤亚型，通常是低度恶性肿瘤，但在 20% 的病例中仍可能表现出转移潜能。在转移性或不可切除的情况下，蒽环类药物为基础的化疗效果较差。索拉非尼治疗 SFT 患者有一定的效果。一项来自法国的Ⅱ期临床研究中，亚组分析显示，5 例进展期 SFT 患者经过索拉非尼治疗，有 2 例获得 9 个月的疾病控制[11]。2012 年，一项单中心回顾性研究中，分析了舒尼替尼治疗的进展性晚期 SFT 患者 35 例。按照 RECIST 标准，可评估患者 31 例，PR 2 例，SD 16 例，PD 13 例，ORR 为 6.5%，DCR 为 58.0%，mPFS 6 个月；按照 Choi 标准，可评估患者 29 例，PR 4 例，ORR 为 13.8%[12]。一项欧洲的多中心、单臂、Ⅱ期试验评价了培唑帕尼在恶性 SFT 和去分化 SFT 患者中的疗效和安全性。2014 年 6 月至 2016 年 11 月共纳入 36 例患者（恶性 SFT 34 例，去分化 SFT 2 例）。根据 Choi 标准，可评价患者 35 例，PR 18 例（51.4%），SD 9 例（25.7%）。由于 2 例去分化 SFT 患者出现早期快速进展，停止入组该类患者。无治疗相关死亡。3 级以上 AE 包括高血压 31%（11/36）、中性粒细胞减少 11%（4/36）和 ALT 升高 11%（4/36）等[13]。一项回顾性研究中，贝伐珠单抗联合替莫唑胺治疗局部晚期、复发、转移性恶性 SFT 患者 14 例。结果显示，根据 Choi 标准，11 例 PR（79%），2 例 SD（14%），1 例 PD（7%）。中位至反应时间为 2.5 个月，中位 PFS 为 9.7 个月，6 个月 PFS 率为 78.6%。常见 AE 为骨髓抑制[14]。

7 90% 以上的隆突性皮肤纤维肉瘤（dermatofibrosarcoma protuberans，DFSP）患者伴有 17 号染色体 *COL1A1* 和 22 号染色体的 *PDGFB* 基因融合，从而导致 PDGFR 通路的过度活化，提示隆突性皮肤纤维肉瘤患者有可能从相应的靶向治疗中获益。Rutkowski 等[15]对 EORTC 和 SWOG 的两项伊马替尼治疗局部晚期或转移性 DFSP 患者的Ⅱ期临床试验进行汇总分析，结果显示，24

例患者中，PR 11 例（45.8%），SD 6 例（25%），PD 4 例（16.7%），中位至进展时间为 1.7 年，1 年 OS 率为 87.5%。目前，伊马替尼获批用于治疗不能切除的复发或转移性 DFSP 患者。

8 恶性血管周上皮样细胞瘤（perivascular epithelioid cell tumor，PEComa）是一种极为罕见的间充质肿瘤，最常见于内脏（尤其是胃肠道和子宫）、腹膜后、腹壁和盆腔等部位。对于晚期疾病患者而言，mTOR 信号传导通路异常活化为靶向治疗提供了理论依据。在一项前瞻性、单臂的Ⅱ期临床研究中，探讨 mTOR 抑制剂白蛋白结合型西罗莫司（100mg/m^2，静脉注射，d1、d8，每 3 周 1 次）治疗恶性 PEComa 的疗效和安全性。34 例患者接受治疗，31 例可评估疗效。总有效率为 39%，2 例 CR 和 10 例 PR，16 例 SD（52%），3 例 PD（10%）。中位缓解持续时间为 2.5 年。9 例 *TSC2* 突变患者中有 8 例（89%）获得缓解，16 例无 *TSC2* 突变患者中有 2 例（13%）获得缓解。mPFS 10.6 个月，mOS 40.8 个月。大多数治疗相关不良事件为 1 级或 2 级，未发生 ≥4 级治疗相关不良事件[16]。2021 年 11 月，FDA 批准白蛋白结合型西罗莫司用于进展期不可切除或转移性 PEComa 的治疗。2010 年，一项病例报道了西罗莫司治疗转移性恶性 PEComa 患者 3 例，均观察到肿瘤对西罗莫司的反应。[17]。2014 年，一项回顾性研究报道了西罗莫司或替西罗莫司治疗的恶性 PEComa 患者 10 例，其中 9 例接受西罗莫司，1 例接受替西罗莫司。按照 RECIST 标准，5 例 PR（50%），1 例 SD（10%），1 例 PD（10%）[18]。

9 90% 的上皮样肉瘤具有 *INI1* 表达缺失，导致依赖于转录抑制子 EZH2（组蛋白甲基转移酶）的恶性转化和肿瘤发生。他泽司他（tazemetostat）是一种选择性的口服 EZH2 抑制剂，属于表观遗传学药物。在一项多中心、开放标签的Ⅱ期篮子研究中，>16 岁的上皮样肉瘤患者 62 例，口服他泽司他 800mg/ 次，一日两次。研究结果显示，mPFS 为 5.5 个月，mOS 为 19 个月，ORR

为 15%（9/62），DCR 为 71%。>3 级的毒性反应包括贫血（6%）和体重下降（3%）。2020 年 1 月，FDA 批准他泽司他上市，用于治疗不适合手术的转移性或局部晚期上皮样肉瘤患者[19]。

10 一项拉罗替尼（larotrectinib）治疗标准治疗失败的不能手术或转移性 *NTRK* 融合实体瘤患者的Ⅰ/Ⅱ期临床试验，纳入 4 个月至 76 岁的患者 55 例，软组织肉瘤 21 例，其中 7 例为婴儿型纤维肉瘤。*NTRK* 融合软组织肉瘤患者的客观缓解率 ORR 为 95%，而且缓解持续时间较长。55 例患者中，1 年后，71% 的患者持续缓解。到临床研究截止时，中位的缓解时间和无进展时间尚未达到。拉罗替尼不良反应较轻微，大部分是 1 级，5% 的患者有 3~4 级不良反应，没有患者因不良反应而中断治疗。拉罗替尼对具有 *NTRK* 融合的软组织肉瘤具有显著而持久的疗效[20]。2018 年 11 月 FDA 批准拉罗替尼上市，用于治疗 *NTRK* 融合基因阳性的实体瘤患者。在一项恩曲替尼（entrectinib）治疗 *NTRK* 融合阳性实体瘤患者的Ⅱ期临床研究中，共纳入软组织肉瘤患者 26 例，占全组患者的 21.5%（26/121）。结果显示，STS 患者的 ORR 为 57.7%（15/26），中位缓解持续时间为 15.0 个月，中位 PFS 为 10.1 个月，中位 OS 为 18.7 个月。恩曲替尼在 *NTRK1*（26/48，54.2%）或 *NTRK3*（47/67，70.1%）基因融合患者中产生了相似的应答率。6 例 *NTRK2* 基因融合患者中有 1 例（16.7%）肿瘤减少。总的来说，没有观察到恩曲替尼应答和融合伴侣之间的关系。安全性分析显示，TRAE 大多为 1~3 级，最常见的是味觉障碍、腹泻、疲劳和体重增加。大多数 TRAE 是可逆的，并在剂量调整后得到缓解[21-22]。

11 在一项多中心、开放标签、多队列试验中，入组 41 例 *RET* 融合阳性实体瘤患者（非小细胞肺癌和甲状腺癌除外）。大多数患者（95%）具有转移性疾病。90% 的患者之前接受过全身性治疗。在所有患者都接受塞普替尼治疗，ORR 为 44%，其中 CR 率为 4.9%。中位缓解持续时间（DOR）

为 24.5 个月，67% 的患者缓解持续时间至少 6 个月。获得缓解的肿瘤类型包括了软组织肉瘤[23]。
12 软组织肉瘤的大型Ⅲ期临床研究较少，Ⅱ期、小样本或回顾性研究较多。本章节所列相关靶向治疗药物，因国内外相关临床研究显示出一定的治疗效果，可作为患者个体化治疗选择参考。

参考文献

[1] DICHSON MA, TAP WD, KEOHAN ML, et al. Phase Ⅱ trial of the CDK4 inhibitor PD0332991 in patients with advanced CDK4-amplified well-differentiated or dedifferentiated liposarcoma. J Clin Oncol, 2013, 31 (16): 2024-2028.

[2] DICKSON MA, SCHWARTZ GK, KEOHAN ML, et al. Progression-free survival among patients with well-differentiated or dedifferentiated liposarcoma treated with CDK4 Inhibitor palbociclib: A phase 2 clinical trial. JAMA Oncol, 2016, 2 (7): 937-940.

[3] DICKSON MA, KOFF A, D'ANGELO SP, et al. Phase 2 study of the CDK4 inhibitor abemaciclib in dedifferentiated liposarcoma. J Clin Oncol, 2019, 37 (15_suppl): 11004.

[4] GAHVARI Z, PARKES A. Dedifferentiated liposarcoma: Systemic therapy options. Curr Treat Options Oncol, 2020, 21 (2): 15.

[5] CHI Y, YAO Y, WANG SS, et al. Anlotinib for metastasis soft tissue sarcoma: A randomized, double-blind, placebo-controlled and multi-centered clinical trial. J Clin Oncol, 2018, 36(15_suppl): abstr 11503.

[6] STACCHIOTTI S, MIR O, CESNE AL, et al. Activity of pazopanib and trabectedin in advanced alveolar soft part sarcoma. Oncologist, 2018, 23 (1): 62-70.

[7] STACCHIOTTI S, NEGRI T, ZAFFARONI N, et al. Sunitinib in advanced alveolar soft part sarcoma: Evidence of a

direct antitumor effect. Ann Oncol, 2011, 22 (7): 1682-1690.

[8] STACCHIOTTI, TAMBORINI E, MARRARI A, et al. Response to sunitinib malate in advanced alveolar soft part sarcoma. Clin Cancer Res, 2009, 15: 1096-1104.

[9] SCHOFFSKI P, SUFLIARSKY J, GELDERBLOM H, et al. Crizotinib in patients with advanced, inoperable inflammatory myofibroblastic tumours with and without anaplastic lymphoma kinase gene alterations (European Organisation for Research and Treatment of Cancer 90101 CREATE): A multicentre, single-drug, prospective, non-randomised phase 2 trial. Lancet Respir Med, 2018, 6 (6): 431-441.

[10] FISCHER M, MORENO L, ZIEGLER DS, et al. Ceritinib in paediatric patients with anaplastic lymphoma kinase-positive malignancies: An open-label, multicentre, phase 1, dose-escalation and dose-expansion study. Lancet Oncol, 2021, 22 (12): 1764-1776.

[11] VALENTIN T, FOURNIER C, PENEL N, et al. Sorafenib in patients with progressive malignant solitary fibrous tumors: A subgroup analysis from a phase Ⅱ study of the French Sarcoma Group (GSF/GETO). Invest New Drugs, 2013, 31(6):1626-1627.

[12] STACCHIOTTI S, NEGRI T, LIBERTINI M, et al. Sunitinib malate in solitary fibrous tumor (SFT). Ann Oncol, 2012, 23: 3171-3179.

[13] MARTUB-BROTO J, STACCHIOTTI S, LOPEZ-POUSA S, et al. Pazopanib for treatment of Advanced malignant and dedifferentiated solitary fibrous tumour: A multicentre, single-arm, phase 2 trial. Lancet Oncol, 2019, 20 (1): 134-144.

[14] PARJ MS, PATEL SR, LUDWIG JA, et al. Activity of temozolomide and bevacizumab in the treatment of locally advanced, recurrent, and metastatic hemangiopericytoma and malignant solitary fibrous tumor. Cancer, 2011, 117: 4939-4947.

[15] RUTKOWSKI P, GLABBEKE MV, RANKIN CJ, et al. Imatinib mesylate in advanced dermatofibrosarcoma protu-

berans: Pooled analysis of two phase Ⅱ clinical trials. J Clin Oncol, 2010, 28 (10): 1772-1779.

[16] WAGNER AJ, RAVI V, RIEDEL RF, et al. *Nab*-Sirolimus for patients with malignant perivascular epithelioid cell tumors. J Clin Oncol, 2021, 39 (33): 3660-3670.

[17] WAGNER AJ, MALINOWSKA-KOLODZIEJ I, MORGAN JA, et al. Clinical activity of mTOR inhibition with sirolimus in malignant perivascular epithelioid cell tumors: Targeting the pathogenic activation of mTORC1 in tumors. J Clin Oncol, 2010, 28 (5): 835-840.

[18] BENSON C, VITFELLRASMUSSE J, MARUZZO M, et al. A retrospective study of patients with malignant pecoma receiving treatment with sirolimus or temsirolimus: The Royal Marsden Hospital Experience. Anticancer Res, 2014, 34: 3663-3668.

[19] GOUNDER M, SCHFFSKI P, JONES RL, et al. Tazemetostat in advanced epithelioid sarcoma with loss of INI1/SMARCB1: An international, open-label, phase 2 basket study. Lancet Oncol, 2020, 21 (11): 1423-1432.

[20] DRILON A, LAETSCH TW, KUMMAR S, et al. Efficacy of larotrectinib in TRK fusion-positive cancers in adults and children. N Engl J Med, 2018, 378 (8): 731-739.

[21] DOEBELE RC, DRILON A, PAZ-ARES L, et al. Entrectinib in patients with advanced or metastatic NTRK fusion-positive solid tumours: Integrated analysis of three phase 1-2 trials. Lancet Oncol, 2020, 21 (2): 271-282.

[22] DEMETRI GD, DE BRAUD F, DRILON A, et al. Updated integrated analysis of the efficacy and safety of entrectinib in patients with NTRK fusion-positive solid tumors. Clin Cancer Res, 2022, 28 (7): 1302-1312.

[23] SUBBIAH V, WOLF J, KONDA B, et al. Tumour-agnostic efficacy and safety of selpercatinib in patients with RET fusion-positive solid tumours other than lung or thyroid tumours (LIBRETTO-001): A phase 1/2, open-label, basket trial. Lancet Oncol, 2022, 23 (10): 1261-1273.

5.2 免疫治疗

特殊病理亚型晚期或不可切除软组织肉瘤的免疫治疗

病理亚型	Ⅰ级推荐	Ⅱ级推荐	Ⅲ级推荐
腺泡状软组织肉瘤		• 阿特珠单抗（3类） • 帕博利珠单抗（3类） • 帕博利珠单抗联合阿昔替尼（3类）	• 其他获批上市的免疫检查点抑制剂
任何亚型：TMB-H、dMMR/MSI-H		• 帕博利珠单抗（3类） • 纳武利尤单抗 +/– 伊匹单抗（3类）	• 其他获批上市的免疫检查点抑制剂
未分化多形性肉瘤 皮肤血管肉瘤 经典型卡波西肉瘤 黏液纤维肉瘤		• 帕博利珠单抗（3类） • 纳武利尤单抗 +/– 伊匹单抗（3类）	• 其他获批上市的免疫检查点抑制剂
去分化脂肪肉瘤			• 帕博利珠单抗（3类） • 其他获批上市的免疫检查点抑制剂

【注释】

1 基于免疫检查点抑制剂 PD-1/PD-L1 抗体的免疫治疗在多种肿瘤中表现出的有效性，其在软组织肉瘤治疗中的效果也受到了特别的关注。

2 在一项多中心、单臂、开放标签的Ⅱ期研究（SARC-028）[1]中，探索了帕博利珠单抗（pembrolizumab）对于治疗晚期软组织肉瘤或骨肉瘤患者的有效性和安全性。研究纳入了 40 例软组织肉瘤、40 例骨肉瘤患者。在软组织肉瘤队列中分别包括了未分化多形性肉瘤（UPS）10 例、去分化脂肪肉瘤（DDLPS）10 例、平滑肌肉瘤（LMS）10 例、滑膜肉瘤（SS）10 例。UPS 组中 4 例有效（ORR 40%），DDLPS 组中 2 例 PR（ORR 20%）。2019 年 ASCO 上进一步报道了 UPS 和 DDLPS 组的队列扩展试验结果，分别入组 40 例和 39 例患者。在 UPS 组中，总体 ORR 为 23%，中位 PFS 为 12 周，而 DDLPS 组总体 ORR 为 10%，中位 PFS 为 8 周[2]。

3 2017 年发表的一项针对晚期软组织肉瘤免疫治疗的单中心、Ⅰ期篮式试验发现[3]，帕博利珠单抗对腺泡状软组织肉瘤（ASPS）的疗效较好，4 例 ASPS 患者中 2 例达到 PR，2 例 SD。NCI 发起了另一项阿特珠单抗（atezolizumab）治疗转移性 ASPS 的单臂、Ⅱ期研究，中期分析显示，19 例可评价患者中，8 例获得 PR，ORR 为 42%[4]。这项研究的入组人群中包含了阿特珠单抗作为姑息一线治疗的转移性 ASPS 患者。

4 在一项单中心、单臂、Ⅱ期研究[5]中，探索了阿昔替尼联合帕博利珠单抗在既往至少一线治疗失败的进展期或转移性软组织肉瘤中的疗效。研究共入组了 33 例患者，其中包括 12 例 ASPS。所有可评价患者总体的 ORR 为 26.7%，中位 PFS 为 4.7 个月。亚组分析显示，非 ASPS 患者组的中位 PFS 为 3.0 个月，ASPS 亚组的 ORR 为 54.5%，中位 PFS 为 12.4 个月。阿昔替尼联合帕博利珠单抗对于 ASPS 的作用更为突出。

5 Saerens 等[6]在一项荟萃分析中，纳入了 2017 年至 2020 年发表的 27 项软组织肉瘤免疫治疗临床研究，其中Ⅰ期研究 3 项，Ⅰ/Ⅱ期研究 2 项，Ⅱ期研究 22 项。总共包括软组织肉瘤患者 1 012 例，中位年龄为 37（6~85）岁，涵盖 25 种病理亚型，其中 UPS 157 例（16.5%），LPS 137 例（14.4%），LMS 120 例（12.6%）。总有效率为 14%，疾病控制率为 55%，中位 PFS 为 1.8~11.5 个月，中位 OS 为 6.1~34.7 个月。PD-1 单抗单药治疗的 ORR 为 14%，PD-1 单抗 +CTLA-4 单抗治疗的 ORR 为 16%，PD-1 单抗 + 酪氨酸激酶抑制剂治疗的 ORR 为 20%，PD-1 单抗 + 化疗的 ORR 为 20%，PD-1 单抗 + 免疫调节剂治疗的 ORR 为 8%。新辅助治疗的 ORR 为 9%，晚期一线治疗的 ORR 为 23%，晚期二线以上治疗的 ORR 为 13%。有效率较高的是经典型卡波西肉瘤（CKS）、腺泡状软组织肉瘤（ASPS）和未分化多形性肉瘤（UPS），ORR 分别为 69%（22/32）、35%（38/109）和 20%（32/158）。其次是血管肉瘤 26%（6/23）、黏液纤维肉瘤 22%（2/9）、骨外软骨肉瘤 20%（5/25）和上皮样肉瘤 18%（3/17）等。子宫平滑肌肉瘤（ORR 6%）、平滑肌肉瘤（ORR 10%）和脂肪肉瘤（ORR 11%）的疗效有限。

6 一项前瞻性、开放标签、多中心Ⅱ期临床试验[7]，使用伊匹木单抗（1mg/kg 静脉注射每 6 周）和纳武利尤单抗（240mg 静脉注射每 2 周）治疗转移性或不可切除的血管肉瘤。主要终点为 RECIST 1.1 的客观有效率（ORR）。次要终点包括无进展生存期（PFS）和总生存期，以及毒性。采用两阶段设计。共有 16 例可评估患者。中位年龄 68 岁（25~81 岁）；既往治疗的中位线数为 2 线。9 例为皮肤血管肉瘤，7 例为非皮肤肿瘤。ORR 为 25%（4/16）。60% 的原发性皮肤头皮或面部血管肉瘤患者（3/5）获得了确认的反应。6 个月 PFS 率为 38%。75% 的患者经历了不良事件，25% 为 3~4 级不良事件；免疫相关不良反应（irAE）为 68.8%，其中 3 级或 4 级 irAE 为谷丙转氨酶 / 谷草转氨酶升高和腹泻。研究同时发现，评估肿瘤突变负荷（TMB）的 7 例患者中有 1 例显示高 TMB（24 个突变 /mb）；该患者实现了部分缓解（PR）。3 例 PD-L1 免疫组化患者中有 2 例 PD-L1 高表达；一例取得了 PR。结果显示伊匹木单抗联合纳武利尤单抗治疗血管肉瘤的疗效可，尤其头皮或面部皮肤血管肉瘤反应佳，不良反应与其他双免研究相似，值得进一步研究。

参考文献

[1] TAWBI HA, BURGESS M, BOLEJACK V, et al. Pembrolizumab in advanced soft-tissue sarcoma and bone sarcoma (SARC028): A multicentre, two-cohort, single-arm, open-label, phase 2 trial. Lancet Oncol, 2017, 18: 1493-1501.

[2] BURGESS MA, BOLEJACK V, SCHUETZE S, et al. Clinical activity of pembrolizumab (P) in undifferentiated pleomorphic sarcoma (UPS) and dedifferentiated/pleomorphic liposarcoma (LPS): Final results of SARC028 expansion cohorts. J Clin ncol, 2019, 37 (15_suppl): 11015.

[3] GROISBERG R, HONG D S, BEHRANG A, et al. Characteristics and outcomes of patients with advanced sarcoma enrolled in early phase immunotherapy trials. J Immunother Cancer, 2017, 5 (1): 100.

[4] NAQASH AR,O' SULLIVAN GH, MOORE N, et al. Phase Ⅱ study of atezolizumab in advanced alveolar soft part sarcoma (ASPS). J Clin Oncol, 2021, 39(15_suppl): e11519.

[5] WILKY B A, TRUCCO M M, SUBHAWONG T K, et al. Axitinib plus pembrolizumab in patients with advanced sarcomas including alveolar soft-part sarcoma: A single-centre, single-arm, phase 2 trial. Lancet Oncol, 2019, 20 (6):

837-848.
[6] SAERENS M, BRUSSELAERS N, ROTTEY S, et al. Immune checkpoint inhibitors in treatment of soft-tissue sarcoma: A systematic review and meta-analysis. Eur J Cancer, 2021, 152: 165-182.
[7] WAGNER M J, OTHUS M, PATEL S P, et al. Multicenter phase Ⅱ trial (SWOG S1609, cohort 51) of ipilimumab and nivolumab in metastatic or unresectable angiosarcoma: A substudy of dual anti-CTLA-4 and anti-PD-1 blockade in rare tumors (DART). J Immunother Cancer, 2021, 9 (8): e002990.

（二）韧带样纤维瘤病

1. 诊断

1.1 自然病程

韧带样纤维瘤病（desmoid fibromatosis，DF），又称侵袭性纤维瘤病（aggressive fibromatosis，AF）、硬纤维瘤（desmoid tumor，DT），是一种罕见的、起源于软组织的纤维母/肌纤维母细胞克隆性增生性疾病，局部呈侵袭性、浸润性生长，易复发，无远处转移潜能，属于交界性软组织肿瘤[1]。

据报道，韧带样纤维瘤病的年发病率约为0.4/10万，可发生于任何年龄，最常见于30~40岁，育龄期女性较为多见[2]。在家族性腺瘤性息肉病（familial adenomatous polyposis，FAP）患者中，5%~10%会发生DF，其中大多数是肠系膜纤维瘤病[3]，又称Gardner综合征。

韧带样纤维瘤病可发生于身体的任何部位。根据发生部位不同，可分为腹壁外纤维瘤病（extra-abdominal aggressive fibromatosis）、腹壁纤维瘤病（abdominal aggressive fibromatosis）、腹腔内和肠系膜纤维瘤病（intra-abdominal and mesenteric fibromatosis）[4]。其中，发生于腹壁占16%，肢体占32%，腹腔内/腹膜后为11%，其他部位为41%[5]。

韧带样纤维瘤病的发病机制尚不明确，与遗传和环境等多种因素有关。可能的诱发因素包括外伤、手术、妊娠和口服避孕药等。大多数散发性DF伴有*CTNNB1*基因突变，激活Wnt通路，导致β-catenin的过度积聚，促进肿瘤的发生、发展[6]。FAP相关的DT与*APC*基因缺失有关，*APC*基因功能性失活同样会导致细胞内β-catenin的过度积聚，从而引起*CCND1*和*MYC*等基因的过度激活，导致肿瘤细胞的增殖。随着基因检测技术的进步，发现了一些其他的基因改变，其中包括*AKT1*（G311S/D和T312I）、*ALK*（R806H和G924S）、*AR*（A159T）、*EGFR*（P848L）、*ERBB2*（H174Y）、*IDH2*（H354Y）、*KIT*（V559D）、*RET*（T1038A）、*SDHA*（R325M）和*SDHD*（R115W）等[7]。

Notch和Wnt信号通路之间存在交互作用，Wnt通路失调也可以进一步激活Notch通路，在DF的发生发展中起到关键作用[8]。

韧带样纤维瘤病的生物学行为具有高度异质性，自然病程多变，难以预料。一般情况下，肿瘤生长缓慢，局部呈侵袭性生长，不会发生远隔转移，有时可能出现自然退缩，但有时也会迅速进展，甚至发生危及生命的并发症。

韧带样纤维瘤病的临床表现与病变部位、肿瘤大小和发展速度直接相关。位于肢体近端或腹壁的DF常表现为局限性、固定的、质硬肿块。发生于神经附近的肿瘤浸润生长时，会产生感觉异常、疼痛或多发性神经病变[9]。腹腔内的肿瘤早期一般没有症状，随着肿瘤体积逐渐增大，可引起肠梗阻、缺血，甚至穿孔或出血等[10-11]。

Salas 等[12]回顾性分析了欧洲 24 家癌症中心的 300 多例 DF 患者的临床资料，5 年和 10 年 PFS 率分别为 35.0% 和 22.8%，mPFS 为 41 个月。不良预后因素包括年龄（小于 37 岁)、肿瘤大小（大于 7cm）以及肿瘤部位（原发腹部外）等。

参考文献

[1] WHO Classification of Tumours Editorial Board. Soft Tissue and Bone Tumours. 5th ed. Lyon: IARC Press, 2020.

[2] VAN BROEKHOVEN DL, GRÜNHAGEN DJ, DEN BAKKER MA, et al. Time trends in the incidence and treatment of extra-abdominal and abdominal aggressive fibromatosis: A population-based study. Ann Surg Oncol, 2015, 22 (9): 2817-2823.

[3] PENEL N, COINDRE J M, BONVALOT S, et al. Management of desmoid tumours: A nationwide survey of labelled reference centre networks in France. Eur J Cancer, 2016, 58: 90-96.

[4] 王坚 , 朱雄增 . 软组织肿瘤病理学 . 2 版 . 北京 : 人民卫生出版社 , 2017.

[5] MURRY F, BRENNAN MF. 软组织肉瘤诊疗学 . 陆维祺 , 周宇红 , 侯英勇 , 译 . 天津 : 天津科技翻译出版有限公司 , 2021.

[6] LE GUELLEC S, SOUBEYRAN I, ROCHAIX P, et al. cCtnnb1 mutation analysis is a useful tool for the diagnosis of desmoid tumors: A study of 260 desmoid tumors and 191 potential morphologic mimics. Mod Pathol, 2012, 25 (12): 1551-1558.

[7] TRAUTMANN M, REHKÄMPER J, GEVENSLEBEN H, et al. Novel pathogenic alterations in pediatric and adult desmoid-type fibromatosis-a systematic analysis of 204 cases. Sci Rep, 2020, 10 (1): 3368.

[8] FEDERMAN N. Molecular pathogenesis of desmoid tumor and the role of γ-secretase inhibition. NPJ Precis Oncol, 2022, 6 (1): 62.

[9] STOECKLE E, COINDRE JM, LONGY M, et al. A critical analysis of treatment strategies in desmoid tumours: A review of a series of 106 cases. Eur J Surg Oncol, 2009, 35 (2): 129-134.

[10] ABDALLA S, WILKINSON M, WILSHER M, et al. An atypical presentation of small bowel obstruction and perforation secondary to sporadic synchronous intra-abdominal desmoid tumours. Int J Surg Case Rep, 2016, 20: 147-150.

[11] CAMPOS FG, MARTINEZ CA, NOVAES M, et al. Desmoid tumors: Clinical features and outcome of an unpredictable and challenging manifestation of familial adenomatous polyposis. Fam Cancer, 2015, 14 (2): 211-219.

[12] SALAS S, DUFRESNE A, BUI B, et al. Prognostic factors influencing progression-free survival determined from a series of sporadic desmoid tumors: A wait-and-see policy according to tumor presentation. J Clin Oncol, 2011, 29 (26): 3553-3558.

1.2 影像学检查策略

	Ⅰ级推荐	Ⅱ级推荐	Ⅲ级推荐
基线检查	• MRI 或 CT（平扫 + 增强）（根据患者情况选择）		• 超声 • X 线平片

【注释】

1 韧带样纤维瘤病局部呈侵袭性生长，不会发生区域淋巴结转移和远处转移，个别患者在同一肢体或身体部位可以表现为多灶性病变。

2 DF 的主要影像学检查手段是原发部位的 MRI 或 CT（平扫 + 增强），用于诊断、随访和疗效评估[1-4]。CT 检查对于腹腔内 DF 的诊断更有帮助，而且能发现一些并发症，如肠梗阻、肠缺血和肾积水等。MRI 对于腹外 DF（肢体、头颈部、胸腹壁）更为有用，尤其是不适合 CT 增强检查的碘过敏患者，还有需要减少放射线暴露的年轻患者。

3 软组织内 DF 可采用超声作为初筛的检查手段之一[5]。发生于肢端或骨旁的 DF，会侵及骨或刺激邻近骨质增生，可行 X 线平片检查。

4 FDG-PET/CT 对于 DF 的诊断价值以及疗效评估和预后判断价值尚不明确，目前不做推荐。

参考文献

[1] KASPER B, BAUMGARTEN C, GARCIA J, et al. An update on the management of sporadic desmoid-type fibromatosis: A European Consensus Initiative between Sarcoma PAtients EuroNet (SPAEN) and European Organization for Research and Treatment of Cancer (EORTC)/Soft Tissue and Bone Sarcoma Group (STBSG). Ann Oncol, 2017, 28 (10): 2399-2408.

[2] BRASCHI-AMIRFARZAN M, KERALIYA AR, KRAJEWSKI KM, et al. Role of imaging in management of desmoid-type fibromatosis: A primer for radiologists. Radiographics, 2016, 36 (3): 767-782.

[3] XU H, KOO HJ, LIM S, et al. Desmoid-type fibromatosis of the thorax: CT, MRI, and FDG PET characteristics in a large series from a tertiary referral center. Medicine (Baltimore), 2015, 94 (38): e1547.

[4] MILOS RI, MORITZ T, BERNATHOVA M, et al. Superficial desmoid tumors: MRI and ultrasound imaging characteristics. Eur J Radiol, 2015, 84 (11): 2194-2201.

[5] LOU L, TENG J, QI H, et al. Sonographic appearances of desmoid tumors. J Ultrasound Med, 2014, 33 (8): 1519-1525.

1.3 病理学诊断策略

标本类别	Ⅰ级推荐	Ⅱ级推荐	Ⅲ级推荐
活检标本	• 组织学镜下观察 免疫组化检测	• Sanger 测序	• NGS
手术标本	• 组织学镜下观察 免疫组化检测	• Sanger 测序	• NGS

【注释】

1 韧带样纤维瘤病的病理诊断需要结合病史、症状、体征、影像学检查、组织学形态、免疫表型以及基因检测，由有经验的软组织肿瘤病理学专家确定。

2 组织学上，DF 表现为均一的纤维母 / 肌纤维母细胞样的梭形细胞增生，向周围软组织浸润性生长，通常伴有不同程度的胶原纤维背景[1]。梭形细胞核染色质较稀疏，可见个别小核仁，核分裂象罕见。腹腔内 DF 较易出现致密的嗜酸性韧带样胶原，而肠系膜 DF 常见大量黏液样基质。免疫组化方面，约 80% 的病例肿瘤细胞具有特征性的 β-catenin 核染色表达。此外，不同程度的表达 SMA、MSA 和 desmin，不表达 S-100、CD34 和 CD117 等[2]。一般结合组织学形态特点及免疫组化结果可做出 DF 诊断（Ⅰ级推荐）。

3 90%~95% 的散发型 DT 伴有 *CTNNB1* 基因突变，常见突变类型包括 T41A、S45F 和 S45P 等，其他少见突变类型包括 T41I、G34A 和 S33T 等[3]。如果 β-catenin 核染色阴性，推荐使用 Sanger 测序法进一步协助诊断和鉴别诊断（Ⅱ级推荐）。*CTNNB1* 野生型 DF 需要排除 FAP。*APC* 基因胚系突变有助于 Gardner 综合征的遗传学筛查[4]。

4 NGS（next generation sequencing）检测有助于发现新的基因异常和突变位点[5-7]。

参考文献

[1] MULLER E, CASTAGNARO M, YANDEL DW, et al. Molecular genetic and immunohistochemical analysis of the tumor suppressor genes Rb and p53 in palmar and aggressive fibromatosis. Diagn Mol Pathol, 1996, 5 (3): 194-200.

[2] KOTILIGAM D, LAZAR AJ, POLLOCK RE, et al. Desmoid tumor: A disease opportune for molecular insights. Histol Histopathol, 2008, 23 (1): 117-126.

[3] LE GUELLEC S, SOUBEYRAN I, ROCHAIX P, et al. CTNNB1 mutation analysis is a useful tool for the diagnosis of desmoid tumors: A study of 260 desmoid tumors and 191 potential morphologic mimics. Mod Pathol, 2012, 25 (12): 1551-1558.

[4] KIESSLING P, DOWLING E, HUANG Y, et al. Identification of aggressive Gardner syndrome phenotype associated with a de novo APC variant, c. 4666dup. Cold Spring Harb Mol Case Stud, 2019, 5 (2): a003640.

[5] TRAUTMANN M, REHKÄMPER J, GEVENSLEBEN H, et al. Novel pathogenic alterations in pediatric and adult desmoid-type fibromatosis-A systematic analysis of 204 cases. Sci Rep, 2020, 10 (1): 3368.

[6] COLOMBO C, MICELI R, LAZAR AJ, et al. CTNNB1 45F mutation is a molecular prognosticator of increased post-operative primary desmoid tumor recurrence: An independent, multicenter validation study. Cancer, 2013, 119 (20): 3696-3702.
[7] VAN BROEKHOVEN DL, VERHOEF C, GRÜNHAGEN D J, et al. Prognostic value of CTNNB1 gene mutation in primary sporadic aggressive fibromatosis. Ann Surg Oncol, 2015, 22 (5): 1464-1470.

2. 治疗

韧带样纤维瘤病是一种少见的特殊类型软组织肿瘤，自然病程具有高度异质性，治疗方法和药物选择多种多样，孰优孰劣争议颇多，缺乏高级别循证医学证据支持。通常需要多学科诊疗团队（multidisciplinary team，MDT）的讨论，对患者的病情进行全面评估，根据患者的年龄、性别、有无相关症状、身体机能状况；肿瘤的部位、大小、对功能的影响、有无并发症；治疗可能带来的不良反应；患者的治疗意愿等综合因素，特别要观察病程中肿瘤生长的动态变化，制订合理的个体化治疗方案，以期达到最佳治疗效果，改善症状、延长生存期，并尽可能减少治疗相关不良反应[1-5]。

韧带样纤维瘤病的治疗策略

原发部位	分层	Ⅰ级推荐	Ⅱ级推荐	Ⅲ级推荐
腹壁	无症状 无功能受损	• 主动观察		
	症状轻 功能轻度受损	• 主动观察	• 手术	• 药物治疗 • 放射治疗
	持续增大 或症状明显	• 手术	• 药物治疗	• 放射治疗
腹腔内 / 腹膜后 / 盆腔	无症状 无功能受损	• 主动观察		
	症状轻 功能轻度受损	• 主动观察	• 药物治疗	
	症状明显 或功能受损严重 或伴有并发症	• 药物治疗 • 手术	• 放疗 • 手术 + 放疗	
头颈部 / 胸腔内 胸壁 / 躯干 / 四肢	无症状 无功能受损	• 主动观察		
	症状轻 或功能轻度受损	• 主动观察	• 药物治疗	• 手术和 / 或放疗
	症状明显 或功能受损严重	• 药物治疗	• 手术和 / 或放疗	

参考文献

[1] KASPER B, BAUMGARTEN C, GARCIA J, et al. An update on the management of sporadic desmoid-type fibromatosis: A European consensus initiative between sarcoma patients euronet (spaen) and European Organization for Research and Treatment of Cancer (EORTC)/Soft Tissue and Bone Sarcoma Group (STBSG). Ann Oncol, 2017, 28 (10): 2399-2408.

[2] Desmoid Tumor Working Group. The management of desmoid tumours: A joint global consensus-based guideline approach for adult and paediatric patients. Eur J Cancer, 2020, 127:96-107.

[3] MARTÍNEZ TRUFERO J, PAJARES BERNAD I, TORRES RAMÓN I, et al. Desmoid-type fibromatosis: Who, when, and how to treat. Curr Treat Options Oncol, 2017, 18 (5): 29.

[4] SMITH K, DESAI J, LAZARAKIS S, et al. Systematic review of clinical outcomes following various treatment options for patients with extraabdominal desmoid tumors. Ann Surg Oncol, 2018, 25 (6): 1544-1554.

[5] EASTLEY N, MCCULLOCH T, ESLER C, et al. Extra-abdominal desmoid fibromatosis: A review of management, current guidance and unanswered questions. Eur J Surg Oncol, 2016, 42 (7): 1071-1083.

2.1 主动观察

主动观察（active surveillance）是韧带样纤维瘤病的重要策略。

一般情况下，韧带样纤维瘤病的肿瘤生长缓慢，如果肿瘤无明显症状、且肿瘤增大不会引起严重功能障碍的情况下，则推荐主动观察[1-6]。

无症状的 DF 患者在观察期间，5 年的 PFS 率为 50% 左右，甚至 20%~30% 的患者在观察过程中肿瘤会出现自然退缩。肿瘤退缩可发生在身体任何部位，其中以腹部纤维瘤病较为多见[6-8]。

Bonvalot 等回顾性分析 DF 患者 142 例，72 例患者采取主动观察，另外 45 例患者采用药物治疗。结果显示，两组患者的 3 年 PFS 率无显著差异（65% vs. 68%，$P>0.05$）[9]。

在主动观察期间，应当进行定期监测，包括症状、体征和影像学检查等。无症状患者，通常建议每 3~6 个月检查一次，如果病情稳定，可以逐渐延长间隔时间。原发于头颈部和肠系膜等部位者，应适当缩短随访间隔时间。一旦出现症状加重、功能受损或出现并发症等情况，应当随时进行相关检查。

主动观察期间，如果患者出现相关症状并且持续性加重；肿瘤持续性增大；出现功能受损或并发症等情况，可以考虑选择系统治疗、手术和 / 或放疗等积极治疗手段。治疗目标是缓解症状，并且获得肿瘤的长期控制。

参考文献

[1] FIORE M, RIMAREIX F, MARIANI L, et al. Desmoid-type fibromatosis: A front-line conservative approach to select patients for surgical treatment. Ann Surg Oncol, 2009, 16 (9): 2587-2593.

[2] SALAS S, DUFRESNE A, BUI B, et al. Prognostic factors influencing progression-free survival determined from a series of sporadic desmoid tumors: A wait-and-see policy according to tumor presentation. J Clin Oncol, 2011, 29 (26): 3553-3558.

[3] OKUNO S. The enigma of desmoid tumors. Curr Treat Options Oncol, 2006, 7 (6): 438-443.
[4] IMPROTA L, TZANIS D, BOUHADIBA T, et al. Desmoid tumours in the surveillance era: What are the remaining indications for surgery. Eur J Surg Oncol, 2020, 46 (7): 1310-1314.
[5] TURNER B, ALGHAMDI M, HENNING JW, et al. Surgical excision versus observation as initial management of desmoid tumors: A population based study. Eur J Surg Oncol, 2019, 45 (4): 699-703.
[6] DEVATA S, CHUGH R. Desmoid tumors: A comprehensive review of the evolving biology, unpredictable behavior, and myriad of management options. Hematol Oncol Clin North Am, 2013, 27 (5): 989-1005.
[7] BRIAND S, BARBIER O, BIAU D, et al. Wait-and-see policy as a first-line management for extra-abdominal desmoid tumors. J Bone Joint Surg Am, 2014, 96 (8): 631-638.
[8] CUOMO P, SCOCCIANTI G, SCHIAVO A, et al. Extra-abdominal desmoid tumor fibromatosis: A multicenter EMSOS study. BMC Cancer, 2021, 21 (1): 437.
[9] BONVALOT S, ELDWENY H, HADDAD V, et al. Extra-abdominal primary fibromatosis: Aggressive management could be avoided in a subgroup of patients. Eur J Surg Oncol, 2008, 34 (4): 462-468.

2.2 外科治疗

外科治疗是可切除韧带样纤维瘤病的治疗手段之一[1-3]。

韧带样纤维瘤病的肿瘤生长缓慢，局部呈侵袭性生长，与正常组织没有明确的边界，即使广泛切除术后，仍有较高的局部复发风险，术后 5 年的局部复发率为 50%~70%。术后复发的相关因素包括肿瘤部位、肿瘤大小、患者年龄以及手术切缘等[4-6]。

手术治疗前需要结合肿瘤的部位、大小、症状、功能受损情况、患者的体能状况，考虑手术可能出现的并发症，权衡手术和其他治疗方法的利弊，经过 MDT 讨论，制订个体化的治疗方案。

当患者需要进行治疗时，在预期手术创伤对功能的影响可接受的前提下，R0 手术是治疗的首要目标，尤其是腹壁原发的 DF。R0 术后，建议定期随访。如果 R0 切除可能造成功能损伤或外形毁损时，R1 切除也是可以接受的。腹腔内、腹膜后和盆腔等部位 R1 术后，建议定期随访；其他部位也推荐定期随访，慎重考虑放疗和再次手术。当无法获得完整切除或不可切除时，可考虑其他非手术的替代治疗。

参考文献

[1] SALAS S, DUFRESNE A, BUI B, et al. Prognostic factors influencing progression-free survival determined from a series of sporadic desmoid tumors: A wait-and-see policy according to tumor presentation. J Clin Oncol, 2011, 29 (26): 3553-3558.

[2] LEV D, KOTILINGAM D, WEI C, et al. Optimizing treatment of desmoid tumors. J Clin Oncol, 2007, 25 (13): 1785-1791.

[3] GRONCHI A, CASALI PG, MARIANI L, et al. Quality of surgery and outcome in extra-abdominal aggressive fibromatosis: A series of patients surgically treated at a single institution. J Clin Oncol, 2003, 21 (7): 1390-1397.

[4] PENG PD, HYDER O, MAVROS MN, et al. Management and recurrence patterns of desmoids tumors: A multi-institutional analysis of 211 patients. Ann Surg Oncol, 2012, 19 (13): 4036-4042.

[5] MA D, LI S, FU R, et al. Long-term outcomes of 47 patients with aggressive fibromatosis of the chest treated with surgery. Eur J Surg Oncol, 2016, 42 (11): 1693-1698.

[6] CRAGO AM, DENTON B, SALAS S, et al. A prognostic nomogram for prediction of recurrence in desmoid fibromatosis. Ann Surg, 2013, 258 (2): 347-353.

2.3 放射治疗

放射治疗（radiation therapy）是韧带样纤维瘤病的局部治疗选择之一。根据放疗的目的可分为单纯放疗、术后辅助放疗。

单纯放疗适用于不能手术切除的 DF 患者。Keus 等[1]开展了不可切除 DF 行单纯放疗的前瞻性Ⅱ期临床研究，入组 44 例不可切除 DF 患者（排除腹腔内靠近小肠的大肿块病灶），放疗剂量为 56Gy/28F，中位随访期为 4.8 年，结果显示 3 年局控率为 81.5%，前 3 年最佳总体反应的 DCR 达 90.9%（CR 率 13.6%、PR 率 36.4%，SD 率 40.9%）。Seidensaa 等[2]报道海德堡大学医学院单中心 2009 年 8 月—2018 年 12 月收治 40 例行放疗的 DF 患者，其中 31 例放疗前有肉眼可见的病灶，行中位放疗剂量 54Gy 后，ORR 达 51.6%（CR 率 12.9%，PR 率 38.7%）；该报道也指出腹盆腔 DF 特别是合并 FAP 的患者放疗后可能导致严重并发症如瘘管、穿孔、脓肿等。

但单纯放疗不常规推荐用于儿童、年轻患者，一般也不推荐对腹膜后或腹腔原发的韧带样纤维瘤病患者进行放疗。

不可切除的 DF 患者行单纯放疗的推荐剂量为 56Gy/28F[1]，剂量>56Gy 不能提高疗效反而明显增加放疗晚期并发症[3]。

术后辅助放疗的价值存在争议。一些研究认为术后放疗可以提高局部控制率，延长 DFS，推荐用于局部复发风险高的DF患者，尤其是复发性DF。一项关于手术切缘和辅助放射治疗对散发性韧带样型纤维瘤病术后局部复发影响的荟萃分析包括16项研究，1 295例患者，其中原发性DF患者1 053例（81.3%），单纯手术1 005例（77.6%），手术+放疗290例（22.4%）[3]。中位随访25~135个月，肿瘤复发376例，单纯手术组297例，手术+放疗组79例。单纯接受手术的患者中，镜下切缘阳性的患者，局部复发率几乎比切缘阴性患者的高2倍（*RR*=1.78，95% *CI* 1.40~2.26）。在获得阴性切缘的患者中，辅助放疗未显示进一步获益。相反，对于切除不完整的患者，无论是原发性DF还是复发性DF，辅助放疗均明显降低了复发风险。进一步亚组分析显示，放疗能明显降低R2切除患者的复发风险，也能降低复发患者再次R1切除的复发风险，但不能降低初次手术R1切除的复发风险。

也有研究认为术后放疗并没有降低复发风险。据Gluck等报道，95例DF患者分别进行手术（54例）、放疗（13例）和手术+放疗（28例），中位随访38个月，3年局部控制率分别为84.6%、92.3%和69%，三种治疗模式之间差异无统计学意义（*P*=0.3）；与复发相关的危险因素是肿瘤部位（头颈部）和既往手术复发者，而不是放疗和切缘状态[4]。Ma等[5]报道47例胸部韧带样纤维瘤病患者，其中19例包括切缘阳性（R1、R2）和复发患者R0切除的患者行术后辅助放疗，结果发现术后放疗并没有减少复发风险。

参考文献

[1] KEUS RB, NOUT RA, BLAY JY, et al. Results of a phase Ⅱ pilot study of moderate dose radiotherapy for inoperable desmoid-type fibromatosis: An EORTC STBSG and ROG study (EORTC 62991-22998). Ann Oncol, 2013, 24 (10):

2672-2676.

[2] SEIDENSAAL K, HARRABI SB, WEYKAMP F, et al. Radiotherapy in the treatment of aggressive fibromatosis: Experience from a single institution. Radiat Oncol, 2020, 15 (1): 143.

[3] GUADAGNOLO BA, ZAGARS GK, BALLO MT. Long-term outcomes for desmoid tumors treated with radiation therapy. Int J Radiat Oncol Biol Phys, 2008, 71 (2): 441-447.

[4] GLUCK I, GRIFFITH KA, BIERMANN JS, et al. Role of radiotherapy in the management of desmoid tumors. Int J Radiat Oncol Biol Phys, 2011, 80 (3): 787-792.

[5] MA D, LI S, FU R, et al. Long-term outcomes of 47 patients with aggressive fibromatosis of the chest treated with surgery. Eur J Surg Oncol, 2016, 42 (11): 1693-1698.

2.4 系统治疗

韧带样纤维瘤病的系统治疗适用于主动观察期间肿瘤持续增大、伴有明显症状和功能受损等，尤其是不可手术切除或不宜手术的患者。

系统治疗药物包括靶向药物、化疗药物和 NSAIDs 等。由于缺乏大型随机对照临床研究和荟萃分析等高级别循证医学证据支持，目前无法明确提出全身治疗药物的优选方案。关于现有药物治疗选择的优先顺序，本指南推荐可参考以下几点综合考虑：证据水平；总有效率；无进展生存率；药物使用的便利性；药物的不良反应等。一般来说，首选采用疗效明确、毒性较小的药物，然后逐步使用毒性较大的药物。如果疾病进展快、症状明显、有可能发生严重并发症、甚至危及生命的情况下，例如肠系膜 DF，建议采用更为积极的治疗方案。

DF 好发于育龄期女性，尤其是妊娠期、产后和口服雌激素类避孕药时发病风险较高，而部分患者在绝经后或抗雌激素治疗后出现肿瘤消退。因此，雌激素可能参与 DF 的调控。一项回顾性的荟萃分析显示，不同抗雌激素药物单药或联合 NSAIDs 药物的 ORR 约为 51%（n=168）。但是，证据级别有限，都是一些回顾性、小样本的单臂研究，缺乏随机对照研究支持，难以明确抗雌激素治疗的疗效。因此，目前不常规推荐抗雌激素治疗[1-3]。

韧带样纤维瘤病的系统治疗推荐

Ⅰ级推荐	Ⅱ级推荐	Ⅲ级推荐
• 索拉非尼（2A）	• 培唑帕尼（2B 类） • 伊马替尼（2B 类） • 甲氨蝶呤 + 长春碱 / 长春瑞滨（2B 类） • 多柔比星为基础的方案（2B 类）	• 非甾体抗炎药（3 类）（用于止痛） • 临床试验

【注释】

1 索拉非尼[4]

在一项随机、双盲、安慰剂对照的Ⅲ期研究中，87 例进展性、症状性或复发性 DF 患者被随机分配，分别接受索拉非尼（400mg，每日 1 次）或安慰剂治疗。安慰剂组患者疾病进展后，允许转入索拉非尼组。主要终点为研究者评估的无进展生存期。次要终点是客观缓解率和不良事件。中位随访 27.2 个月，索拉非尼组 2 年无进展生存率为 81%，安慰剂组为 36%（HR=0.13，

$P<0.001$）。交叉入组前，索拉非尼组的客观缓解率为33%，安慰剂组为20%。索拉非尼组达到客观缓解的中位时间为9.6个月，安慰剂组为13.3个月。在接受索拉非尼治疗的患者中，最常见的不良事件为1级或2级皮疹、疲劳、高血压和腹泻。研究表明，在进展性、难治性或症状性DF患者中，索拉非尼显著延长无进展生存率。

2 培唑帕尼[5]

DESMOPAZ是一项非比较、随机、开放标签的Ⅱ期临床试验，在法国肉瘤组的12个中心进行。该研究招募进展性DF成人患者（≥18岁），随机分配（2∶1）口服培唑帕尼800mg/d，持续1年；或静脉注射长春碱（5mg/m^2）和甲氨蝶呤（30mg/m^2），每周给药一次，连续6个月，然后每隔一周给药一次，连续6个月。共纳入72例患者，随机分配，培唑帕尼组48例，甲氨蝶呤+长春碱组24例。中位随访时间为23.4个月。可评估患者66例，其中培唑帕尼组46例，甲氨蝶呤+长春碱组20例。培唑帕尼组可评估主要终点的前43例患者中，6个月无进展的比例为86.7%。甲氨蝶呤+长春碱治疗的患者中，6个月无进展的比例为45.0%。培唑帕尼组中最常见的3级或4级不良事件是高血压和腹泻，氨甲蝶呤+长春碱组中最常见的3级或4级不良事件是中性粒细胞减少和转氨酶升高。

3 伊马替尼[6-9]

伊马替尼是第一个用于不可手术切除的进展期韧带样纤维瘤病的酪氨酸激酶抑制剂。肉瘤合作研究联盟（Sarcoma Alliance for Research through Collaboration，SARC）的一项前瞻性Ⅱ期试验中，纳入10岁以上的进展期DF患者，均为不能手术切除或者根治性手术可能导致功能严重受损。治疗方案：伊马替尼300mg/次，每日两次（BSA≥1.5m^2）；200mg/次，每日两次

（BSA=1.00~1.49m^2）；100mg/ 次每日两次（BSA<1.0m^2）。主要终点是 2 个月和 4 个月的无进展生存率。结果：入组患者 51 例，根据 Kaplan-Meier 估算，2 个月和 4 个月无进展生存率分别为 94% 和 88%，1 年无进展生存率为 66%，客观有效率为 6%（3/51）。

在一项法国肉瘤研究组（FNCLCC/French Sarcoma Group）的Ⅱ期研究中，入组不可切除且症状持续进展的 DF 患者 40 例，女性 28 例、男性 12 例，平均年龄为 41 岁。腹部外 DF 24 例，家族性腺瘤性息肉病 6 例。主要终点为 3 个月的 PFS 率。患者口服伊马替尼 400mg/d，持续 1 年，直至疾病进展或毒性反应不能耐受；如疾病进展，剂量可上调至 400mg，每日 2 次；如出现 G2/G3 不良反应可减量。中位随访时间为 34 个月，35 例可评价患者中，1 例 CR，3 例 PR，28 例 SD。中位 PFS 为 25 个月，3 个月、6 个月，12 个月的 PFS 率分别为 91%、80% 和 67%，2 年 PFS 率和总生存率分别为 55% 和 95%。2 例肠系膜 DF 患者死于疾病进展。伊马替尼的耐受性良好，无 4 级不良反应发生，18 例患者出现 3 级不良反应，发生率为 45%。

一项来自德国跨学科肉瘤组（German Interdisciplinary Sarcoma Group，GISG）的多中心Ⅱ期研究中，评估伊马替尼在进展性、无法接受 R0 手术切除或伴有不可接受的功能受损的 DF 患者中的疗效。38 例患者，中位年龄 44 岁（19~80 岁），女性占 68%，90% 的患者 ECOG PS 为 0 分，接受每日伊马替尼 800mg 治疗，为期 2 年。主要终点是 6 个月的进展停滞率（progression arrest rate，PAR）。伊马替尼治疗疾病进展的患者可口服尼罗替尼 800mg/d。2010 年 7 月，在 GISG 的四个中心开始入组，2013 年 9 月入组结束。在可评估的患者中，主要终点 6 个月的 PAR 为 65%，9、12、15、18、21、24 个月的 PAR 分别为 65%、59%、53%、53%、50% 和 45%。在研究观察期内，没有死亡患者。7 例部分缓解，总有效率为 19%。8 例接受尼罗替尼治疗的患者，3 个月的 PAR

为 88%（7/8），直至研究结束，未发生疾病进展。总体而言，伊马替尼不良事件均为轻度至中度。

4 甲氨蝶呤 + 长春瑞滨 / 长春碱[10-13]

一项系统综述旨在评价低剂量甲氨蝶呤 + 长春碱治疗腹部外纤维瘤病的疗效。检索 1990 年 1 月至 2017 年 8 月的相关研究 40 项，经过质量评估，纳入 9 项研究，共 183 例患者，其中有 3 个前瞻性病例系列研究，但没有随机对照和病例对照研究。治疗方案为低剂量甲氨蝶呤 + 长春碱类。其中 7 项研究方案为甲氨蝶呤 30mg/m^2 和长春碱 5~6mg/m^2，每周一次；另外 2 项研究方案为甲氨蝶呤 50mg/m^2 和长春碱 3~6mg/m^2 或 10mg/m^2，每周一次；此外，还包括甲氨蝶呤 50mg/d 和长春瑞滨 20mg/m^2，每周一次。根据 RECIST 标准，总体缓解率为 36%，临床获益率为 85%。G3 或 G4 不良事件发生率为 31%。研究显示，经过化疗后，87.5% 的患者疼痛得到改善。也有研究显示，MTX+VBL 化疗两周给药与每周给药相比，耐受性良好，疗效相当。

5 多柔比星为基础的方案[14-15]

Gega 等[14]报道了一项前瞻性研究，评估多柔比星（DOX）和达卡巴嗪（DTIC）方案治疗不能手术的 FAP 相关性 DF 患者的疗效。在初始组的 120 例 FAP 患者中，11 例属于症状性、不可切除的 DF 患者，而且对常规内分泌治疗无反应，其中的 7 例患者被纳入本研究。化疗方案包括 DOX（20mg/m^2，d1~4）+ DTIC（150mg/m^2，d1~4），每 28d 为 1 个周期，4 或 5 个周期后使用环氧合酶 -2 抑制剂美洛昔康（10mg/m^2）。主要终点为无复发生存期。次要终点包括毒性、临床改善和 CT 显示的肿瘤消退。结果：7 例患者均有明显的肿瘤消退。3 例患者完全缓解。平均无进展生存期为 74.0 个月。3 例患者出现 3 级不良事件，无治疗相关死亡。所有 7 例患者都存活，肿瘤没有进展。研究结果显示，DOX+DTIC 方案序贯美洛昔康治疗 FAP 相关性 DF 患者是一种安全有效的治疗方案。对于常规药物治疗无反应的有症状的 DF 患者，应考虑将这种方案作为一线化疗。

一项系统综述纳入 5 项非随机对照研究，比较多柔比星为基础和多柔比星脂质体治疗 DF 患者的疗效。结果显示，两组有效率分别为 44% 和 33.3%。另外，有两项研究显示，多柔比星为基础方案的 ORR 优于非多柔比星方案，分别为 54% vs. 12% 和 40% vs. 11%。3~4 级不良反应发生率分别为 28% 和 13%，包括中性粒细胞减少和心脏毒性。

6 非甾体抗炎药[16-17]

非甾体抗炎药环氧合酶 2（COX2）抑制剂治疗韧带样纤维瘤病的疗效和安全性尚不清楚。Emori 等[17]系统回顾相关文献，评估 COX2 抑制剂治疗 DF 的疗效和安全性。检索 1999 年 1 月至 2017 年 8 月的相关文献，选择的关键结局是 COX2 抑制剂的疗效和不良反应。当患者表现出完全缓解、部分缓解和疾病稳定时，根据临床获益来评估疗效。检索了 6 项研究，包括 3 项病例报告，共纳入 36 例患者，分别口服塞来昔布（200mg/d）、美洛昔康（10mg/d）和依托度酸（200mg/d）。临床获益率为 64%。从 6 项研究提取的记录中确定了 3 种不良反应：胃炎、腹泻和潮热。对于 DF 患者，尤其是主动观察期间，伴有疼痛的 DF 患者，推荐使用副作用小的 COX2 抑制剂，但推荐级别低。

7 临床试验

一些临床试验数据表明，Nirogacestat 和 AL102 等 γ 分泌酶抑制剂（γ-secretase inhibitor，GSI）在 DF 患者中具有较好的抗肿瘤活性和安全性，进一步研究正在进行中，结果值得期待[18-19]。

参考文献

[1] QUAST DR, SCHNEIDER R, BURDZIK E, et al. Long-term outcome of sporadic and FAP-associated desmoid tumors treated with high-dose selective estrogen receptor modulators and sulindac: A single-center long-term observational study in 134 patients. Fam Cancer, 2016, 15 (1): 31-40.

[2] BOCALE D, ROTELLI MT, CAVALLINI A, et al. Anti-oestrogen therapy in the treatment of desmoid tumours: A systematic review. Colorectal Dis, 2011, 13 (12): e388-e395.

[3] RIEDEL RF, AGULNIK M. Evolving strategies for management of desmoid tumor. Cancer, 2022, 128 (16): 3027-3040.

[4] GOUNDER MM, MAHONEY MR, VAN TINE BA, et al. Sorafenib for advanced and refractory desmoid tumors. N Engl J Med, 2018, 379 (25): 2417-2428.

[5] TOULMONDE M, PULIDO M, RAY-COQUARD I, et al. Pazopanib or methotrexate-vinblastine combination chemotherapy in adult patients with progressive desmoid tumours (DESMOPAZ): A non-comparative, randomised, open-label, multicentre, phase 2 study. Lancet Oncol, 2019, 20 (9): 1263-1272.

[6] CHUGH R, WATHEN JK, PATEL SR, et al. Efficacy of imatinib in aggressive fibromatosis: Results of a phase Ⅱ multicenter Sarcoma Alliance for Research through Collaboration (SARC) trial. Clin Cancer Res, 2010, 16 (19): 4884-4891.

[7] PENEL N, LE CESNE A, BUI BN, et al. Imatinib for progressive and recurrent aggressive fibromatosis (desmoid tumors): An FNCLCC/French Sarcoma Group phase Ⅱ trial with a long-term follow-up. Ann Oncol, 2011, 22 (2): 452-457.

[8] KASPER B, GRUENWALD V, REICHARDT P, et al. Imatinib induces sustained progression arrest in RECIST pro-

gressive desmoid tumours: Final results of a phase Ⅱ study of the German Interdisciplinary Sarcoma Group (GISG). Eur J Cancer, 2017, 76: 60-67.
[9] KASPER B, GRUENWALD V, REICHARDT P, et al. Correlation of CTNNB1 mutation status with progression arrest rate in RECIST progressive desmoid-type fibromatosis treated with imatinib: Translational research results from a phase 2 study of the German Interdisciplinary Sarcoma Group (GISG-01). Ann Surg Oncol, 2016, 23 (6): 1924-1927.
[10] PARK KH, CHOI YJ, KIM KW, et al. Combination chemotherapy with methotrexate and vinblastine for surgically unresectable, aggressive fibromatosis. Jpn J Clin Oncol, 2016, 46 (9): 845-849.
[11] PALASSINI E, FREZZA AM, MARIANI L, et al. Long-term efficacy of methotrexate plus vinblastine/vinorelbine in a large series of patients affected by desmoid-type fibromatosis. Cancer J, 2017, 23 (2): 86-91.
[12] SHIMIZU K, HAMADA S, SAKAI T, et al. Efficacy of low-dose chemotherapy with methotrexate and vinblastine for patients with extra-abdominal desmoid-type fibromatosis: A systematic review. Jpn J Clin Oncol, 2020, 50 (4): 419-424.
[13] NISHIDA Y, HAMADA S, URAKAWA H, et al. Desmoid with biweekly methotrexate and vinblastine shows similar effects to weekly administration: A phase Ⅱ clinical trial. Cancer Sci, 2020, 111 (11): 4187-4194.
[14] GEGA M, YANAGI H, YOSHIKAWA R, et al. Successful chemotherapeutic modality of doxorubicin plus dacarbazine for the treatment of desmoid tumors in association with familial adenomatous polyposis. J Clin Oncol, 2006, 24 (1): 102-105.
[15] SHIMIZU K, KAWASHIMA H, KAWAI A, et al. Effectiveness of doxorubicin-based and liposomal doxorubicin chemotherapies for patients with extra-abdominal desmoid-type fibromatosis: A systematic review. Jpn J Clin Oncol, 2020, 50 (11): 1274-1281.
[16] CHO JY, GUPTA S, CHO HS, et al. Role of nonsteroidal anti-inflammatory drug in treatment of extra-abdominal desmoid tumors. Clin Orthop Surg, 2018, 10 (2): 225-233.

[17] EMORI M, MATSUMOTO Y, MURAHASHI Y, et al. Efficacy and safety of cyclooxygenase 2 inhibitors for desmoid tumor management: A systematic review. Nagoya J Med Sci, 2021, 83 (4): 673-681.
[18] GOUNDER M, RATAN R, ALCINDOR T, et al. Nirogacestat, a γ-secretase inhibitor for desmoid tumors. N Engl J Med, 2023, 388 (10): 898-912.
[19] GOUNDER M, JONES RL, CHUGH R, et al. RINGSIDE phase 2/3 trial of AL102 for treatment of desmoid tumors (DT): Phase 2 results. J Clin Oncol 41, 2023, 16 (suppl): abstr 11515.

四、未分化小圆细胞肉瘤

1. 诊断与分期

1.1 自然病程

未分化小圆细胞肉瘤（undifferentiated small round cell sarcomas）是一组不断被认识的、具有高度侵袭性、预后较差的间充质恶性肿瘤，好发于儿童、青少年及年轻成人。虽组织形态具有相似性，但实际上包含了多种具有不同分子特征、发病机制、自然病程、治疗反应的病理亚型。

未分化小圆细胞肉瘤包括尤因肉瘤（Ewing sarcoma）、*EWSR1*-非 ETS 家族基因融合圆细胞肉瘤（round cell sarcoma with *EWSR1*-Non-ETS fusions；主要是 *EWSR1*：：*NFATC2* 和 *FUS*：：*NFATC2*）、*CIC* 重排肉瘤（*CIC* Rearranged sarcoma；主要是 *CIC*：：*DUX4*）、具有 *BCOR* 遗传学改变肉瘤（sarcomas with *BCOR* genetic alterations；主要是 *BCOR*：：*CCNB3*）等[1-2]。近年来的研究发现，在既往被误诊为尤因肉瘤及其他类型小圆细胞肿瘤的患者中，3%~5% 为非尤因肉瘤的未分化小圆细胞肉瘤[3]。

尤因肉瘤多见于儿童和青少年，高峰发病年龄为 15 岁，男女比例约为 3：2[4]，在亚裔人群中，尤因肉瘤的发病率约为 0.08/10 万（儿童）和 0.02/10 万（青少年）[5]。尤因肉瘤约占儿童恶性肿瘤的 2%，也是儿童第二常见的骨恶性肿瘤[3]。尤因肉瘤可发生于人体任何部位，80% 原发于骨，以骨盆、脊柱、肋骨和四肢长骨常见；骨外尤因肉瘤约占 20%，以成人更常见，最常见于脊椎旁及胸壁软组织[6]，少数病例可发生于实质脏器内。尤因肉瘤常见的转移部位包括肺、骨和骨髓。

EWSR1-非 ETS 家族基因融合圆细胞肉瘤，发病率约为 0.02/10 万[1]，其中最典型的 *EWSR1*：：*NFATC2* 融合的未分化小圆细胞肉瘤的好发年龄为 30~40 岁，男女比例为（5~7）：1。该类型未分化

小圆细胞肉瘤主要发生于长骨的干骺端或者骨干，较少发生于软组织[骨与软组织比例为（4~5）：1]，常见的转移部位为肺和软组织[7]。

CIC 重排肉瘤发病率约为 0.004/10 万[8]，好发年龄为 30~50 岁，男女比例接近，约为 1.2：1[3，9]。该类型未分化小圆细胞肉瘤主要发生于躯体软组织（四肢、躯干、头颈，约占 85%）和内脏（约占 10%），常见转移部位包括肺、腹膜和肝脏[1]。

具有 *BCOR* 遗传学改变肉瘤年发病率约为 0.003/10 万[8]，其中 *BCOR* 基因重排，主要为 *BCOR*::*CCNB3* 融合的肉瘤，好发年龄为 10~20 岁，高峰发病年龄为 15 岁，男女比例悬殊，约为（6~9）：1[1，10]。该类型未分化小圆细胞肉瘤相对常见于骨（例如骨盆、下肢、脊柱），约有 5% 的患者在诊断时即发现转移[1，11]。

未分化小圆细胞肉瘤的症状缺乏特异性，起病症状主要与病灶部位相关。发生于骨的未分化小圆细胞肉瘤，早期症状多表现为局部疼痛[12]，起初为间断性疼痛，夜间或者活动后加重，由于疼痛往往轻微，常被误认为是外伤。疼痛可伴有局部肿胀，表现为骨端近关节处肿大，硬度不一，有压痛，局部皮温高，静脉曲张，有时可触及搏动，10%~15% 的尤因肉瘤患者可发生病理骨折[13]。部分患者起病时并无疼痛，仅表现为偶然触及的局部包块[14]。发生于软组织的未分化小圆细胞肉瘤则主要表现为逐渐生长的包块，病程可从几天至数月，当肿瘤逐渐增大压迫神经或血管时，可出现疼痛、麻木，甚至肢体水肿，但症状往往缺少特异性。有研究发现，*CIC* 重排肉瘤更易表现为迅速生长的无痛性浅表包块[15]。总体而言，未分化小圆细胞肉瘤患者出现B症状（低热、夜间盗汗、食欲降低）的比例不高，且多见于转移患者[1]。由于早期症状缺乏特异性且不明显，尤因肉瘤的中位诊断时间为 3~9 个月[16]，但诊断时间与疾病结局并无显著相关性[17-18]。

在未分化小圆细胞肉瘤中，尤因肉瘤的预后相对更好，总体 5 年生存率 70% 左右。尤因肉瘤最重要的预后因子是诊断时是否存在远处转移。诊断时不存在远处转移的患者，5 年生存率高于 70%，而诊断时合并转移的患者，5 年生存率不足 30%。对于转移性尤因肉瘤，转移灶局限于肺部的患者预后相对较好。对于诊断时未发生转移的尤因肉瘤，最重要的预后因素是原发病灶的部位，病灶位于中轴部位（骨盆、脊柱）者的预后较肢体更差。其他的不良预后因素包括诊断时的肿瘤体积大（>100ml）、大于 18 岁及乳酸脱氢酶升高[19-21]。

其他未分化小圆细胞肉瘤的预后相关数据相对较少，其中，具有 *BCOR* 遗传学改变肉瘤 5 年生存率约 75%，与尤因肉瘤类似；*CIC* 重排肉瘤 5 年生存率约 40%，预后明显更差。与尤因肉瘤相似，诊断时的临床分期是其他未分化小圆细胞肉瘤最重要的预后因素。此外，由于多数非尤因未分化小圆细胞肉瘤的化疗敏感性低于尤因肉瘤，诊断时可手术切除的患者预后更好，特别是 *CIC* 重排肉瘤。关于 *EWSR1*- 非 ETS 家族基因融合圆细胞肉瘤，预后相关报道很少，有报道显示，*EWSR1*::*PATZ1* 融合未分化小圆细胞肉瘤预后较差，推测与其携带高比例的 *CDKN2A* 与 *CDKN2B* 缺失突变相关[22]。

参考文献

[1] CIDRE-ARANAZ F, WATSON S, AMATRUDA JF, et al. Small round cell sarcomas. Nat Rev Dis Primers, 2022, 8 (1): 66.

[2] SBARAGLIA M, BELLAN E, DEI T. The 2020 WHO Classification of Soft Tissue Tumours: News and perspectives. Pathologica, 2021, 113 (2): 70-84.

[3] GRÜNEWALD T, CIDRE-ARANAZ F, SURDEZ D, et al. Ewing sarcoma. Nat Rev Dis Primers, 2018, 4 (1): 5.
[4] JAWAD MU, CHEUNG MC, MIN ES, et al. Ewing sarcoma demonstrates racial disparities in incidence-related and sex-related differences in outcome: An analysis of 1631 cases from the SEER database, 1973-2005. Cancer, 2009, 115 (15): 3526-3536.
[5] WORCH J, CYRUS J, GOLDSBY R, et al. Racial differences in the incidence of mesenchymal tumors associated with EWSR1 translocation. Cancer Epidemiol Biomarkers Prev, 2011, 20 (3): 449-453.
[6] BALAMUTH NJ, WOMER RB. Ewing's sarcoma. Lancet Oncol, 2010, 11 (2): 184-192.
[7] WANG GY, THOMAS DG, DAVIS JL, et al. EWSR1-NFATC2 translocation-associated sarcoma clinicopathologic findings in a rare aggressive primary bone or soft tissue tumor. Am J Surg Pathol, 2019, 43 (8): 1112-1122.
[8] DE PINIEUX G, KARANIAN M, LE LOARER F, et al. Nationwide incidence of sarcomas and connective tissue tumors of intermediate malignancy over four years using an expert pathology review network. PLoS One, 2021, 16 (2): e0246958.
[9] ANTONESCU CR, OWOSHO AA, ZHANG L, et al. Sarcomas with CIC-rearrangements are a distinct pathologic entity with aggressive outcome: A clinicopathologic and molecular study of 115 cases. Am J Surg Pathol, 2017, 41 (7): 941-949.
[10] DAVIS JL, RUDZINSKI ER. Small round blue cell sarcoma other than Ewing sarcoma: What should an oncologist know？. Curr Treat Options Oncol, 2020, 21 (11): 90.
[11] KYRIAZOGLOU A, BAGOS P. Meta-analysis of BCOR rearranged sarcomas: Challenging the therapeutic approach. Acta Oncol, 2021, 60 (6): 721-726.
[12] BRASME J, CHALUMEAU M, OBERLIN O, et al. Time to diagnosis of Ewing tumors in children and adolescents is not associated with metastasis or survival: A prospective multicenter study of 436 patients. J Clin Oncol, 2014, 32 (18): 1935-1940.

[13] SCHLEGEL M, ZEUMER M, PRODINGER PM, et al. Impact of pathological fractures on the prognosis of primary malignant bone sarcoma in children and adults: A single-center retrospective study of 205 Patients. Oncology, 2018, 94 (6): 354-362.

[14] WIDHE B, WIDHE T. Initial symptoms and clinical features in osteosarcoma and Ewing sarcoma. J Bone Joint Surg Am, 2000, 82 (5): 667-674.

[15] KO JS, MARUSIC Z, AZZATO EM, et al. Superficial sarcomas with CIC rearrangement are aggressive neoplasms: A series of eight cases. J Cutan Pathol, 2020, 47 (6): 509-516.

[16] WIDHE B, WIDHE T. Initial symptoms and clinical features in osteosarcoma and Ewing sarcoma. J Bone Joint Surg Am, 2000, 82 (5): 667-674.

[17] ALONSO L, NAVARRO-PEREZ V, SANCHEZ-MUNOZ A, et al. Time to diagnosis of ewing tumors in children and adolescents is not associated with metastasis or survival. J Clin Oncol, 2014, 32 (35): 4020.

[18] JAGODZINSKA-MUCHA P, LUGOWSKA I, SWITAJ T, et al. The clinical prognostic factors and treatment outcomes of adult patients with Ewing sarcoma. Int J Clin Oncol, 2020, 25 (11): 2006-2014.

[19] COTTERILL SJ, AHRENS S, PAULUSSEN M, et al. Prognostic factors in Ewing's tumor of bone: Analysis of 975 patients from the European Intergroup Cooperative Ewing's Sarcoma Study Group. J Clin Oncol, 2000, 18 (17): 3108-3114.

[20] BISWAS B, SHUKLA NK, DEO SV, et al. Evaluation of outcome and prognostic factors in extraosseous Ewing sarcoma. Pediatr Blood Cancer, 2014, 61 (11): 1925-1931.

[21] LADENSTEIN R, PÖTSCHGER U, LE DELEY MC, et al. Primary disseminated multifocal Ewing sarcoma: Results of the Euro-EWING 99 trial. J Clin Oncol, 2010, 28 (20): 3284-3291.

[22] BRIDGE JA, SUMEGI J, DRUTA M, et al. Clinical, pathological, and genomic features of EWSR1-PATZ1 fusion sarcoma. Mod Pathol, 2019, 32 (11): 1593-1604.

1.2 影像学诊断与分期

未分化小圆细胞肉瘤的分期检查策略

分期检查		Ⅰ级推荐	Ⅱ级推荐	Ⅲ级推荐
尤因肉瘤	原发病灶	• MRI（平扫＋增强）和/或 CT（平扫 ± 增强）	• X 线平片（骨原发）	
	全身检查	• 胸部 CT 扫描（平扫 ± 增强） • 全腹部 CT 和/或 MRI（平扫＋增强） • 全身骨扫描 • 骨髓穿刺活检	• PET/CT	PET/MRI
非尤因未分化小圆细胞肉瘤	原发病灶	• 参照骨肉瘤（原发于骨）或软组织肉瘤（原发于软组织）的分期检查		
	全身检查	参照尤因肉瘤的分期检查		

【注释】

1 所有疑似尤因肉瘤的患者，在完成病理诊断前，应进行影像学诊断及分期检查。除原发肿瘤部位的增强 MRI ± 增强 CT 外，由于尤因肉瘤有较高的全身转移潜能，需要进行系统评估。影像学检查应包括胸部 CT（增强 ± 平扫）[1]、全腹部增强 CT ± MRI、骨扫描。对于伴有骨转移，或 PET 提示骨髓 FDG 代谢增高的患者，建议行骨髓穿刺活检[1-2]。

2 建议有条件的情况下，进行 PET/CT 或 PET-MRI 检查[3]，扫描的范围应尽可能包含从头顶至足尖。考虑到目前国内只有较大规模医院配备 PET/CT，少数医院配备 PET/MRI，因此上述检查分别作为Ⅱ级和Ⅲ级推荐。

3 非尤因未分化小圆细胞肉瘤既可发生于骨，也可发生于骨外软组织[4]。原发于骨的未分化小圆细胞肉瘤的影像学诊断，原发灶的检查可参照经典型骨肉瘤部分；原发于软组织的未分化小圆细胞肉瘤的影像学诊断，原发灶的检查可参照软组织肉瘤部分。小圆细胞未分化肉瘤属于高度恶性的肉瘤亚型，转移潜能高，但由于发病率低，对其临床经过的了解仍不足。因此，建议可参考尤因肉瘤的系统分期检查策略。

4 目前，未分化小圆细胞肉瘤暂无单独的分期系统。原发于骨的未分化小圆细胞肉瘤可参照经典型骨肉瘤的分期；原发于软组织的未分化小圆细胞肉瘤可参照软组织肉瘤的分期。

参考文献

[1] CAMPBELL K, SHULMAN D, GRIER H, et al. Role of bone marrow biopsy for staging new patients with Ewing sarcoma: A systematic review. Pediatr Blood Cancer, 2021, 68 (2): e28807.

[2] KASALAK O, GLAUDEMANS A, OVERBOSCH J, et al. Can FDG-PET/CT replace blind bone marrow biopsy of the posterior iliac crest in Ewing sarcoma ? . Skeletal Radiol, 2018, 47 (3): 363-367.

[3] BEHZADI A, RAZA S, CARRINO J, et al. Applications of PET/CT and PET/MR imaging in primary bone malignancies. PET Clin, 2018, 13 (4): 623-634.

[4] CIDRE-ARANAZ F, WATSON S, AMATRUDA J, et al. Small round cell sarcomas. Nat Rev Dis Primers, 2022, 8 (1): 66.

1.3 病理学检查

1.3.1 病理学诊断策略

	Ⅰ级推荐	Ⅱ级推荐	Ⅲ级推荐
未分化小圆细胞肉瘤	组织学镜下观察 免疫组化 FISH（断裂 / 分离探针）[a] RNA-seq[b] 数字 PCR[c]	RT-PCR FISH（融合探针）	新辅助治疗后组织学（坏死率）评估

a. FISH 主要用于检测尤因肉瘤和 *CIC* 重排肉瘤。

b. RNA seq 主要用于检测 *EWSR1*- 非 ETS 融合的圆细胞肉瘤和 *BCOR* 重排肉瘤。

c. 数字 PCR 主要用于检测 *BCOR*-ITD。

【注释】

对于组织学形态呈现小圆细胞恶性肿瘤的病例，通过组织学镜下观察及完成套餐形式的免疫组化排除淋巴造血系统肿瘤、上皮源性肿瘤及黑色素瘤后，方可使用以下诊断策略：

1 尤因肉瘤的基本诊断需结合镜下形态、免疫组化和 FISH 检测。经典型尤因肉瘤（classic Ewing sarcoma）由形态一致的小圆细胞组成，核呈圆形，染色质均匀细腻，核仁不明显，胞质稀少透亮状或嗜伊红色，胞界不清，部分病例可见 Homer-Wright 菊形团[1]。经典尤因肉瘤免疫组化标记显示弥漫表达 CD99 和 NKX2.2，涉及 *ERG* 伴侣基因者可表达 ERG。Fli1 标记不特异，不建议使用。少数病例可表达 CK 或 desmin 等标记[2-4]。临床工作中常采用 FISH（*EWSR1* 断裂/分离探针）检测明确尤因肉瘤的诊断，确有必要时采用 RT-PCR、FISH（融合探针）和 NGS（RNA-seq）检测相关融合基因的具体类型。对包括尤因肉瘤在内的小圆细胞肉瘤的新辅助治疗后病理学评估尚缺乏统一意见，EORTC-STBSG 推荐肉瘤治疗后病理组织学评估分为 5 组，以残留的“可染色的肿瘤细胞”所占比例 0、1%、10%、50% 作为分界值[5]。新辅助治疗后组织学评估报告中应注明肿瘤坏死的比例[6]。

2 *EWSR1*- 非 ETS 融合圆细胞肉瘤包括：① *EWSR1/FUS*::*NFATC2* 肉瘤，主要发生于骨内，由小至中等大圆形细胞和或梭形细胞组成，胞质较少，嗜伊红色或透亮状，瘤细胞呈条索状、小巢状、梁状或假腺泡状排列，间质呈纤维样或纤维黏液样。部分病例内细胞核可显示有多形性。核分裂象和坏死多少不等。半数病例弥漫性表达 CD99，可表达 PAX7、NKX2.2 和 NKX3.1[7,9]；② *EWSR1*::*PATZ1* 肉瘤，主要发生于深部软组织，包括胸壁、腹壁、四肢和头颈部，部分病例可发生于中枢神经系统。镜下形态由成片或成巢的小圆细胞或梭形细胞组成，染色质细腻，核仁小或不明显，胞质中等量，间质呈纤维样，瘤细胞间可有毛细血管网。免疫组化标记常显示为多表型性分化，除可部分或灶性表达 CD99 外，可表达 desmin、myogenin、MyoD1、S100 蛋白、SOX10、CD34、GFAP、PAX7 和 AE1/AE3 等[8]；③ *EWSR1*::*SMARCA5* 肉瘤和 *EWSR1*::*SP3* 肉瘤均较少见。*EWSR1*- 非 ETS 融合圆细胞肉瘤的诊断由于免疫组化不特异，主要依靠 RNA-seq 检测相应的融合基因。

3 *CIC* 重排肉瘤镜下形态与尤因肉瘤相似，主要由分叶状或片状分布的小圆细胞组成，部分病例可含有梭形细胞成分。与尤因肉瘤相比，瘤细胞核形不规则，可有多形性，核染色质粗，可见核仁，胞质淡嗜伊红色至透亮状，肿瘤内常见地图状坏死，部分病例内间质可伴有黏液样变性。CD99 标记常呈斑驳状阳性，瘤细胞常弥漫表达 WT1 和 DUX4，不表达 NKX2.2[10-12]。涉及 *NUMT1* 重排者还可表达 NUT 蛋白[13]。常采用 FISH 检测（断裂 / 分离探针）确诊 *CIC* 重排肉瘤，必要时采用 RNA-seq 方法检测相关融合基因。

4 *BCOR* 遗传学改变肉瘤包括 2 组肿瘤类型：① *BCOR* 基因重排，主要为 *BCOR*: : *CCNB3* 肉瘤，好发于骨，也可发生于软组织，后者包括盆腔、下肢和椎旁，少数病例位于头颈部、肺和肾。镜下由成片分布的小圆形、卵圆形至胖梭形细胞组成，瘤细胞间为丰富的毛细血管网。部分病例可由短条束状排列的胖梭形至梭形细胞组成。核染色质均匀，核仁不明显，核分裂象多少不等。间质可显示程度不等的黏液样变性[14]；② *BCOR*-ITD（*BCOR*- 内部串联重复）肿瘤，包括婴儿未分化圆细胞肉瘤（infantile undifferentiated round cell sarcoma，IURCS）和婴儿原始黏液样间叶性肿瘤（primitive myxoid mesenchymal tumor of infancy，PMMTI），多发生于躯干、腹膜后和头颈部软组织，少见于四肢。IURCS 主要由实性片状分布的原始小圆形细胞、卵圆形细胞或短梭形细胞组成，核分裂象易见，间质可呈黏液样。PMMTI 瘤细胞密度低，主要由轻度异型的短梭形或胖梭形细胞组成，间质常呈黏液样，可有囊变，并富含毛细血管网。免疫组化标志物显示，伴有 *BCOR* 遗传学改变的肿瘤常弥漫表达 BCOR、cyclinD1、SATB2 和 TLE1，其中 *BCOR*: : *CCNB3* 肉瘤还可表达 CCNB3（其他 *BCOR*-ITD 肿瘤不表达）[15-16]。*BCOR* 遗传学改变肉瘤的诊断主要依靠分子检测，采用 RNA-seq 检测 *BCOR* 基因重排及其融合基因和数字 PCR 等方法检测

BCOR-ITD。

参考文献

[1] GRUNEWALD TGP, CIDRE-ARANAZ F, SURDEZ D, et al. Ewing sarcoma. Nat Rev Dis Primers, 2018, 4 (1): 5.

[2] RUSSELL-GOLDMAN E, HORNICK JL, QIAN X, et al. NKX2.2 immunohistochemistry in the distinction of Ewing sarcoma from cytomorphologic mimics: Diagnostic utility and pitfalls. Cancer Cytopathol, 2018, 126 (11): 942-949.

[3] WANG WL, PATEL NR, CARAGEA M, et al. Expression of ERG, an Ets family transcription factor, identifies ERG-rearranged Ewing sarcoma. Mod Pathol, 2012, 25 (10): 1378-1383.

[4] HUNG YP, FLETCHER CD, HORNICK JL. Evaluation of NKX2-2 expression in round cell sarcomas and other tumors with EWSR1 rearrangement: Imperfect specificity for Ewing sarcoma. Mod Pathol, 2016, 29 (4): 370-380.

[5] WARDELMANN E, HAAS RL, BOVEE JV, et al. Evaluation of response after neoadjuvant treatment in soft tissue sarcomas; the European Organization for Research and Treatment of Cancer-Soft Tissue and Bone Sarcoma Group (EORTC-STBSG) recommendations for pathological examination and reporting. Eur J Cancer, 2016, 53: 84-95.

[6] 宫丽华，李兰，丁宜．尤因肉瘤新辅助化疗后治疗反应的病理组织学评估．临床与实验病理学杂志，2019, 35 (12): 6.

[7] SADRI N, BARROETA J, PACK SD, et al. Malignant round cell tumor of bone with EWSR1-NFATC2 gene fusion. Virchows Arch, 2014, 465 (2): 233-239.

[8] BRIDGE JA, SUMEGI J, DRUTA M, et al. Clinical, pathological, and genomic features of EWSR1-PATZ1 fusion sarcoma. Mod Pathol, 2019, 32 (11): 1593-1604.

[9] YOSHIDA KI, MACHADO I, MOTOI T, et al. NKX3-1 is a useful immunohistochemical marker of EWSR-NFATC2 sarcoma and mesenchymal chondrosarcoma. Am J Surg Pathol, 2020, 44 (6): 719-728.

[10] ANTONESCU CR, OWOSHO AA, ZHANG L, et al. Sarcomas with CIC-rearrangements are a distinct pathologic entity with aggressive outcome: A clinicopathologic and molecular study of 115 cases. Am J Surg Pathol, 2017, 41 (7): 941-949.

[11] 吴建锋，魏洁，赵丹珲，等．骨与软组织小圆细胞肉瘤分类新进展．中华病理学杂志，2020, 49 (11): 1203-1208.

[12] SIEGELE B, ROBERTS J, BLACK JO, et al. DUX4 immunohistochemistry is a highly sensitive and specific marker for CIC-DUX4 fusion-positive round cell tumor. Am J Surg Pathol, 2017, 41 (3): 423-429.

[13] YANG S, LIU L, YAN Y, et al. CIC-NUTM1 sarcomas affecting the spine: A subset of CIC-rearranged sarcomas commonly present in the axial skeleton. Arch Pathol Lab Med, 2022, 146 (6): 735-741.

[14] MATSUYAMA A, SHIBA E, UMEKITA Y, et al. Clinicopathologic diversity of undifferentiated sarcoma with BCOR-CCNB3 fusion: Analysis of 11 cases with a reappraisal of the utility of immunohistochemistry for BCOR and CCNB3. Am J Surg Pathol, 2017, 41 (12): 1713-1721.

[15] SBARAGLIA M, RIGHI A, GAMBAROTTI M, et al. Ewing sarcoma and Ewing-like tumors. Virchows Arch, 2020, 476 (1): 109-119.

[16] SPECHT K, ZHANG L, SUNG YS, et al. Novel BCOR-MAML3 and ZC3H7B-BCOR gene fusions in undifferentiated small blue round cell sarcomas. Am J Surg Pathol, 2016, 40 (4): 433-442.

1.3.2 分子诊断

病理类型及分子改变	Ⅰ级推荐	Ⅱ级推荐	Ⅲ级推荐
尤因肉瘤 *EWSR1*::*FLI1* *EWSR1*::*ERG* *EWSR1*::*ETV1* *EWSR1*::*ETV4* *EWSR1*::*FEV* *FUS*::*ERG* *FUS*::*FEV*	FISH（*EWSR1* 断裂 / 分离探针）	RNA-seq FISH（融合探针） RT-PCR	
EWSR1- 非 ETS 融合圆细胞肉瘤 *EWSR1*::*NFATC2* *FUS*::*NFATC2* *EWSR1*::*PAZT1* *EWSR1*::*SMARCA5* *EWSR1*::*SP3* *EWSR1*::*POU5F*1	RNA-seq	RT-PCR	FISH（融合探针）

分子诊断（续）

病理类型及分子改变	Ⅰ级推荐	Ⅱ级推荐	Ⅲ级推荐
CIC 重排肉瘤 *CIC*::*DUX4* *CIC*::*DUX4L* *CIC*::*FOXO4* *CIC*::*NUTM1* *CIC*::*NUTM2A* *CIC*::*LEUTX*	FISH（*CIC* 断裂 / 分离探针）	RNA-seq RT-PCR	FISH（融合探针）
BCOR 遗传学改变肉瘤 *BCOR* 重排肉瘤 *BCOR*::*CCNB3* *BCOR*::*MAML3* *ZC3H7B*::*BCOR* *BCOR*-ITD 肿瘤 婴幼儿未分化小圆细胞肉瘤 婴幼儿原始黏液样间叶性肿瘤	RNA-seq 数字 PCR	RT-PCR FISH（分离探针） 靶向 RNA-seq	FISH（融合探针）

【注释】

病理科或病理检验机构常规工作中所使用的福尔马林固定、石蜡包埋（formalin-fixed paraffin-embedded，FFPE）的组织适用于未分化小圆细胞肉瘤的分子诊断，但需注意：①分子病理诊断实验室的建设和管理应符合相关规定；②标本前处理：新鲜标本离体后（热缺血时间）需在 30min 内放置于适量的福尔马林固定液中，最小体积比推荐：福尔马林：组织 =10：1；对于体积较大的活检样本必须尽快剖开固定；③标本固定时间：活检样本 6~24h，手术大标本切开固定 12~48h; ④骨标本推荐以 EDTA 为基础的脱钙液，建议将待脱钙样本切薄片后再放到脱钙液中; ⑤尽可能采用 3 年内（常温、干燥、避光保存）的 FFPE 蜡块；⑥ FFPE 白片厚度推荐［（3~4）± 1］μm，已经切好的白片在常温下保存不应超过 4 周，如需保存更长时间，可保存在 –20℃冰箱; ⑦液体标本如外周血等应在收到样本后 2h 内处理[1-3]。

1 尤因肉瘤的诊断常需结合镜下形态、免疫组化（CD99、NKX2.2 等）和 FISH（*EWSR1* 断裂 / 分离探针）检测[4-6]。少数病例镜下形态和免疫组化均符合尤因肉瘤但 FISH 检测 *EWSR1* 为阴性，此时可采用 RNA-seq 等方法检测具体的融合类型以明确诊断[7-8]。

2 *EWSR1*- 非 ETS 融合圆细胞肉瘤根据镜下形态、免疫组化或 *EWSR1* 断裂 / 分离探针 FISH 检测均难以做出明确诊断，确诊需要检测相应的融合基因[9-11]。

3 对 CD99 灶性阳性、NKX2.2 阴性但 WT1 呈弥漫阳性的小圆细胞未分化肉瘤需考虑 *CIC* 重排肉瘤，采用 *CIC* 断裂分离探针的 FISH 检测常可帮助明确诊断。如需了解具体的融合类型，则可采用 RNA-seq[12-13]。

4 免疫组化标记 BCOR、CCNB3、cyclinD1、SATB2 和 TLE1 对 *BCOR* 遗传学改变肉瘤的诊断有提示作用，但确诊需要分子检测[14-17]。因 *BCOR* 遗传学改变肉瘤涉及 *BCOR* 重排和 *BCOR*-ITD

两种类型的分子改变，故在实际工作中常需分别采用 RNA-seq 和数字 PCR 检测[18-20]。

参考文献

[1] 中国合格评定国家认可委员会 . CNAS-CL022008 医学实验室质量和能力认可准则 . 2008-06-16.

[2] 中华人民共和国卫生部 . 医疗机构临床基因扩增检验实验室管理办法 . 2010-12-06.

[3] 中华医学会病理学分会 , 中国医师协会病理科医师分会 , 中国抗癌协会肿瘤病理专业委员会 , 等 . 分子病理诊断实验室建设指南 (试行). 中华病理学杂志 , 2015, 44 (6): 369-371.

[4] SBARAGLIA M, RIGHI A, GAMBAROTTI M, et al. Ewing sarcoma and Ewing-like tumors. Virchows Arch, 2020, 476 (1): 109-119.

[5] RENZI S, ANDERSON ND, LIGHT N, et al. Ewing-like sarcoma: An emerging family of round cell sarcomas. J Cell Physiol, 2019, 234 (6): 7999-8007.

[6] DAVIS JL, RUDZINSKI ER. Small round blue cell sarcoma other than Ewing sarcoma: What should an oncologist know ?. Curr Treat Options Oncol, 2020, 21 (11): 90.

[7] 颜语 , 沈丹华 . 尤文及尤文样肉瘤分子遗传学研究进展 . 中华病理学杂志 , 2020, 49 (02): 203-206.

[8] TSUDA Y, ZHANG L, MEYERS P, et al. The clinical heterogeneity of round cell sarcomas with EWSR1/FUS gene fusions: Impact of gene fusion type on clinical features and outcome. Genes Chromosomes Cancer, 2020, 59 (9): 525-534.

[9] DIAZ-PEREZ JA, NIELSEN GP, ANTONESCU C, et al. EWSR1/FUS-NFATc2 rearranged round cell sarcoma: Clinicopathological series of 4 cases and literature review. Hum Pathol, 2019, 90: 45-53.

[10] CHOUGULE A, TAYLOR MS, NARDI V, et al. Spindle and round cell sarcoma with EWSR1-PATZ1 gene fusion: A sarcoma with polyphenotypic differentiation. Am J Surg Pathol, 2019, 43 (2): 220-228.

[11] BRIDGE JA, SUMEGI J, DRUTA M, et al. Clinical, pathological, and genomic features of EWSR1-PATZ1 fusion sarcoma. Mod Pathol, 2019, 32 (11): 1593-1604.

[12] CHOI EY, THOMAS DG, MCHUGH JB, et al. Undifferentiated small round cell sarcoma with t (4; 19)(q35; q13. 1) CIC-DUX4 fusion: A novel highly aggressive soft tissue tumor with distinctive histopathology. Am J Surg Pathol, 2013, 37 (9): 1379-1386.

[13] LE LOARER F, PISSALOUX D, WATSON S, et al. Clinicopathologic features of CIC-NUTM1 sarcomas, A new molecular variant of the family of CIC-fused sarcomas. Am J Surg Pathol, 2019, 43 (2): 268-276.

[14] KAO YC, OWOSHO AA, SUNG YS, et al. BCOR-CCNB3 fusion positive sarcomas: A clinicopathologic and molecular analysis of 36 cases with comparison to morphologic spectrum and clinical behavior of other round cell sarcomas. Am J Surg Pathol, 2018, 42 (5): 604-615.

[15] KAO YC, SUNG YS, ZHANG L, et al. Recurrent BCOR internal tandem duplication and YWHAE-NUTM2B fusions in soft tissue undifferentiated round cell sarcoma of infancy: Overlapping genetic features with clear cell sarcoma of kidney. Am J Surg Pathol, 2016, 40 (8): 1009-1020.

[16] ANTONESCU CR, KAO YC, XU B, et al. Undifferentiated round cell sarcoma with BCOR internal tandem duplications (ITD) or YWHAE fusions: A clinicopathologic and molecular study. Mod Pathol, 2020, 33 (9): 1669-1677.

[17] ALAGGIO R, NINFO V, ROSOLEN A, et al. Primitive myxoid mesenchymal tumor of infancy: A clinicopathologic report of 6 cases. Am J Surg Pathol, 2006, 30 (3): 388-394.

[18] 王晗，刘绮颖，王坚，等. 婴儿原始黏液样间叶性肿瘤的临床病理分析. 中华病理学杂志，2014, 43 (6): 375-378.

[19] BARETS D, APPAY R, HEINISCH M, et al. Specific and sensitive diagnosis of BCOR-ITD in various cancers by digital PCR. Front Oncol, 2021, 11: 645512.

[20] AL-IBRAHEEMI A, PUTRA J, TSAI HK, et al. Assessment of BCOR internal tandem duplications in pediatric cancers by targeted RNA sequencing. J Mol Diagn, 2021, 23 (10): 1269-1278.

2. 化学治疗

2.1 未分化小圆细胞肉瘤的围手术期化疗

病理亚型	Ⅰ级推荐	Ⅱ级推荐	Ⅲ级推荐
尤因肉瘤	• VDC/IE 交替（长春新碱 + 多柔比星 + 环磷酰胺 / 异环磷酰胺 + 依托泊苷）（1A 类） • VDC（长春新碱 + 多柔比星 + 环磷酰胺）（1A 类） • VIDE（长春新碱 + 异环磷酰胺 + 多柔比星 + 依托泊苷）（1A 类） • VAI（长春新碱 + 放线菌素 D+ 异环磷酰胺）（1A 类） • VAIA（长春新碱 + 放线菌素 D+ 异环磷酰胺 + 多柔比星）（1A 类） • EVAIA（依托泊苷 + 长春新碱 + 放线菌素 D+ 异环磷酰胺 + 多柔比星）（1A 类） • VACA（长春新碱 + 放线菌素 D+ 环磷酰胺 + 多柔比星）（1A 类）		

未分化小圆细胞肉瘤的围手术期化疗（续）

病理亚型	Ⅰ级推荐	Ⅱ级推荐	Ⅲ级推荐
伴有 *EWSR1*- 非 *ETS* 家族基因融合圆细胞肉瘤	参照尤因肉瘤围手术期化疗策略（3 类）	• 可切除者，可考虑直接手术	• 临床试验
CIC 重排肉瘤	参照尤因肉瘤围手术期化疗策略（3 类）	• 可切除者，可考虑直接手术 • AI 方案（3 类）	• 临床试验
伴有 *BCOR* 遗传学改变肉瘤	参照尤因肉瘤围手术期化疗方案（2B 类）	• 骨肉瘤的化疗方案（3 类） • AI 方案（3 类）	• 临床试验

【注释】

1 尤因肉瘤对化疗高度敏感，关于尤因肉瘤的众多研究都明确指出化疗的重要性。尤因肉瘤在局部治疗（手术或者放疗）之前，推荐应接受至少 9 周的多药联合化疗（Ⅰ级推荐）。对于初诊时伴有转移且化疗有效的患者，可以延长局部治疗前的化疗时间。对于手术（扩大切除或者截肢）后的尤因肉瘤患者，无论切缘情况如何，都推荐进行 28~49 周的化疗（具体时长取决于化疗方案)。

2 在 INT-0091 研究中，尤因肉瘤患者随机分为 VDC/IE 交替方案化疗组和 VDC 方案化疗组，术前化疗 4 周期，后进行局部治疗（手术和 / 或放疗），术后化疗 13 周期，围手术期共 17 周期。结果显示：无转移患者，交替治疗组 5 年 EFS 率为 69% ± 3%，标准治疗组为 54% ± 4%（P=0.005），5 年 OS 率分别为 72% ± 3.4% 和 61% ± 3.6%（P=0.01）；而转移患者 EFS 无明显差异。对于诊断时无转移的尤因肉瘤，采用密集型 VDC/IE 交替方案（每 2 周为一周期）比每 3 周为一周期更有效（5 年 EFS 率由 65% 提升至 73%，P=0.048），且不良反应并未增加[1-4]。

3 在 Euro-Ewing 99 研究中，281 例尤因肉瘤患者接受 6 周期 VIDE 方案化疗，1 周期 VAI 方案化疗，局部治疗（手术和 / 或放疗），以及高剂量化疗联合干细胞移植，中位随访 3.8 年。结果显示，EFS 率为 27% ± 3%，3 年 OS 率为 34% ± 4%[5-7]。

4 EICESS-92 研究评价了在标准风险尤因肉瘤（肿瘤体积<100ml）患者中，VAIA 与 EVAIA 方案化疗的疗效。结果表明，高危（肿瘤体积 ≥ 100ml）伴转移的患者采用更大强度的 EVAIA 方案并不优于 VAIA 方案，不伴转移患者术前采用 EVAIA 方案疗效优于 VAIA 方案。因此非高危患者（肿瘤体积<100ml）推荐术前采用 EVAIA 方案化疗[8-9]。

5 Euro-EWING99-R1 研究是基于 EICESS-92 方案的大型、国际、随机、非劣效试验，对接受 VIDE 方案强化诱导化疗的标准风险尤因肉瘤患者（肿瘤未发生转移、体积<100ml），采用双平行分组设计，分别给予 7 个 VAC 疗程（试验组）和 7 个 VAI 疗程（对照组）的巩固治疗。中位随访 5.9 年，3 年 EFS 率与 OS 率差异均无统计学意义[10]。

6 EICESS-86 研究中，将尤因肉瘤分为高危组（肿瘤体积>100ml 和 / 或肿瘤原发于中轴部位）及标准风险（肿瘤原发于肢体且肿瘤体积较小）。标准风险组接受 12 周期 VAC 交替 VACA 方案化疗；高危组采用 VAIA 方案化疗。结果显示，两组间无事件生存率分别为 52% 和 51%（P=0.92）。肿瘤体积>200ml、对诱导化疗的组织学反应情况是影响 EFS 的主要因素[9]。EICESS-92 研究中，标准风险组患者分别接受 VAIA 方案或 VACA 方案化疗，中位随访 8.5 年，EFS 和 OS 的风险比（VACA vs. VAIA）分别为 0.91 和 1.08。VACA 组血液学毒性发生率较高。提示环磷酰胺对 SR 患者的 EFS 和 OS 的影响与异环磷酰胺相似，但毒性增加[9]。

7 目前缺乏针对非尤因未分化小圆细胞肉瘤的临床研究，化疗方案可参考尤因肉瘤，但预后、疗效均存在不同，需要更多的循证医学证据或更多的研究报道来认识这类患者的生物学行为及治疗方案。现有研究表明，伴有 *EWSR1*-non-ETS 融合圆细胞肉瘤和 *CIC* 重排肉瘤对化疗的敏感性和预后比尤因肉瘤差，伴有 *BCOR* 遗传学改变肉瘤的预后好于 *CIC* 重排肉瘤，对化疗的反应也更好[11]。

8 关于 *EWSR1*- 非 ETS 家族基因融合圆细胞肉瘤，现有的报道集中于 *EWSR1*: : *NFATC2* 融合肉瘤，多采用尤因肉瘤的方案，其中最多的是 VDC/IE 方案[12-13]。Diaz-Perez 等[13]分析了 43 例 *EWSR1/FUS*: : *NFATC2* 融合肉瘤，有 13 例采用了尤因肉瘤的化疗方案，但仅有 1 例有较好的疗效。在一些小样本的报道中，*EWSR1*: : *NFATC2* 融合肉瘤，术前接受 VAC/IE 方案、VIDE 方案或骨肉瘤方案，化疗后手术切除原发肿瘤。临床、影像学或组织学反应均不佳[12]。

9 Antonescu 等[14]回顾性分析了 115 例 *CIC*: : *DUX4* 融合肉瘤，其中 22 例接受了新辅助化疗，29 例在确诊后进行手术（术后有 22 例接受了辅助化疗）。绝大多数患者采用了尤因肉瘤的化疗方案。接受新辅助化疗的患者中，有 10 例可分析病理反应率，其中 3 例患者为Ⅲ级化疗反应（肿瘤纤维化>90%），其余 7 例均未达到该标准。此外，确诊后先进行手术的患者，生存期较接受新辅助化疗的患者更长（需要注意的是两组患者肿瘤基线情况不同）。在另一项针对 18 例该类型肉瘤的回顾性分析中显示，这类肉瘤不仅对于化疗的敏感性低，也较少从术前化疗中获益，部分患者还因为延迟手术而发生了肿瘤远处转移[15]。2021 年 ESMO 会议报道了一项关于 64 例 *CIC*::*DUX4* 融合肉瘤患者的系列研究的初步报告。在这项研究中，对于非转移的 *CIC*::*DUX4* 融合肉瘤，采用类似于尤因肉瘤的多药化疗方案作为术前化疗方案，与采用成人软组织肉瘤的化疗方案（多柔比星单药或者 AI 方案）相比，并未提高患者的 OS。因此，对于该类型的未分化小圆细胞肉瘤，更应强调局部控制[16]。

10 2023 年，Palmerini 等[17]发表了全球性回顾性研究，分析了 1983—2019 年共 33 例分子检测明确的 *BCOR*::*CCNB3* 融合肉瘤，其中 15 例患者接受了新辅助化疗，10 例采用尤因肉瘤的方案（ORR 70%），4 例采用骨肉瘤的方案（ORR 50%），1 例采用 AI 联合方案（ORR 100%）。Kao 等[18]回顾性分析了 10 例 *BCOR*::*CCNB3* 融合肉瘤，其中 9 例采用了尤因肉瘤的术前方案，这些患者中的 7 例，手术标本中均检测到病理反应（60%~100% 的肿瘤坏死或者纤维化）。Puls 等[19]回顾性分析了 6 例 *BCOR*::*CCNB3* 融合肉瘤，在经过一线化疗后手术，其中 4 例达到病理 CR。

11 所有患者在开始接受化疗前均建议进行生育功能的知情同意（附录 8）。

参考文献

[1] GRIER H, KRAILO M, TARBELL N, et al. Addition of ifosfamide and etoposide to standard chemotherapy for Ewing's sarcoma and primitive neuroectodermal tumor of bone. N Engl J Med, 2003, 348 (8): 694-701.

[2] YOCK T, KRAILO M, FRYER C, et al. Local control in pelvic Ewing sarcoma: Analysis from INT-0091: A report from the Children's Oncology Group. J Clin Oncol, 2006, 24 (24): 3838-3843.

[3] WOMER R, WEST D, KRAILO M, et al. Randomized controlled trial of interval-compressed chemotherapy for the treatment of localized Ewing sarcoma: A report from the Children's Oncology Group. J Clin Oncol, 2012, 30 (33): 4148-4154.

[4] GRANOWETTER L, WOMER R, DEVIDAS M, et al. Dose-intensified compared with standard chemotherapy for nonmetastatic Ewing sarcoma family of tumors: A Children's Oncology Group Study. J Clin Oncol, 2009, 27 (15): 2536-2541.

[5] BRENNAN B, KIRTON L, MAREC-BERARD P, et al. Comparison of two chemotherapy regimens in patients with newly diagnosed Ewing sarcoma (EE2012): An open-label, randomised, phase 3 trial. Lancet, 2022, 400 (10362): 1513-1521.

[6] JUERGENS C, WESTON C, LEWIS I, et al. Safety assessment of intensive induction with vincristine, ifosfamide, doxorubicin, and etoposide (VIDE) in the treatment of Ewing tumors in the EURO-E. W. I. N. G. 99 clinical trial. Pediatr Blood Cancer, 2006, 47 (1): 22-29.

[7] LADENSTEIN R, POTSCHGER U, LE DELEY M, et al. Primary disseminated multifocal Ewing sarcoma: Results of the Euro-EWING 99 trial. J Clin Oncol, 2010, 28 (20): 3284-3291.

[8] PAULUSSEN M, AHRENS S, DUNST J, et al. Localized Ewing tumor of bone: Final results of the cooperative Ewing's Sarcoma Study CESS 86. J Clin Oncol, 2001, 19 (6): 1818-1829.

[9] PAULUSSEN M, CRAFT A, LEWIS I, et al. Results of the EICESS-92 Study: Two randomized trials of Ewing's sarcoma treatment: Cyclophosphamide compared with ifosfamide in standard-risk patients and assessment of benefit of etoposide added to standard treatment in high-risk patients. J Clin Oncol, 2008, 26 (27): 4385-4393.

[10] LE DELEY M, PAULUSSEN M, LEWIS I, et al. Cyclophosphamide compared with ifosfamide in consolidation treatment of standard-risk Ewing sarcoma: Results of the randomized noninferiority Euro-EWING99-R1 trial. J Clin Oncol, 2014, 32 (23): 2440-2448.

[11] CIDRE-ARANAZ F, WATSON S, AMATRUDA J, et al. Small round cell sarcomas. Nat Rev Dis Primers, 2022, 8 (1): 66.

[12] WANG G, THOMAS D, DAVIS J, et al. EWSR1-NFATC2 Translocation-associated sarcoma clinicopathologic findings in a rare aggressive primary bone or soft tissue tumor. Am J Surg Pathol, 2019, 43 (8): 1112-1122.

[13] DIAZ-PEREZ J, NIELSEN G, ANTONESCU C, et al. EWSR1/FUS-NFATc2 rearranged round cell sarcoma: Clinicopathological series of 4 cases and literature review. Hum Pathol, 2019, 90: 45-53.

[14] ANTONESCU C, OWOSHO A, ZHANG L, et al. Sarcomas with CIC-rearrangements are a distinct pathologic entity with aggressive outcome: A clinicopathologic and molecular study of 115 cases. Am J Surg Pathol, 2017, 41 (7): 941-949.

[15] CONNOLLY E, BHADRI V, WAKE J, et al. Systemic treatments and outcomes in CIC-rearranged Sarcoma: A national multi-centre clinicopathological series and literature review. Cancer Med, 2022, 11 (8): 1805-1816.

[16] MEHDI B, GASPAR N, GANTZER J,et al. 1524 MO Patterns of care and outcomes of 64 CIC-rearranged sarcoma: A retrospective multicentre case-series within the French Sarcoma Group (FSG). Ann Oncol, 2021, 32 (Suppl_5):S1113.

[17] PALMERINI E, GAMBAROTTI M, ITALIANO A, et al. A global collaborative study of CIC-rearranged, BCOR: :CCNB3-rearranged and other ultra-rare unclassified undifferentiated small round cell sarcomas (GRACefUl). Eur J Cancer, 2023, 183: 11-23.
[18] KAO Y, OWOSHO A, SUNG Y, et al. BCOR-CCNB3 Fusion positive sarcomas: A clinicopathologic and molecular analysis of 36 cases with comparison to morphologic spectrum and clinical behavior of other round cell sarcomas. Am J Surg Pathol, 2018, 42 (5): 604-615.
[19] PULS F, NIBLETT A, MARLAND G, et al. BCOR-CCNB3 (Ewing-like) sarcoma: A clinicopathologic analysis of 10 cases, in comparison with conventional Ewing sarcoma. Am J Surg Pathol, 2014, 38 (10): 1307-1318.

2.2 未分化小圆细胞肉瘤晚期患者的化疗

肿瘤类型	线数	Ⅰ级推荐	Ⅱ级推荐	Ⅲ级推荐
尤因肉瘤	一线	• VDC（1A 类） • VDC/IE 交替（1A 类） • VAIA（1A 类） • VIDE（1A 类）	• EVAIA（1A 类）	
	二线	• 伊立替康 + 替莫唑胺（2A 类） • VIT（长春新碱 + 伊立替康 + 替莫唑胺）（2A 类） • 托泊替康 + 环磷酰胺（2A 类） • 临床试验	• 依托泊苷 + 卡铂 / 顺铂（2B 类） • 异环磷酰胺 + 依托泊苷 + 卡铂 / 顺铂（3 类） • 环磷酰胺 + 依托泊苷 + 卡铂（3 类） • 大剂量异环磷酰胺（2B 类）	• 吉西他滨 + 多西他赛（3 类） • HDC+HSCT（2B 类） • 最佳支持治疗
EWSR1-非 ETS 家族基因融合圆细胞肉瘤	一线	临床试验	可参照尤因肉瘤的治疗策略（2B 类）	
	二线	临床试验		

未分化小圆细胞肉瘤晚期患者的化疗（续）

肿瘤类型	线数	Ⅰ级推荐	Ⅱ级推荐	Ⅲ级推荐
CIC 重排肉瘤	一线	临床试验	• 可参照尤因肉瘤的一线治疗（2B 类） • 非特殊类型软组织肉瘤方案（2B 类） • 临床试验（2B 类）	
	二线	临床试验		
BCOR 遗传学改变肉瘤	一线	参照尤因肉瘤的一线治疗（2B 类）	• 骨肉瘤方案（2B 类） • 非特殊类型软组织肉瘤方案（1A 类） • 临床试验（2B 类）	
	二线	临床试验		

【注释】

1 对于初诊时即伴有转移的尤因肉瘤，一线化疗仍参照围手术期化疗方案（详见 4.1）。如在完成围手术期化疗后出现不可切除或复发转移的情况，后续化疗方案的选择需根据一线化疗的疗效、化疗停止至复发的时间、药物的累积剂量、不良反应以及患者的耐受情况等因素综合判断。通常，对于一线化疗完成后 6 个月内复发的患者，考虑采用二线化疗方案；一线化疗结束后 6 个月以上复发的患者，可以再次尝试一线化疗方案。总体而言，尤因肉瘤的二线及以上治疗尚缺乏高级别循证证据，且客观疗效总体不理想，因此，指南同时推荐该类患者积极参与临床试验（Ⅰ级推荐）。

2 INT-0091 研究显示，对于无远处转移的尤因肉瘤患者，VDC/IE 交替的多药方案化疗提高了患者的 5 年 EFS 和 OS 率。对于 120 例确诊时即存在转移的患者，VDC/IE 组与 VDC 组的 5 年 OS 率分别为 34% 和 35%[1]，8 年 EFS 率均为 20%，8 年 OS 率分别为 20% 和 29%[2]。VDC/IE 方案化疗较 VDC 方案化疗未使转移性尤因肉瘤患者有进一步的生存获益。EICESS-92 研究显示，对于伴有转移的尤因肉瘤患者，VAIA 方案化疗基础上联合依托泊苷（EVAIA 方案）并未进一步改善 OS[3]。考虑到多药联合方案具有较高的客观缓解率，对于疗效好且潜在可切除的转移性患者，仍建议多药联合方案化疗。

3 EURO EWING 2012（EE2012）研究 1∶1 纳入了 640 例尤因肉瘤患者，比较 VDC/IE 交替方案化疗与 VIDE 方案化疗对尤因肉瘤一线治疗的疗效。结果显示，对于新诊断的尤因肉瘤，无论是否伴有转移，剂量强化的 VDC/IE 方案化疗组患者，不仅有更好的 EFS 获益，且不良反应更低、治疗时间更短[4]。

4 尤因肉瘤的二线化疗中，作为Ⅰ级推荐的化疗方案包括了伊立替康+替莫唑胺、VIT（长春新碱+伊立替康+替莫唑胺）及托泊替康+环磷酰胺，上述三个化疗方案大多基于大样本回顾性研究或者较小样本的前瞻/回顾性研究，显示出较好的疗效。Wang 等[5]回顾性分析了 6 项研究中共 184 例复发、难治性尤因肉瘤患者接受伊立替康+替莫唑胺方案化疗的疗效。发现总体的 ORR 为 44%，DCR 为 66%。Raciborska 等[6]对 22 例复发、难治性尤因肉瘤患者采用 VIT 方案化疗，ORR 为 54.5%，DCR 为 68%。Xu 等[7]比较了不同给药模式 VIT 方案（短程较高剂量：伊立替康 50mg/m^2，d1~5 vs. 长程较低剂量：伊立替康 20mg/m^{2}d1~5，d8~12）对于复发、难治性尤因肉瘤的疗效。研究共入组 46 例患者，结果显示，短程较高剂量组的 12 周 ORR 低于长程较低剂量组（20.8% vs. 54.5%，P=0.019），但两种给药模式的 PFS（2.3 个月 vs. 4.3 个月）和 OS（14.8 个月 vs. 12.8 个月）相当。2 项Ⅱ期研究分别评估了环磷酰胺+托泊替康方案化疗治疗复发、难治性尤因肉瘤患者的疗效，可评估患者分别为 17 例、49 例，ORR 分别为 35.3% 和 32.6%[8-9]。

5 尤因肉瘤的二线化疗方案中，作为Ⅱ级推荐的化疗方案包括了依托泊苷联合卡铂或顺铂方案以及大剂量异环磷酰胺方案。一项回顾性研究分析了 1980—2012 年在欧洲 6 个主要的肉瘤中心接受依托泊苷联合卡铂或顺铂方案治疗的复发、难治性尤因肉瘤患者 107 例（61 例卡铂，46 例顺铂）。依托泊苷联合卡铂治疗组的 mPFS 为 14.5 个月，5 年 OS 率为 24.5%；依托泊苷联合顺铂治疗组的 mPFS 为 6.3 个月，5 年 OS 率为 20%[9]。2022 年 ASCO 大会报道了一项前瞻性随机对照研究，对比托泊替康+环磷酰胺、伊立替康+替莫唑胺、吉西他滨+多西他赛、高剂量异环磷酰胺 4 个方案对于复发、难治性尤因肉瘤的疗效。结果提示，高剂量 IFO 在延长 EFS 和 OS 方面更有效，且在儿童中的获益更加明显。由于该研究目前仅以会议摘要形式报道，故在本指南中作为Ⅱ级推荐[10-11]。

6 尤因肉瘤的二线化疗中，Ⅲ级推荐的化疗方案包括了吉西他滨＋多西他赛，HDC+HSCT（大剂量化疗联合自体干细胞移植），最佳支持治疗。一项Ⅱ期研究中，入组复发性尤因肉瘤、骨肉瘤、软骨肉瘤的患者，采用吉西他滨＋多西他赛方案治疗，14 例尤因肉瘤患者中 2 例达 PR[12]。对于 HDC+HSCT，EURO-EWING99 研究中，采用 HDC+HSCT 获得 CR 或者 PR 的患者，其 3 年 EFS 率分别为 57% 和 25%，但该研究未能比较采用或者不采用 HDC+HSCT 的疗效[13]。Whelan 等[7]将 EURO-EWING99 与 Ewing-2008 两个研究进行了合并分析，发现采用 HDC（白消安＋美法仑）+HSCT 的患者对比采用 VAI 方案进行巩固性化疗的患者具有更高的 3 年及 8 年 EFS 率，但出现了更严重的毒性和更多的治疗相关死亡。由于上述结果存在一定争议，指南将 HDC+HSCT 作为Ⅲ级推荐。

7 对于晚期非尤因未分化小圆细胞肉瘤的化疗，目前相关循证证据少，特别是对于化疗相对不敏感的 *EWSR1*- 非 ETS 家族基因融合圆细胞肉瘤和 *CIC* 重排肉瘤，指南Ⅰ级推荐为加入临床研究。

8 关于 *EWSR1*- 非 ETS 家族基因融合圆细胞肉瘤，治疗相关报道少。采用尤因肉瘤化疗方案大多疗效有限[14-15]。

9 2023 年，Palmerini 等[16]发表了一项全球性的回顾性研究，88 例 *CIC* 重排肉瘤，晚期转移患者 OS 明显低于局限期可切除的患者（P=0.000 2）。60 例患者接受了尤因肉瘤的方案化疗，16 例接受了非特殊类型软组织肉瘤方案化疗，两组间 ORR 差异无统计学意义。2021 年 ESMO 会议报道 64 例 *CIC*::*DUX4* 融合肉瘤患者，发现转移性 *CIC* 重排肉瘤患者似乎受益于类似于尤因肉瘤方案的强化、多药联合方案[17]。Connolly 等[18]总结了 15 例仅接受全身治疗的 *CIC* 重排肉瘤患者，治疗方案包括 VDC/IE（4/15）、VID、阿霉素单药、吉西他滨 + 多西他赛、依托泊苷等。多数患者疗效为 PD，但 4 例接受 VDC/IE 方案的患者，1 例 CR，1 例 PR，1 例 PR/SD，另外 1 例 PR 为接受 VID 方案的患者。

从新辅助化疗的数据看，*BCOR* 遗传学改变肉瘤总体对于化疗的敏感性高于 *CIC* 重排肉瘤。Kao 等[19]回顾性分析 10 例接受术前化疗的 *BCOR*::*CCNB3* 融合肉瘤，9 例采用尤因肉瘤的术前方案，其中 7 例手术标本中检测到病理反应，提示该类型患者对于尤因肉瘤的化疗方案有较好的反应。一项全球性回顾性研究共纳入 33 例 *BCOR*::*CCNB3* 融合肉瘤患者，分别接受了尤因肉瘤的方案化疗、骨肉瘤的方案化疗、表柔比星联合异环磷酰胺等不同化疗方案，均显示出一定的疗效[16]。

参考文献

[1] GRIER H, KRAILO M, TARBELL N, et al. Addition of ifosfamide and etoposide to standard chemotherapy for Ewing's sarcoma and primitive neuroectodermal tumor of bone. N Engl J Med, 2003, 348 (8): 694-701.

[2] MISER J, KRAILO M, TARBELL N, et al. Treatment of metastatic Ewing's sarcoma or primitive neuroectodermal tumor of bone: Evaluation of combination ifosfamide and etoposide: A Children's Cancer Group and Pediatric Oncology Group study. J Clin Oncol, 2004, 22 (14): 2873-2876.

[3] PAULUSSEN M, CRAFT A, LEWIS I, et al. Results of the EICESS-92 Study: Two randomized trials of Ewing's sar-

coma treatment: Cyclophosphamide compared with ifosfamide in standard-risk patients and assessment of benefit of etoposide added to standard treatment in high-risk patients. J Clin Oncol, 2008, 26 (27): 4385-4393.

[4] BRENNAN B, KIRTON L, MAREC-BERARD P, et al. Comparison of two chemotherapy regimens in patients with newly diagnosed Ewing sarcoma (EE2012): An open-label, randomised, phase 3 trial. Lancet, 2022, 400 (10362): 1513-1521.

[5] WANG B, XIAO B, LIN G. Irinotecan plus temozolomide in relapsed Ewing sarcoma: An integrated analysis of retrospective studies. BMC Cancer, 2022, 22 (1): 349.

[6] RACIBORSKA A, BILSKA K, DRABKO K, et al. Vincristine, irinotecan, and temozolomide in patients with relapsed and refractory Ewing sarcoma. Pediatr Blood Cancer, 2013, 60 (10): 1621-1625.

[7] XU J, XIE L, SUN X, et al. Longer versus shorter schedules of vincristine, irinotecan, and temozolomide (VIT) for relapsed or refractory Ewing sarcoma: A randomized controlled phase 2 trial. Clin Cancer Res, 2023, 29 (6): 1040-1046.

[8] SAYLORS R, STINE K, SULLIVAN J, et al. Cyclophosphamide plus topotecan in children with recurrent or refractory solid tumors: A Pediatric Oncology Group phase Ⅱ study. J Clin Oncol, 2001, 19 (15): 3463-3469.

[9] HUNOLD A, WEDDELING N, PAULUSSEN M, et al. Topotecan and cyclophosphamide in patients with refractory or relapsed Ewing tumors. Pediatr Blood Cancer, 2006, 47 (6): 795-800.

[10] VAN MALDEGEM A, BENSON C, RUTKOWSKI P, et al. Etoposide and carbo-or cisplatin combination therapy in refractory or relapsed Ewing sarcoma: A large retrospective study. Pediatr Blood Cancer, 2015, 62 (1): 40-44.

[11] MCCAB E. Phase Ⅲ assessment of topotecan and cyclophosphamide and high-dose ifosfamide in rEECur: An international randomized controlled trial of chemotherapy for the treatment of recurrent and primary refractory Ewing sarcoma (RR-ES). American Society of Clinical Oncology, 2022.

[12] FOX E, PATEL S, WATHEN J, et al. Phase Ⅱ study of sequential gemcitabine followed by docetaxel for recurrent

Ewing sarcoma, osteosarcoma, or unresectable or locally recurrent chondrosarcoma: Results of Sarcoma Alliance for Research Through Collaboration Study 003. Oncologist, 2012, 17 (3): 321.

[13] JUERGENS C, WESTON C, LEWIS I, et al. Safety assessment of intensive induction with vincristine, ifosfamide, doxorubicin, and etoposide (VIDE) in the treatment of Ewing tumors in the EURO-E. W. I. N. G. 99 clinical trial. Pediatr Blood Cancer, 2006, 47 (1): 22-29.

[14] DIAZ-PEREZ J, NIELSEN G, ANTONESCU C, et al. EWSR1/FUS-NFATc2 rearranged round cell sarcoma: Clinicopathological series of 4 cases and literature review. Hum Pathol, 2019, 90: 45-53.

[15] PERRET R, ESCURIOL J, VELASCO V, et al. NFATc2-rearranged sarcomas: Clinicopathologic, molecular, and cytogenetic study of 7 cases with evidence of AGGRECAN as a novel diagnostic marker. Mod Pathol, 2020, 33 (10): 1930-1944.

[16] PALMERINI E, GAMBAROTTI M, ITALIANO A, et al. A global collaborative study of CIC-rearranged, BCOR::CCNB3-rearranged and other ultra-rare unclassified undifferentiated small round cell sarcomas (GRACefUl). Eur J Cancer, 2023, 183: 11-23.

[17] MEHDI B,GASPAR N, GANTZER J,et al. 1524 MO Patterns of care and outcomes of 64 CIC-rearranged sarcoma: A retrospective multicentre case-series within the French Sarcoma Group (FSG). Ann Oncol, 2021, 32 (Suppl_5): S1113.

[18] CONNOLLY E, BHADRI V, WAKE J, et al. Systemic treatments and outcomes in CIC-rearranged Sarcoma: A national multi-centre clinicopathological series and literature review. Cancer Med 2022; 11 (8): 1805-1816.

[19] KAO Y, OWOSHO A, SUNG Y, et al. BCOR-CCNB3 fusion positive sarcomas: A clinicopathologic and molecular analysis of 36 cases with comparison to morphologic spectrum and clinical behavior of other round cell sarcomas. Am J Surg Pathol 2018; 42 (5): 604-615.

3. 外科治疗

未分化小圆细胞肉瘤的治疗是以化疗、外科治疗及放疗为主的综合治疗[1]。成功的外科局部控制是建立在良好的化疗反应上。新辅助化疗的应用，保证了肿瘤能够得到更好的控制，以及保肢手术能获得更好的局部安全性和功能[2]。

骨与软组织未分化小圆细胞肉瘤的外科治疗可分别参照本指南经典型骨肉瘤的外科治疗部分和软组织肉瘤的外科治疗部分。建议外科手术有周密的术前设计，术中按计划严格实施，术后准确评估外科边界，这一系列术前设计 - 术中实施 - 术后评估系统是保证手术成功的关键[3]。

合并转移灶的患者，为保证生活质量，必要时可以考虑原发灶姑息手术[4-5]。骨盆、骶骨和脊柱未分化小圆细胞肉瘤需术前化疗有效方可获得满意切除边界，如化疗无效且不能达到安全的外科边界，不建议手术治疗，系统治疗和放疗为主[6-9]。骨盆、骶骨、脊柱及其他部位的未分化小圆细胞肉瘤发病率低，其治疗结果差于肢体未分化小圆细胞肉瘤[10]。

参考文献

[1] KRASIN MJ, DAVIDOFF AM, RODRIGUEZ-GALINDO C, et al. Definitive surgery and multiagent systemic therapy for patients with localized Ewing sarcoma family of tumors: Local outcome and prognostic factors. Cancer, 2005, 104 (2): 367-373.

[2] VIJAYASEKHARAN K, RAMANATHAN S, CHINNASWAMY G, et al. High response rates and promising out-

comes of patients with relapsed ewing sarcoma, especially in adolescents and young adults treated on a novel hybrid salvage chemotherapy regimen. J Adolesc Young Adult Oncol, 2021, 10 (2): 185-192.
[3] 牛晓辉 . 恶性骨肿瘤外科治疗的术前计划及术后评估 . 中华外科杂志 , 2007, 45 (10): 699-701.
[4] BOSMA SE, LANCIA C, RUETEN-BUDDE AJ, et al. Easy-to-use clinical tool for survival estimation in Ewing sarcoma at diagnosis and after surgery. Sci Rep, 2019, 9 (1): 11000.
[5] INGLEY KM, WAN S, VÖÖ S, et al. Is it time to call time on bone marrow biopsy for staging Ewing sarcoma (ES)?. Cancers (Basel), 2021, 13 (13): 3261.
[6] NG VY, JONES R, BOMPADRE V, et al. The effect of surgery with radiation on pelvic Ewing sarcoma survival. J Surg Oncol, 2015, 112 (8): 861-865.
[7] RIJS Z, JEREMIASSE B, SHIFAI N, et al. Introducing fluorescence-guided surgery for pediatric Ewing, osteo-, and rhabdomyosarcomas: A literature review. Biomedicines, 2021, 9 (10): 1388.
[8] LEX JR, KURISUNKAL V, KANEUCHI Y, et al. Pelvic Ewing sarcoma: Should all patients receive pre-operative radiotherapy, or should it be delivered selectively?. Eur J Surg Oncol, 2021, 47 (10): 2618-2626.
[9] DENBO JW, SHANNON ORR W, WU Y, et al. Timing of surgery and the role of adjuvant radiotherapy in Ewing sarcoma of the chest wall: A single-institution experience. Ann Surg Oncol, 2012, 19 (12): 3809-3815.
[10] HELENIUS IJ, KRIEG AH. Primary malignant bone tumours of spine and pelvis in children. J Child Orthop, 2021, 15 (4): 337-345.

4. 放射治疗

尤因肉瘤对放射治疗非常敏感，放射治疗是其重要的局部治疗手段；其他未分化小圆细胞肉瘤因发病率较低，放疗相关研究证据较少，可参考尤因肉瘤的放疗原则。

局限期尤因肉瘤放射治疗策略

放疗适应证	Ⅰ级推荐	Ⅱ级推荐	Ⅲ级推荐
化疗后可切除		术前放疗（原发骨盆）+手术（3 类）	根治性放疗（2B 类）
化疗后潜在可切除	手术 + 术后放疗（3 类）	根治性放疗（2B 类）	
化疗后不可切除	根治性放疗（2B 类）		
术后切缘阳性	术后放疗（3 类）		
术后切缘阴性（原发骨盆或术前化疗反应差）		术后放疗（3 类）	

转移性尤因肉瘤放射治疗策略

放疗适应证	Ⅰ级推荐	Ⅱ级推荐	Ⅲ级推荐
合并寡转移	立体定向放疗（3 类）		
肺转移化疗后稳定或部分缓解			全肺放疗 + 残留病灶推量（3 类）
肺转移化疗后完全缓解			全肺放疗（3 类）
胸壁原发肿瘤			半胸放疗（3 类）
合并广泛转移	姑息性放疗（3 类）		

4.1 术前放疗

一项回顾性研究分析了放疗时机对原发骨盆的尤因肉瘤患者预后的影响，共纳入 49 例患者，其中 27 例接受术前非选择性放疗加手术，22 例根据手术情况选择性进行术后放疗（单纯手术 11 例，手术 + 术后放疗 11 例）。放疗靶区为化疗后的肿瘤或者术后瘤床外放 2cm，剂量为（44.8~54.4）Gy/（28~30）F。术前放疗组的局部无复发生存率为 88.0%，高于对照组的 66.5%（*P*=0.028），两组患者无转移生存率分别为 60.0% 和 54.5%（P=0.728），总生存率分别为 57.7% 和 63.6%（P=0.893）[1]。

4.2 根治性放疗

由于原发骨盆和椎体的未分化小圆细胞肉瘤单纯接受手术往往难以达到安全边界，放疗可代替手术作为根治性的局部治疗手段。

法国的回顾性研究探索了不同局部治疗方式下脊柱尤因肿瘤的局部控制率。研究共纳入 75 例脊柱尤因肉瘤患者，分为手术 + 放疗（n=50）、单纯放疗（n=19）和单纯手术（n=6）三组，80% 接受手术治疗的患者未达到 R0 切除。手术 + 放疗组和单纯放疗组的 5 年局部控制率分别是 83% 和 74%，均优于单纯手术组的 50%[2]。另一研究回顾性分析了 Euro-EWING99 研究中骨盆尤因肉瘤的局部控制率。研究中未转移的骨盆尤因肉瘤患者 180 例，其中原发骶骨患者行根治性放疗的 5 年局部复发率和生存率分别是 17% 和 73%，手术联合放疗的 5 年局部复发率和生存率分别是 0 和 78%，两者差异无统计学意义；原发非骶骨患者行手术 + 放疗的局部复发和总生存均优于单纯放疗及单纯手术[3]。但上述研究存在一定选择偏倚，仅接受放疗而不能手术的患者，往往是肿瘤累及范围广泛的人群，复发风险本身就会升高。目前放疗技术的快速发展如质子、重离子的应用，使得放疗的疗效更好、不良反应更轻，有望进一步扩展放疗的应用范围。

放疗靶区的确定原则：手术或化疗前磁共振检查所见的骨异常病变和软组织肿块作为 GTV，外放 1.5~2.0cm 并包括亚临床病灶构成 CTV，根据摆位误差形成 PTV。如果肿瘤在诊断时突入体腔，但化疗后肿瘤缩小使正常组织恢复到原来位置者，GTV 可不包括化疗前突入体腔的肿瘤。

放疗剂量推荐：目前推荐原发椎体肿瘤的根治性放疗剂量为45Gy/25F（受限于脊髓耐受剂量），原发其他部位为55.8Gy/31F。但2022年一项关于尤因肉瘤根治性放疗的Ⅲ期随机对照临床研究比较了55.8Gy/31F和70.2Gy/39F在局控率上的差别，共纳入95例患者，1∶1随机分为两组，高剂量组的5年局部控制率明显优于标准剂量组（76.4% vs. 49.4%），所有≥3级的急性放疗不良反应除了放射性皮肤损伤高于标准剂量组外，其他不良反应差别无统计学意义。而且两组患者均没有骨折发生，美国骨骼肌肉系统肿瘤协会保肢手术疗效评分得分均为29分[4]。提示在危及器官可耐受的前提下，可提高根治性放疗剂量以提高局部控制率。

4.3 术后放疗

对于手术切除不彻底、切缘阳性或近切缘的肿瘤，放疗可以降低局部复发率[2]；对于原发骨盆或术前化疗反应差的尤因肉瘤患者，即使术后切缘阴性，辅助放疗也可以降低局部复发率。

一项回顾性研究分析了EE99-R1研究中术后辅助放疗对尤因肉瘤局部复发的影响[5]。1999—2009年纳入599例患者，其中142例（24%）患者接受了术后辅助放疗（中位剂量45Gy）。中位随访期为6.2年，与单纯手术相比，接受术后辅助放疗患者的局部复发率显著降低（HR=0.43，95% CI 0.21~0.88，P=0.02）。

波兰一项回顾性研究显示，原发肢体尤因肉瘤的5年OS率和5年PFS率分别为71.0%和59.4%，原发中轴骨的5年OS率和5年PFS率分别为44.4%和34.9%，两者差异有明显统计学意义（P=0.001 2）；而中轴骨中原发部位为骨盆和非骨盆的预后无明显差别[6]。有研究回顾性分析了7项临床研究中术后放疗对骨盆尤因肉瘤5年OS率的影响，这7项研究中术后放疗的比例为9%~61%，结果显示放疗比例越高的研究中患者 5 年 OS 率越接近全体人群[7]。因此对于原发骨盆的尤因肉瘤可考虑行术后放疗。

上述报道还分析了（EI）CESS 研究中化疗反应对行肿瘤广泛切除患者局部复发率的影响，结果显示化疗反应良好且接受单纯手术治疗的局部复发率仅仅只有 1%（1/101），化疗反应不良且接受单纯手术治疗的局部复发率上升到了 12%（3/25），而化疗反应不良的患者如果接受手术及术后放化疗，局部复发率则可降低到 6%（3/59）[7]。

放疗剂量推荐：原发椎体肿瘤的放疗剂量为 45Gy/25F，其余部位 R2 切除者为 55.8Gy/31F，R1 切除者为 50.4Gy/28F。

4.4 姑息性放疗

对于肿瘤转移灶引起的疼痛或脊髓压迫等症状，可通过 20Gy/5F 或 30Gy/10F 方案的放疗缓解症状。随着放疗技术的进步，目前认为，对于转移灶负荷相对较小的寡转移病变，行 SBRT 治疗相对安全，且能有效缓解症状并提高局部控制[8]。

4.5 肺转移患者的全肺放疗

对于存在肺转移且化疗有效的患者，无论化疗后肺部病灶是否完全缓解，全肺放疗均可改善患者的预后，对于肺部明显残留的病灶还可以进行局部放疗加量。一项回顾性研究分析了全肺放疗在尤因肉瘤肺转移中的作用，研究筛选了 1 270 例患者中，114 例存在肺转移，其中 100 例患者可供分析[9]。75 例接受 15~18Gy 的全肺放疗，25 例没有接受全肺放疗，两组发生肺 / 胸膜复发率为 20% 和 40%（卡方检验，*P*=0.046），5 年 EFS 率分别为 38%（95% *CI* 25%~51%）和 27%（95% *CI* 9%~45%，*P*=0.002 2）。75 例接受全肺放疗的患者中，有 3 例发生急性肺炎，7 例诊断为限制性通气障碍。另外一项研究回顾性分析了 171 例肺 / 胸膜转移的患者，其中 39 例接受全肺放疗且可用于分析，另外选择 20 例未接受全肺放疗的患者进行对照，4 年的 EFS 分别为 40% 和 19%（*P*=0.047 3）[10]。全肺放疗推荐剂量：14 岁和 ≥ 14 岁患者接受放疗剂量分别为 15Gy/1.5Gy 和 18Gy/1.5Gy。

4.6　原发胸壁尤因肉瘤的半胸放疗

一项回顾性研究分析了 1985—1996 年 138 例胸壁非转移性尤因肿瘤患者接受半胸放疗的预后[11]。其中 42 例患者接受半胸放疗，86 例患者未行半胸放疗，<14 岁和 ≥ 14 岁患者接受放疗剂量分别为 15Gy 和 20Gy，单次剂量为 1.5Gy，每日 1 次或者 1.25Gy，每日 2 次，然后向原发肿瘤区域加量 30Gy，结果显示两组患者 7 年无事件生存率分别为 63% 和 46%（*P*>0.05），肺转移发生率分别为 7.3% 和 20.9%。由于胸壁肿瘤容易发生胸膜转移，因此建议对于原发胸壁肿瘤特别是合并恶性胸腔积液的患者术后需行半胸照射。

参考文献

[1] LEX JR, KURISUNKAL V, KANEUCHI Y, et al. Pelvic Ewing sarcoma: Should all patients receive pre-operative

radiotherapy, or should it be delivered selectively ?. Eur J Surg Oncol, 2021, 47 (10): 2618-2626.

[2] VOGIN G, HELFRE S, GLORION C, et al. Local control and sequelae in localised Ewing tumours of the spine: A French retrospective study. Eur J Cancer, 2013, 49 (6): 1314-1323.

[3] ANDREOU D, RANFT A, GOSHEGER G, et al. Which factors are associated with local control and survival of patients with localized pelvic Ewing's sarcoma ? A retrospective analysis of data from the Euro-EWING99 Trial. Clin Orthop Relat Res, 2020, 478 (2): 290-302.

[4] LASKAR S, SINHA S, CHATTERJEE A, et al. Radiation therapy dose escalation in unresectable Ewing sarcoma: Final results of a phase 3 randomized controlled trial. Int J Radiat Oncol Biol Phys, 2022, 113 (5): 996-1002.

[5] FOULON S, BRENNAN B, GASPAR N, et al. Can postoperative radiotherapy be omitted in localised standard-risk Ewing sarcoma ?: An observational study of the Euro-E. W. I. N. G group. Eur J Cancer, 2016, 61: 128-136.

[6] RACIBORSKA A, BILSKA K, DRABKO K, et al. Validation of a multi-modal treatment protocol for Ewing sarcoma: A report from the polish pediatric oncology group. Pediatr Blood Cancer, 2014, 61 (12): 2170-2174.

[7] DUNST J, SCHUCK A. Role of radiotherapy in Ewing tumors. Pediatr Blood Cancer, 2004, 42 (5): 465-470.

[8] KOONTZ BF, CLOUGH RW, HALPERIN EC. Palliative radiation therapy for metastatic Ewing sarcoma. Cancer, 2006, 106 (8): 1790-1793.

[9] PAULUSSEN M, AHRENS S, CRAFT AW, et al. Ewing's tumors with primary lung metastases: Survival analysis of 114 (European Intergroup) Cooperative Ewing's Sarcoma Studies patients. J Clin Oncol, 1998, 16 (9): 3044-3052.

[10] PAULUSSEN M, AHRENS S, BURDACH S, et al. Primary metastatic (stage Ⅳ) Ewing tumor: Survival analysis of 171 patients from the EICESS studies. European Intergroup Cooperative Ewing Sarcoma Studies. Ann Oncol, 1998, 9 (3): 275-281.

[11] SCHUCK A, AHRENS S, KONARZEWSKA A, et al. Hemithorax irradiation for Ewing tumors of the chest wall. Int J Radiat Oncol Biol Phys, 2002, 54 (3): 830-838.

5. 靶向 / 免疫治疗

1 目前，靶向及免疫治疗在未分化小圆细胞肉瘤中的研究尚处于起步阶段，相关临床研究较少，证据级别低。

2 一项多中心、单臂、Ⅱ期临床试验研究了卡博替尼（cabozantinib）对晚期尤因肉瘤患者（入组前接受全身治疗的线数没有限制）的疗效。在 39 例可评估疗效的尤因肉瘤患者中，10 例有效（均为 PR），疗效维持时间为 6 个月[1]。还有一些包含尤因肉瘤的Ⅰ期临床研究以及小样本研究提示，部分靶向药物联合化疗可能对于尤因肉瘤有一定疗效。例如 mTOR 抑制剂替西罗莫司（temsirolimus）联合替莫唑胺和伊立替康[2]，PARP 抑制剂他拉唑帕尼（talazoparib）联合伊立替康或伊立替康 + 替莫唑胺[3]等。此外，新型靶向药物 TK216[4]，IGF-1R 单克隆抗体[5-6]等也处于临床研究阶段。

3 一般认为未分化小圆细胞肉瘤是“免疫荒漠型肿瘤”/“冷肿瘤”[7-8]，单药免疫检查点抑制剂治疗的效果极有限。SARC028 研究是一项探索帕博利珠单抗对于多种骨与软组织肉瘤疗效的多队列、Ⅱ期研究，共入组了 13 例尤因肉瘤患者，ORR 为 0，SD 2 例，PD 11 例[9]。目前，关于 PD-1+CTLA-4 单抗（NCT02304458）、PD-1 单抗联合靶向药物（NCT03190174、NCT02636725）用于尤因肉瘤的临床研究正在开展[10]。

参考文献

[1] ITALIANO A, MIR O, MATHOULIN-PELISSIER S, et al. Cabozantinib in patients with advanced Ewing sarcoma or osteosarcoma (CABONE): A multicentre, single-arm, phase 2 trial. Lancet Oncol, 2020, 21 (3): 446-455.

[2] BAGATELL R, NORRIS R, INGLE A, et al. Phase 1 trial of temsirolimus in combination with irinotecan and temozolomide in children, adolescents and young adults with relapsed or refractory solid tumors: A Children's Oncology Group Study. Pediatr Blood Cancer, 2014, 61 (5): 833-839.

[3] FEDERICO S, PAPPO A, SAHR N, et al. A phase I trial of talazoparib and irinotecan with and without temozolomide in children and young adults with recurrent or refractory solid malignancies. Eur J Cancer, 2020, 137: 204-213.

[4] SPRIANO F, CHUNG E, GAUDIO E, et al. The ETS inhibitors YK-4-279 and TK-216 are novel antilymphoma agents. Clin Cancer Res, 2019, 25 (16): 5167-5176.

[5] ANDERSON P, BIELACK S, GORLICK R, et al. A phase Ⅱ study of clinical activity of SCH 717454 (robatumumab) in patients with relapsed osteosarcoma and Ewing sarcoma. Pediatr Blood Cancer, 2016, 63 (10): 1761-1770.

[6] PAPPO A, PATEL S, CROWLEY J, et al. R1507, a monoclonal antibody to the insulin-like growth factor 1 receptor, in patients with recurrent or refractory Ewing sarcoma family of tumors: Results of a phase Ⅱ Sarcoma Alliance for Research through Collaboration study. J Clin Oncol, 2011, 29 (34): 4541-4547.

[7] CIDRE-ARANAZ F, WATSON S, AMATRUDA J, et al. Small round cell sarcomas. Nat Rev Dis Primers, 2022, 8 (1): 66.

[8] GRUNEWALD T, CIDRE-ARANAZ F, SURDEZ D, et al. Ewing sarcoma. Nat Rev Dis Primers, 2018, 4 (1): 5.
[9] TAWBI H, BURGESS M, BOLEJACK V, et al. Pembrolizumab in advanced softtissue sarcoma and bone sarcoma (SARC028): A multicentre, two-cohort, single-arm, open-label, phase 2 trial. Lancet Oncol, 2017, 18 (11): 1493-1501.
[10] THANINDRATARN P, DEAN D, NELSON S, et al. Advances in immune checkpoint inhibitors for bone sarcoma therapy. J Bone Oncol, 2019, 15: 100221.

五、附录

附录 1　第 5 版骨与软组织肿瘤 WHO 分类（2020）和 ICD 编码*

名称	ICD-O
骨肿瘤	
经典型骨肉瘤	9180/3
骨巨细胞瘤	9250/1
恶性骨巨细胞瘤	9250/3
脂肪细胞肿瘤	
非典型性脂肪瘤样肿瘤	8850/1
高分化脂肪肉瘤	8851/3
去分化脂肪肉瘤	8858/3
黏液样脂肪肉瘤	8852/3
多形性脂肪肉瘤	8854/3
黏液样多形性脂肪肉瘤	8859/3
纤维母细胞 / 肌纤维母细胞肿瘤	
隆突性皮肤纤维肉瘤	8832/1
纤维肉瘤型隆突性皮肤纤维肉瘤	8832/3
色素性隆突性皮肤纤维肉瘤	8833/1

第 5 版骨与软组织肿瘤 WHO 分类（2020）和 ICD 编码（续）

名称	ICD-O
孤立性纤维性肿瘤	8815/1
恶性孤立性纤维性肿瘤	8815/3
炎性肌纤维母细胞瘤	8825/1
低度恶性肌纤维母细胞肉瘤	8825/3
黏液炎性纤维母细胞性肉瘤	8811/1
婴儿型纤维肉瘤	8814/3
成人型纤维肉瘤	8810/3
黏液纤维肉瘤	8811/3
低度恶性纤维黏液样肉瘤	8840/3
硬化性上皮样纤维肉瘤	8840/3
所谓的纤维组织细胞性肿瘤	
恶性腱鞘滑膜巨细胞瘤	9252/3

第 5 版骨与软组织肿瘤 WHO 分类（2020）和 ICD 编码（续）

名称	ICD-O
脉管肿瘤	
卡波西肉瘤	9140/3
上皮样血管内皮瘤	9133/3
血管肉瘤	9120/3
血管周皮细胞（血管周）肿瘤	
恶性血管球瘤	8711/3
平滑肌肿瘤	
炎性平滑肌肉瘤	8890/3
平滑肌肉瘤	8890/3
骨骼肌肿瘤	
胚胎性横纹肌肉瘤	8910/3
腺泡状横纹肌肉瘤	8920/3
多形性横纹肌肉瘤	8901/3
梭形细胞 / 硬化性横纹肌肉瘤	8912/3
外胚层间叶瘤	8921/3

第 5 版骨与软组织肿瘤 WHO 分类（2020）和 ICD 编码（续）

名称	ICD-O
软骨 - 骨肿瘤	
骨外骨肉瘤	9180/3
周围神经鞘膜肿瘤	
恶性周围神经鞘膜瘤	9540/3
上皮样恶性周围神经鞘膜瘤	9542/3
恶性蝾螈瘤	
恶性色素性神经鞘膜瘤	9540/3
恶性颗粒细胞瘤	9580/3
恶性神经束膜瘤	9571/3

第 5 版骨与软组织肿瘤 WHO 分类（2020）和 ICD 编码（续）

名称	ICD-O
分化不确定的肿瘤	
恶性混合瘤	8940/3
肌上皮癌	8982/3
恶性磷酸盐尿性间叶性肿瘤	8990/3
NTRK 重排梭形细胞间叶性肿瘤	
滑膜肉瘤，非特指性	9040/3
滑膜肉瘤，梭形细胞型	9041/3
滑膜肉瘤，双向型	9043/3
滑膜肉瘤，差分化型	9043/3
上皮样肉瘤	8804/3
腺泡状软组织肉瘤	9581/3
软组织透明细胞肉瘤	9044/3
骨外黏液样软骨肉瘤	9231/3
促结缔组织增生性小圆细胞肿瘤	8806/3
恶性肾外横纹肌样瘤	8963/3

第 5 版骨与软组织肿瘤 WHO 分类（2020）和 ICD 编码（续）

名称	ICD-O
恶性血管周上皮样细胞分化的肿瘤（PEComa）	8714/3
（动脉）内膜肉瘤	9137/3
恶性骨化性纤维黏液瘤	8842/3
未分化肉瘤	8805/3
未分化梭形细胞肉瘤	8801/3
未分化多形性肉瘤	8802/3
未分化圆细胞肉瘤	8803/3
韧带样型纤维瘤病	8821/1
骨和软组织未分化小圆细胞肉瘤	
尤因肉瘤	9364/3
伴有 *EWSR1*- 非 ETS 家族融合基因的未分化肉瘤	9366/3
CIC 重排肉瘤	9367/3
伴有 *BCOR* 遗传学改变的肉瘤	9368/3

* 仅列本指南涉及的骨与软组织肿瘤亚型。

附录 2 软组织肉瘤病理规范化报告

参数	内容
标本类型	活检标本：FNA，CNB，开发性活检 手术标本：病灶内切除，边缘性切除，扩大切除，间室切除，根治性切除，截肢，盆腔廓清术，其他（非特指），+ 区域淋巴结清扫
肿瘤解剖部位	头颈部，躯干，四肢，盆腔 / 腹膜后，纵隔，关节内，其他
肿瘤深度	浅表　真皮内，皮下，深部　筋膜下，肌肉内，骨旁，深部体腔，其他
镜下肿瘤境界	境界清楚，或有假包膜；境界不清，或呈浸润性
组织学类型	第 5 版 WHO 软组织和骨肿瘤分类（2020），其他
组织学分级	FNCLCC，不能分级[a]，不能评价，其他评估系统[b]
疾病编码	ICD-O，ICD-11
肿瘤数目	孤立性；多发性，具体数目
肿瘤大小	长径 × 横径 × 纵径（cm），或直径范围
核分裂象	$2mm^2$（10HPF），不作评估（不能分级者），不能评估

软组织肉瘤病理规范化报告（续）

参数	内容
坏死评估	无；有，≤50%，>50%
脉管和神经侵犯情况	有，无
其他病理形态特征	间质改变，等
切缘情况	假包膜；≥2cm；<2cm，注明哪一侧并测量（mm）； 紧邻，注明哪一侧；累及，注明哪一侧
淋巴结	无转移；转移，具体数目
免疫组化	标记结果
分子检测	FISH，或 DNA 测序，或 NGS，或 RT-PCR
新辅助放/化疗后组织学评估	存活肿瘤细胞所占比例

【注释】

a 腺泡状软组织肉瘤、血管肉瘤、骨外黏液样软骨肉瘤、软组织透明细胞肉瘤和恶性颗粒细胞瘤等不作分级。

b 胃肠道间质瘤、上皮样血管内皮瘤、孤立性纤维性肿瘤和 PEComa 有着各自的危险度评估或分级系统。

附录 3　骨与软组织肿瘤的分子检测 *

组织学类型	细胞遗传学异常	分子检测
经典型骨肉瘤	复杂核型改变	无特异分子事件
骨巨细胞瘤	1q42.12 异常	*H3F3A* 突变（H3.3G34W，H3.3G34R，H3.3G34V，H3.3G34L，H3.3G34M）
非典型脂肪瘤样肿瘤 / 高分化脂肪肉瘤 去分化脂肪肉瘤	amp（12）（q13-15）	*MDM2*，*CDK4*，*HMGA2*，*YEATS4*，*CPM*，*FRS2*，*GLI* 基因扩增
黏液样脂肪肉瘤	t（12；16）（q13；p11） t（12；22）（q13；q12）	*FUS*：：*DDIT3* *EWSR1*：：*DDIT3*
孤立性纤维性肿瘤	inv（12）（q13q13）	*NAB2*：：*STAT6*

骨与软组织肿瘤的分子检测（续）

组织学类型	细胞遗传学异常	分子检测
炎性成肌纤维细胞瘤	t（1；2）（q22；p23） t（2；19）（p23；p13） t（2；17）（p23；q23） t（2；2）（p23；q13） inv（2）（p23；q35） t（2；11）（p23；p15） t（2；4）（p23；q21） t（2；12）（p23；p11） t（6；3）（q22；q12） t（6；17）（q22；p13） inv（2）（p23；q35）	*TPM3*：：*ALK* *TPM4*：：*ALK* *CLTC*：：*ALK* *RANBP2*：：*ALK* *ATIC*：：*ALK* *CARS*：：*ALK* *SEC31L1*：：*ALK* *PPFIBP1*：：*ALK* *TFG*：：*ROS1* *YWHAE*：：*ROS1* *ATIC*：：*ALK*
隆突性皮肤纤维肉瘤 / 巨细胞成纤维细胞瘤	r（17；22） t（17；22）（q21；q13）	*COL1A1*：：*PDGFB*
婴儿型纤维肉瘤	t（12；15）（p13；q25）	*ETV6*：：*NTRK3*

骨与软组织肿瘤的分子检测（续）

组织学类型	细胞遗传学异常	分子检测
低级别纤维黏液样肉瘤	t（7；16）（q33；p11）	*FUS*：：*CREB3L2*
	t（11；16）（p13；p11）	*FUS*：：*CREB3L1*
硬化性上皮样纤维肉瘤	t（11；22）（p11；q12）	*EWSR1*：：*CREB3L1*
	t（11；16）（p11；p11）	*FUS*：：*CREB3L1*
	t（7；16）（p21；q11）	*FUS*：：*CREB3L2*
腱鞘巨细胞瘤	t（1；2）（p13；q37）	*CSF1*：：*COL6A3*
上皮样血管内皮瘤	t（1；3）（p36；q23-25）	*WWTR1*：：*CAMTA1*
	t（X；11）（p11；q22）	*YAP1*：：*TFE3*
血管肉瘤（放疗后和慢性肢体水肿相关性）	8q24	*MYC* 基因扩增
腺泡状横纹肌肉瘤	t（2；13）（q35；q14）	*PAX3*：：*FOXO1*
	t（1；13）（p36；q14）	*PAX7*：：*FOXO1*
	t（X；2）（q13；q35）	*PAX3*：：*FOXO4*
	t（2；2）（q35；p23）	*PAX3*：：*NCOA1*
	t（2；8）（q35；q13）	*PAX3*：：*NCOA2*
	t（8；13）（p12；q13）	*FOXO1*：：*FGFR1*

骨与软组织肿瘤的分子检测（续）

组织学类型		细胞遗传学异常	分子检测
梭形细胞/硬化性横纹肌肉瘤	先天性/婴儿梭形细胞横纹肌肉瘤	8q13	*SRF*::*NCOA2* *TEAD1*::*NCOA2* *VGLL2/NCOA2* *VGLL2*::*CITED2*
	成人梭形细胞/硬化性横纹肌肉瘤		*MYOD1* 基因突变（*MYOD1 p.L122R*）
间叶性软骨肉瘤		del（8）（q13；q21）/t（8；8）（q21；q13）	*HEY1*::*NCOA2*
恶性周围神经鞘膜瘤		17q11.2 9p21.3 11q14.2，17q11.2	*NF1* *CDNK2A/B* *PRC2*（*EED* 或 *SUZ12*）
恶性色素性神经鞘膜肿瘤		17q22-24	*PRKAR1A* 基因突变

骨与软组织肿瘤的分子检测（续）

组织学类型	细胞遗传学异常	分子检测
软组织肌上皮肿瘤	t（6；22）（p21；q12） t（1；22）（q23；q12） t（1；16）（p34；p11） t（9；22）（q33；q21） t（19；22）（q13；q12）	*EWSR1*：：*POU5F1* *EWSR1*：：*PBX1* *FUS*：：*KLF17* *EWSR1*：：*PBX3* *EWSR1*：：*ZNF444*
NTRK 重排梭形细胞肿瘤		*LMNA*：：*NTRK1* *TPR*：：*NTRK1* *TPM3*：：*NTRK1* *NTRK2/NTRK3* 重排
滑膜肉瘤	t（X；18）（p11；q11）	*SS18*：：*SSX1*，*SS18*：：*SSX2* 或 *SS18*：：*SSX4*
上皮样肉瘤	22q11.2 异常 +8q 常为 i（8）（q10）	*SMARCB1*（*INI1*）失活，缺失或突变
腺泡状软组织肉瘤	t（X；17）（p11；q25）	*ASPSCR1*：：*TFE3*

骨与软组织肿瘤的分子检测（续）

组织学类型	细胞遗传学异常	分子检测
软组织透明细胞肉瘤 / 胃肠道透明细胞肉瘤样肿瘤	t（12；22）（q13；q12） t（2；22）（q33；q12）	*EWSR1*：：*ATF1* *EWSR1*：：*CREB1*
骨外黏液样软骨肉瘤	t（9；22）（q22；q12） t（9；17）（q22；q11） t（9；15）（q22；q21） t（3；9）（q11；q22）	*EWSR1*：：*NR4A3* *TAF2N*：：*NR4A3* *TCF12*：：*NR4A3* *TFG*：：*NR4A3*
促结缔组织增生性小圆细胞肿瘤	t（11；22）（p13；q12）	*EWSR1*：：*WT1*
肾外横纹肌样瘤	22q11.2 异常	*SMARCB1*（*INI1*）失活
内膜肉瘤	Gain or amp（12）（q12-15）和 4q12	*MDM2*、*CDK4*、*TSPAN31*、*GLI* 基因扩增
PEComa	16p13.3 t（X；17）（p11；p13）	*TSC2* 基因突变 *DVL2*：：*TFE3*

骨与软组织肿瘤的分子检测（续）

组织学类型	细胞遗传学异常	分子检测
韧带样纤维瘤病	3p22.1 异常 5q21 异常	*CTNNB1* 突变（T41A，S45F，S45P 等） *APC* 突变
尤因肉瘤	t（11；22）（q24；q12） t（21；22）（q22；q12） t（2；22）（q33；q12） t（7；22）（p22；q12） t（17；22）（q12；q12） inv（22）（q12；q12） t（16；21）（p11；q22） t（2；16）（q35；p11）	*EWSR1*：：*FLI1* *EWSR1*：：*ERG* *EWSR1*：：*FEV* *EWSR1*：：*ETV1* *EWSR1*：：*ETV4* *EWSR1*：：*ZSG* *FUS*：：*ERG* *FUS*：：*FEV*
CIC 重排肉瘤	t（4；19）（q35；q13） t（10；19）（q26；q13） t（x；19）（q13；q13.3） t（15；19）（q14；q13.2） t（10；19）（q23.3；q13）	*CIC*：：*DUX4* *CIC*：：*DUX4* *CIC*：：*FOXO4* *CIC*：：*NUTM1* *CIC*：：*NUTM2B*

骨与软组织肿瘤的分子检测（续）

组织学类型		细胞遗传学异常	分子检测
伴 *BCOR* 遗传学改变的肉瘤	*BCOR* 重排肉瘤	inv（x）（p11.4；p11.22） t（x；4）（p1.4；q31.1） t（x；22；）（p11；q13.2）	*BCOR*：：*CCNB3* *BCOR*：：*MAML* *ZC3H7B*：：*BCOR*
	婴幼儿未分化圆细胞肉瘤 / 婴幼儿原始黏液样间叶性肿瘤	*BCOR*-ITD t（10；17）（q23.3；p13.3）	*BCOR*：：ITD *YWHAE1*：：*NUTM2B*
EWSR1- 非 ETS 融合的圆细胞肉瘤		t（20；22）（q13；q12） t（1；22）（q36.1；q12） t（2；22）（q31；q12） t（6；22）（p21；q12） t（4；22）（q31；q12） t（20；16）（q13.2；p11.2）	*EWSR1*：：*NFATC2* *EWSR1*：：*PATZ1* *EWSR1*：：*SP3* *EWSR1*：：*POU5F1* *EWSR1*：：*SMARCA5* *FUS*：：*NFATC2*

* 仅列本指南涉及的骨与软组织肿瘤亚型。

附录 4　Huvos 评级系统

Huvos 评级系统的具体标准
Ⅰ级：几乎未见化疗所致的肿瘤坏死
Ⅱ级：化疗轻度有效，肿瘤组织坏死率>50% 且≤ 90%，尚存有活的肿瘤组织
Ⅲ级：化疗部分有效，肿瘤组织坏死率>90%，部分组织切片上可见残留的存活的肿瘤组织
Ⅳ级：所有组织切片未见活的肿瘤组织

附录 5　美国癌症联合委员会（AJCC）骨肿瘤分期系统（第八版）（不包括淋巴瘤和骨髓瘤）

原发肿瘤（T）包括四肢、躯干、头面骨

T 分期	定义
T_x	原发肿瘤无法评估
T_0	无原发肿瘤
T_1	肿瘤最大径为≤ 8cm
T_2	肿瘤最大径>8cm
T_3	原发部位的不连续肿瘤

原发肿瘤（T）脊柱

T 分期	定义
T_x	原发肿瘤无法评估
T_0	无原发肿瘤
T_1	肿瘤局限于一个椎体或 2 个相邻椎体
T_2	肿瘤局限于 3 个相邻椎体
T_3	肿瘤累及 4 个或 4 个以上相邻椎体或任意不相邻椎体
T_4	肿瘤累及椎管或大血管
T_{4a}	肿瘤累及椎管
T_{4b}	肿瘤侵犯血管或有大血管瘤栓证据

原发肿瘤（T）骨盆

T 分期	定义
T_x	原发肿瘤无法评估
T_0	无原发肿瘤
T_1	肿瘤局限于骨盆一个区，同时没有骨外受累
T_{1a}	肿瘤最大径 ≤ 8cm
T_{1b}	肿瘤最大径＞8cm
T_2	肿瘤局限于骨盆一个区伴骨外受累，或者肿瘤累及骨盆两个区同时没有骨外受累
T_{2a}	肿瘤最大径 ≤ 8cm
T_{2b}	肿瘤最大径＞8cm
T_3	肿瘤累及于骨盆两个区，同时伴有骨外受累
T_{3a}	肿瘤最大径 ≤ 8cm
T_{3b}	肿瘤最大径＞8cm
T_4	肿瘤累及骨盆三个区或跨越骶髂关节
T_{4a}	肿瘤累及骶髂关节和达到骶神经孔内侧
T_{4b}	肿瘤累及髂外血管或主要盆腔大血管有瘤栓

注：AJCC 预后分期组不包括脊柱和骨盆。

区域淋巴结（**N**）

区域淋巴结（N）	定义
N_x	区域淋巴结无法评估
N_0	无区域淋巴结转移
N_1	有区域淋巴结转移

注：由于肉瘤的淋巴结转移很罕见，当没有淋巴结浸润的临床证据时，采用上述 N_x 可能不合适，应使用 N_0 表示。

远处转移（**M**）

远处转移（M）	定义
M_0	无远处转移
M_1	有远处转移
M_{1a}	肺转移
M_{1b}	骨或其他远处转移

组织学级别（G）

组织学级别（G）	定义
G_x	无法评定级别
G_1	高分化 - 低级别
G_2	中分化 - 低级别
G_3	低分化 - 高级别

- 美国癌症联合委员会（AJCC）骨肿瘤分期系统（第八版）（不包括淋巴瘤和骨髓瘤）

ⅠA 期	T_1	N_0	M_0	G_1，G_x
ⅠB 期	T_2/T_3	N_0	M_0	G_1，G_x
ⅡA 期	T_1	N_0	M_0	G_2，G_3
ⅡB 期	T_2	N_0	M_0	G_2，G_3
Ⅲ期	T_3	N_0	M_0	G_2，G_3
ⅣA 期	任何 T	N_0	M_{1a}	任何 G
ⅣB 期	任何 T	N_1	任何 M	任何 G
	任何 T	任何 N	M_{1b}	任何 G

附录 6　骨及软组织肿瘤外科分期系统（SSS 分期）

分期	分级	部位	转移
ⅠA	G_1	T_1	M_0
ⅠB	G_1	T_2	M_0
ⅡA	G_2	T_1	M_0
ⅡB	G_2	T_2	M_0
Ⅲ	$G_{1\sim2}$	$T_{1\sim2}$	M_1

附录 7　美国癌症联合委员会（AJCC）软组织肉瘤分期系统（第八版，2017 年）

AJCC 四肢 / 躯干软组织肉瘤分期

- TNM 分期

分期	T	N	M	G
ⅠA 期	T_1	N_0	M_0	G_1，G_x
ⅠB 期	$T_2/T_3/T_4$	N_0	M_0	G_1，G_x
Ⅱ期	T_1	N_0	M_0	G_2，G_3
ⅢA 期	T_2	N_0	M_0	G_2，G_3
ⅢB 期	T_3/T_4	N_0	M_0	G_2，G_3
Ⅳ期	任何 T	N_1	M_0	任何 G
	任何 T	任何 N	M_1	任何 G

- TNM 定义

原发肿瘤（T）	
T_x	原发肿瘤无法评价
T_0	无原发肿瘤证据
T_1	肿瘤最大径≤5cm
T_2	肿瘤最大径>5cm，≤10cm
T_3	肿瘤最大径>10cm，≤15cm
T_4	肿瘤最大径>15cm
区域淋巴结（N）	
N_0	无区域淋巴结转移或淋巴结状态未知
N_1	区域淋巴结转移
远处转移（M）	
M_0	无远处转移
M_1	有远处转移

组织学分级（G）采用 **FNCLCC** 分级系统

A. 肿瘤分化

1 分　类似成人正常间叶组织的肉瘤（如低级别平滑肌肉瘤）

2 分　组织学分型明确的肉瘤（如黏液样脂肪肉瘤）

3 分　胚胎性或未分化肉瘤，类型不明确的肉瘤（如滑膜肉瘤、软组织骨肉瘤、尤因肉瘤）

B. 核分裂计数

1 分　0~9/10HPF

2 分　10~19/10HPF

3 分　≥20/10HPF

C. 肿瘤坏死

0 分　无坏死

1 分　<50% 肿瘤坏死

2 分　≥50% 肿瘤坏死

组织学分级

1 级　2、3 分

2 级　4、5 分

3 级　6、7、8 分

AJCC 腹膜后软组织肉瘤分期

- TNM 分期

Ⅰ A 期	T_1	N_0	M_0	G_1，G_x
Ⅰ B 期	$T_2/T_3/T_4$	N_0	M_0	G_1，G_x
Ⅱ 期	T_1	N_0	M_0	G_2，G_3
Ⅲ A 期	T_2	N_0	M_0	G_2，G_3
Ⅲ B 期	T_3/T_4	N_0	M_0	G_2，G_3
	任何 T	N_1	M_0	任何 G
Ⅳ 期	任何 T	任何 N	M_1	任何 G

- TNM 定义

原发肿瘤（T）

T_x 原发肿瘤无法评价

T_0 无原发肿瘤证据

T_1 肿瘤最大径 ≤ 5cm

T_2 肿瘤最大径 > 5cm， ≤ 10cm

T_3 肿瘤最大径 > 10cm， ≤ 15cm

T_4 肿瘤最大径 > 15cm

区域淋巴结（N）

N_0 无区域淋巴结转移或淋巴结状态未知

N_1 区域淋巴结转移

远处转移（M）

M_0 无远处转移

M_1 有远处转移

AJCC 头颈部软组织肉瘤分期

- TNM 定义

原发肿瘤（T）

T_x 原发肿瘤无法评价

T_1 肿瘤 ≤ 2cm

T_2 肿瘤 > 2cm， ≤ 4cm

T_3 肿瘤 > 4cm

T_4 肿瘤侵及邻近结构

T_{4a} 肿瘤侵及眼眶、颅底 / 硬脑膜、中央腔室脏器、面骨或翼状肌

T_{4b} 肿瘤侵及脑实质、颈动脉包绕、椎前肌受累或经神经周围扩散累及中枢神经系统

区域淋巴结（N）

N_0 无区域淋巴结转移或淋巴结状态未知

N_1 区域淋巴结转移

远处转移（M）

M_0 无远处转移

M_1 有远处转移

AJCC 腹腔 / 胸腔内脏器软组织肉瘤分期

- TNM 定义

原发肿瘤（T）	
T_x	原发肿瘤无法评价
T_1	肿瘤局限于器官
T_2	肿瘤累及器官外组织
T_{2a}	肿瘤侵及浆膜或脏层腹膜
T_{2b}	肿瘤侵及浆膜外（肠系膜）
T_3	肿瘤侵及其他器官
T_4	多部位受累
T_{4a}	2 个部位受累
T_{4b}	3~5 个部位受累
T_{4c}	>5 个部位受累
区域淋巴结（N）	
N_0	无区域淋巴结转移或淋巴结状态未知
N_1	区域淋巴结转移
远处转移（M）	
M_0	无远处转移
M_1	有远处转移

附录 8　生育功能相关知情同意

对还有生育要求的生育期患者和未成年人来说，保存生育功能是保证肿瘤治疗后生活质量的重要组成部分。无论是成人患者还是儿童患者，接诊医生都应在放化疗开始前尽早强调不孕不育可能，对明确希望保留生育功能及犹豫不决的患者，应转诊至妇产科或泌尿外科专家，尽可能地满足患者要求，在治疗开始前尽早与其讨论保留生育功能的方案，减轻患者焦虑、改善其生活质量；随访期间有生育需求，也需再次沟通并进行转诊。

对于男性：精子冻存是有效的保留生育功能方案，强烈建议开始治疗前收集精液，治疗即使仅仅一次，精子遗传学损伤的风险也较高。其他如睾丸组织冻存及再植、人类睾丸组织移植等仅在临床试验中应用。

对于女性：胚胎冻存是确实有效的生育能力保留方案，未受精卵母细胞冻存是女性生育能力保留方案之一，应在专业的中心进行。盆腔放疗时进行的卵巢移位不能确保成功，无法确保卵巢得到了保护，卵巢有再复位可能，这一方案应接近放疗时进行。卵巢组织冻存用于后期移植时，无须卵巢刺激，且可立即进行。对于进入青春期的儿童患者：建议采取明确有效的保留生育能力方案（如精子冻存、卵母细胞冻存），并取得患者知情同意、父母或监护人的知情同意。未进入青春期的儿童，唯一的保留生育能力方案是卵巢或睾丸组织冻存，目前尚处于研究阶段。

附录 9　横纹肌肉瘤治疗前 TNM 临床分期标准

分期	原发部位	肿瘤浸润	肿瘤最大径（cm）	淋巴结	远处转移
1	预后良好的位置	T_1 或 T_2	≤5 或>5	N_0、N_1、N_x	M_0
2	预后不良的位置	T_1 或 T_2	≤5	N_0、N_x	M_0
3	预后不良的位置	T_1 或 T_2	≤5	N_1	M_0
			或>5	N_0、N_1、N_x	
4	预后良好和不良的位置	T_1 或 T_2	≤5 或>5	N_0、N_1	M_1

位置：预后良好：眼眶、头颈（除外脑膜旁区域）、肝脏、胆道、非膀胱和前列腺区泌尿生殖道；

预后不良：膀胱和前列腺、肢体、脑膜，背部腹膜后、盆腔、会阴部及肛周、胃肠道；

T 分期：T_1：肿瘤局限于原发解剖部位；T_2：肿瘤超出原发解剖部位，侵犯邻近器官或组织；

N 分期：N_0：无区域淋巴结转移；N_1：有区域淋巴结转移；N_x：区域淋巴结转移不详；

M 分期：M_0：无远处转移；M_1：有远处转移

附录 10 美国横纹肌肉瘤研究组（IRS）术后 - 病理分期系统

分组	临床特征
Ⅰ	局限性病变，肿瘤完全切除，且病理证实已完全切除，无区域淋巴结转移（除头颈部病灶外，需要淋巴结活检或切除以证实无区域淋巴结受累） Ⅰa 肿瘤局限于原发肌肉或原发器官 Ⅰb 肿瘤侵犯至原发肌肉或器官以外的邻近组织，如穿过筋膜层
Ⅱ	肉眼所见肿瘤完全切除，肿瘤具有局部浸润或区域淋巴结转移 Ⅱa 肉眼所见肿瘤完全切除，但镜下有残留，区域淋巴结无转移 Ⅱb 肉眼所见肿瘤完全切除，镜下无残留，但区域淋巴结转移 Ⅱc 肉眼所见肿瘤完全切除，镜下有残留，区域淋巴结有转移肿瘤
Ⅲ	肿瘤未完全切除或仅活检取样，肉眼有明显残留肿瘤 Ⅲa 仅做活检取样 Ⅲb 肉眼所见肿瘤大部分被切除，但肉瘤有明显残留肿瘤
Ⅳ	有远处转移：肺、肝、骨、骨髓、脑、远处肌肉或淋巴结转移（脑脊液细胞学检查阳性，胸腔积液或腹腔积液，以及胸膜或腹膜有瘤灶种植）

附录 11　胚胎型和腺泡型横纹肌肉瘤危险分度

胚胎型和腺泡型横纹肌肉瘤依据病理类型、TNM 分期和 IRS 分组可进行危险分度。

危险组	病理亚型	TNM 分期	IRS 分组
低危	胚胎型	1	Ⅰ ~ Ⅲ
低危	胚胎型	2~3	Ⅰ ~ Ⅱ
中危	胚胎型	2~3	Ⅲ
中危	腺泡型	1~3	Ⅰ ~ Ⅲ
高危	胚胎型、腺泡型	4	Ⅳ
中枢侵犯组	胚胎型、腺泡型	同时伴有颅内转移扩散、脑脊液阳性、颅底侵犯或者颅神经麻痹中任意一项	

在上述基础上，推荐有条件的单位对腺泡型横纹肌肉瘤常规进行 *FOXO1* 融合基因检测，并结合年龄进行危险分度。

危险组	*FOXO1* 融合基因及年龄	TNM 分期	IRS 分组
低危	融合基因阴性	1~2	Ⅰ~Ⅱ
		1（仅眼眶）	Ⅲ
中危	融合基因阳性	1~3	Ⅰ~Ⅲ
	融合基因阴性	3	Ⅰ~Ⅱ
		1~3（1 期眼眶除外）	Ⅲ
	融合基因阴性且<10 岁	4	Ⅳ
高危	融合基因阴性且>10 岁	4	Ⅳ
	融合基因阳性	4	Ⅳ
中枢侵犯	任何基因状态及年龄	同时伴有颅内转移扩散、脑脊液阳性、颅底侵犯或者颅神经麻痹中任意一项	

48